5/15

P9-EMF-405

PERDER PESO CON
LA MILAGROSA DIETA DEL pH

Doctor Robert O. Young y Shelley Redford Young

Autores de *La milagrosa dieta del pH*

PERDER PESO CON
LA MILAGROSA DIETA DEL PH

**Equilibra la química de tu organismo
y consigue tu peso ideal**

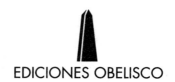

EDICIONES OBELISCO

Si este libro le ha interesado y desea que le mantengamos informado de nuestras publicaciones,
escríbanos indicándonos qué temas son de su interés (Astrología, Autoayuda, Ciencias Ocultas,
Artes Marciales, Naturismo, Espiritualidad, Tradición...) y gustosamente le complaceremos.

Puede consultar nuestro catálogo en www.edicionesobelisco.com

*Los editores no han comprobado la eficacia ni el resultado de las recetas,
productos, fórmulas técnicas, ejercicios o similares contenidos en este libro.
Instan a los lectores a consultar al médico o especialista de la salud
ante cualquier duda que surja. No asumen, por lo tanto, responsabilidad alguna
en cuanto a su utilización ni realizan asesoramiento al respecto.*

Colección Salud y Vida natural
PERDER PESO CON LA MILAGROSA DIETA DEL pH
Doctor Robert O. Young y Shelley Redford Young

1.ª edición: junio de 2014

Título original: *The Ph Miracle for Weight Loss*

Traducción: *Juan Carlos Ruiz*
Maquetación: *Natàlia Campillo*
Corrección: *M.ª Ángeles Olivera*
Diseño de cubierta: *Enrique Iborra*
Sobre una fotografía y diseño de: *Víctor Sala León*

Edita: Ediciones Obelisco, S. L.
Pere IV, 78 (Edif. Pedro IV) 3.ª planta, 5.ª puerta
08005 Barcelona - España
Tel. 93 309 85 25 - Fax 93 309 85 23
E-mail: info@edicionesobelisco.com

ISBN: 978-84-15968-77-1
Depósito Legal: B-12.624-2014

Printed in Spain

Impreso en España en los talleres gráficos de Romanyà/Valls, S. A.
Verdaguer, 1 - 08786 Capellades (Barcelona)

Dedicatoria

«En el centro del universo hay un adorable corazón que sigue latiendo y que quiere lo mejor para cada persona. Cualquier cosa que podamos hacer para promover el crecimiento intelectual, espiritual y emocional de nuestros compañeros seres humanos, en eso consiste nuestro trabajo. Aquellos de nosotros que tenemos esta visión en particular debemos continuar a pesar de todas las trabas. La vida está hecha para servir».

Éstas son las profundas y hermosas palabras de Fred Rogers en sus últimos años de vida, quien nos enseñó a muchos de nosotros a desarrollarnos para servir y amar a otros. Dado que incluimos las palabras del señor Rogers, debemos expresar que alcanzamos nuestra mayor felicidad y alegría cuando hemos estado al servicio de nuestro Dios, nuestra familia, nuestros amigos y nuestros hermanos y hermanas de todo el mundo. También nosotros creemos que la vida está hecha para servir; la vida consiste en cambiar vidas para mejor y en salvar vidas de la servidumbre física, emocional y espiritual. Ésta es la declaración sobre nuestra misión y nuestra esperanza de un mundo mejor, más honesto y amable para vivir en él. Esto es lo que enseñó Jesús cuando caminó por la Tierra: amar y servir a Dios con todos nuestros corazones, voluntades, mentes y fuerzas, y amarnos y servirnos los unos a los otros.

Con el amor y el servicio como piedras angulares de nuestra vida, es nuestro honor, privilegio y bendición dedicar este libro, en primer lugar, a nuestro Dios, que nos ha dado la vida y las razones para servir; en segundo lugar, a nuestros hijos, Adam, Ashley, Andrew y Alex; a nuestro yerno Matthew, y a nuestro nieto CharLee, quienes nos enseñan con su bondad, amor y ejemplo; en tercer lugar, a nuestro amigo, el señor Rogers, y a su gran ejemplo de servicio a los niños de todas las edades; y por último, a los niños y adultos que han sentido el dolor, la desesperación y la desesperanza de la obesidad. Ojalá este libro sea una ramita de olivo de esperanza y curación.

Puede que nuestro servicio comience, en primer lugar, con actos desinteresados de amor para con los demás, y después –y sólo después– nuestra curación física, emocional y espiritual tenga lugar en nosotros, seguida por la curación de nuestras familias, posteriormente de nuestra comunidad, de nuestros países, y, por último, de nuestro mundo.

Agradecimientos

Creo que Shelley y yo hemos expresado verdades espirituales específicas en *Perder peso con la milagrosa dieta del pH* que pueden condicionar –y lo harán– la calidad y cantidad de tu vida, y que te liberarán de verdad para vivir con fe, esperanza, alegría, amor, energía y pasión, libre del exceso de peso, de dolencias y de enfermedades. No hemos elaborado esta obra solos ni aislados, sino con la ayuda de muchos otros que han aportado su tiempo y su talento para hacer que *Perder peso con la milagrosa dieta del pH* sea una realidad.

En primer lugar, y principalmente, expresamos nuestra gratitud y aprecio a un amante Padre Celestial que nos ha bendecido a Shelley y a mí con una luz y un conocimiento especiales de los principios o verdades espirituales, para compartirlos con nuestra familia, nuestros amigos y otros hermanos y hermanas del mundo, a fin de mejorar la calidad y cantidad de cada vida individual de este planeta, incluyendo todos los animales y los vegetales.

A nuestros increíbles hijos, Adam, Ashley, Andrew y Alex, expresamos nuestra gratitud, aprecio y amor por ayudar siempre en nuestros proyectos de servicio a los demás, mientras quitamos tiempo a las tareas de la casa y al cuidado de ellos mismos.

Una vez más, debemos expresar gratitud y aprecio por la vida y el trabajo del mayor científico del siglo XIX, Antoine Bechamp, y por las ver-

9

dades que compartió con el mundo en su último libro, *La sangre: El tercer elemento anatómico.*[1] Su vida y su obra han sido una refrescante confirmación de que Shelley y yo nos encontramos en el camino de la verdad y la luz, el cual conduce al árbol de la vida que ha demostrado mejorar la calidad y cantidad de vida de miles de personas de todo el mundo.

Nuestro agradecimiento y aprecio a nuestro gran bisabuelo, Brigham Young, quien nos mostró la naturaleza de la materia con sus propias palabras hace más de cien años, cuando dijo: «La materia no puede crearse ni destruirse; sólo puede organizarse o desorganizarse». Con esta comprensión fundacional de la materia pude visualizar y después documentar la transformación biológica de la materia de una forma en otra, como, por ejemplo, un glóbulo rojo que se trasforma en una bacteria o en una célula de levadura, o a la inversa.

A nuestra editorial en lengua inglesa Warner Books, y especialmente a nuestra editora, Diana Baroni: le expresamos nuestro agradecimiento y aprecio más sinceros por tener fe y confianza en Shelley y en mí para publicar no simplemente otro libro sobre cómo perder peso, sino las verdades fundamentales, temporales y espirituales de la pérdida de peso saludable y duradera, libre de toda dolencia y enfermedad.

Nuestro agradecimiento también para nuestro editor, Colleen Kapklein, quien sigue tejiendo cuidadosa y concienzudamente nuestras palabras en un bello manuscrito, para que cualquiera pueda entender e implementar estos principios en su vida cotidiana.

A nuestros agentes, Richard Hill y Greg Link, expresamos nuestro agradecimiento por su confianza y compromiso en la difusión de nuestro mensaje por todo el mundo, para que nuestros hermanos y hermanas puedan disfrutar de los beneficios del estilo de vida de la milagrosa dieta del pH.

A nuestro bueno y fiel amigo y compañero sirviente, Glen Ezekiel, que siempre ha estado ahí para ayudar de todas las formas posibles; te damos las gracias desde lo más profundo de nuestros corazones.

Expresamos nuestra gratitud y agradecimiento a Jason Moore y a Corrine Brandi, que nos han ayudado a compilar parte de la investigación sobre la sangre más convincente que contiene este libro, la cual ha servido para documentar la realidad de la trasformación biológica y la manera en que la vida y la muerte comienzan y finalizan en la sangre con la célula primaria, el eritrocito. En palabras del emperador romano Marco Aurelio Antonino: «Nada tiene tanto poder para expandir la mente como la capacidad de investigar de forma sistemática y verdadera todo lo que cae bajo tu observación en la vida». Te estamos eternamente agradecidos por tu servicio y compromiso desinteresados hacia Shelley y hacia mí, y a tus compañeros de todo el mundo que buscan un modo mejor de vivir, comer y pensar.

A los miles de personas con sobrepeso, infrapeso, enfermas y cansadas, y especialmente a los individuos que demostraron la fe, la esperanza, el valor y el compromiso para aplicar el plan de vida de la milagrosa dieta del pH consistente en salud, energía y una buena condición física, y para efectuar los cambios necesarios en su estilo de vida y su dieta, tal como se presentan en este libro, con el objetivo de conseguir una salud y una energía renovadas, una vuelta a un peso saludable ideal, y una renovada pasión por una vida libre de toda dolencia y enfermedad; estamos sinceramente agradecidos. Servís de inspiración y motivación a todos los que van a leer vuestras historias de paciencia, persistencia, fe, esperanza y compromiso. Con vuestras historias, y con el conocimiento de que *nadie* debe elegir estar gordo, enfermo o cansado, unas vidas cambiarán para mejor y otras se salvarán. Nos habéis enseñado a todos que estar enfermo, cansado y gordo es una elección consciente, no una enfermedad, igual que una salud, una energía y una vitalidad increíblemente excepcionales son algo que hacemos, no algo que recibimos. Gracias por ser destacados ejemplos del plan de vida de la milagrosa dieta del pH.

Expresamos un gran aprecio por los numerosos cocineros con talento que participaron en nuestro segundo concurso de recetas de la milagrosa dieta del pH. Muchos de vuestros creativos y sabrosos platos están ahora en las yemas de nuestros dedos gracias a vuestros generosos corazones. Gracias por compartir vuestras obras maestras culinarias para que todos puedan disfrutar y beneficiarse. También nos gustaría dar las gracias a nuestro equipo del Centro del Plan de Vida de la Milagrosa Dieta del pH, es decir, a Brock, Matthew, Richard, Edna, Donna, Ashley y Katie, por preparar, examinar y decidir los ganadores del concurso. Un agradecimiento especial para Ashley Young Lisonbee y para Donna Downing por sus esfuerzos en la creación de nuevas recetas, y por preparar todas las recetas para su publicación.

En gratitud, agradecimiento, amor y luz,

Doctor Robert y Shelley Young

Capítulo 1

Una nación de comida que engorda

Para que se acepten las nuevas ideas, hay que esperar que muera una generación de científicos y que otra nueva la sustituya.

Max Planck, premio Nobel de Física en 1918

Comencemos con un poco de matemáticas. ¿Cuántos kilogramos debes perder para alcanzar su peso ideal y saludable? ¿5? ¿15? ¿50? Sea cual sea tu respuesta, multiplícala por 4.

En este momento estarás viendo el número máximo de días que tardarás en alcanzar ese peso ideal, si sigues el plan de vida de la milagrosa dieta del pH. Es correcto: si tus michelines pesan 7,5 kilogramos, te librarás de ellos en un mes, y tal vez incluso en la mitad de tiempo. ¿Son cuarenta y cinco los kilogramos que tienes que perder? Se habrán ido para siempre en seis meses, y probablemente en sólo tres. Esto no es sólo una dieta, sino también un programa de estilo de vida completo. Y funciona. Nunca ha fallado a quienes aplican sus principios. Miles y miles de personas han adelgazado hasta conseguir su peso ideal con este plan, y han perdido una media de entre un cuarto y medio kilogramo *todos y cada uno de los días*, y después han mantenido el peso. Nosotros estamos aquí para decirte que tú también puedes.

Sabíamos que decirte que perder cuarenta y cinco kilogramos en noventa días atraería tu atención. Después de todo, estás aquí porque, igual que unas dos terceras partes de los americanos, por ejemplo –120 millones de personas–, tienes un exceso de peso del que quieres librarte. Formas parte del 45 % de mujeres y el 30 % de hombres que están, en algún momento determinado, intentando perder peso activamente.

Nos encontramos en medio de una epidemia mundial de obesidad, que es asombrosa y que sigue aumentando con rapidez. Pero Estados Unidos es el país más gordo del mundo. Y estamos más gordos que nunca antes: las estadísticas no mienten.[2]

Casi uno de cada tres estadounidenses tiene sobrepeso; algo menos de uno de cada cuatro hace sólo diez años. Casi la mitad de los estadounidenses con sobrepeso son oficialmente obesos: más del 20 % por encima de su peso corporal ideal, o, aproximadamente, 15 –o más– kilogramos por encima de lo que sería saludable. Y lo mismo ocurre en otros países del mundo desarrollado. Un estudio realizado por el American Sports Data mostró que uno de cada nueve hombres estadounidenses adultos pesa más de 115 kilogramos, mientras que una de cada seis mujeres adultas pesa 90 kilogramos o más. La tasa de obesidad ha aumentado más del doble entre los años 1960 y 2000, según el Instituto Nacional de la Salud (NIH), y gran parte del aumento ha tenido lugar en la década de 1990. Alrededor del año 2040, casi todos tendremos sobrepeso o seremos obesos, si no cambiamos nuestros hábitos. Este problema sólo va a seguir creciendo. Por ejemplo, el 15 % de los niños estadounidenses tienen sobrepeso o son obesos. Eso constituye una cifra de nueve millones de niños, y otros siete millones están «en riesgo»: desde el 5 % de niños en 1980 hasta estos niveles récord. Los niños con sobrepeso tienen mayor probabilidad de padecerlo, cuando sean adultos, que sus compañeros de peso normal. El Centro para el Control de Enfermedades (CDC) informa sobre una investigación que indica que los adolescentes con sobrepeso tienen una probabilidad de un 80 % de convertirse en adultos con sobrepeso.

La obesidad ha crecido hasta constituir la segunda causa principal de muerte evitable en este país, según el CDC. Las muertes relacionadas con el sobrepeso superan a las del alcohol, las drogas, las armas de fuego y los vehículos de motor, todas ellas juntas.

En el año 2003, los costes médicos relacionados con la obesidad ascendieron a un total de 75.000 millones de dólares. A medida que engordamos, la probabilidad de desarrollar enfermedades cardíacas, diabetes, complicaciones derivadas de la diabetes, artritis, cálculos biliares, fallo renal, hipertensión, derrame cerebral y ciertos tipos de cáncer, entre otras dolencias mortales, también aumenta. Incluso quienes no tienen sobrepeso muestran un interés particular por poner fin a esta epidemia: los contribuyentes aportan una suma de aproximadamente 39.000 millones de dólares cada año –unos 175 cada uno– para pagar la asistencia sanitaria relacionada con la obesidad de los programas Medicare y Medicaid, según un estudio copatrocinado por el CDC.

¿Por qué esta epidemia creciente? Podría deberse al bombardeo de consejos contradictorios sobre nutrición que recibimos de la televisión, los libros y los medios de comunicación. Podría tratarse de falta de asesoramiento por parte de los médicos. Un estudio del año 2000 publicado por el CDC reveló que sólo aproximadamente el 40 % de los médicos aconsejan a sus pacientes con sobrepeso que adelgacen. En realidad es un descenso en relación con el año 1994, a pesar del hecho de que este país es ahora más gordo de lo que era antes, y de que los pacientes a los que su médico aconseja perder peso tienen el triple de probabilidad de hacerlo realmente que quienes no escuchan nada sobre el tema a sus médicos. Tal vez el silencio de los médicos no sea tan sorprendente, dada la escasa formación sobre nutrición que recibe la mayoría y lo poco apropiada que es esa formación.

Tal vez sea porque ellos simplemente no reconocen la obesidad cuando la ven. O al menos no implican a los pacientes cuando la reconocen. Un estudio realizado en Baltimore y publicado en el año 2002, en la revista *American Journal of Medicine*, mostró que hasta la cuarta parte de los médicos no se daba cuenta de los problemas de peso de sus pacientes. (Los mismos pacientes tampoco eran exactamente modelos de percepción al respecto: el 21 % de los pacientes con sobrepeso creían que su peso era normal, y el 22 % de esos pacientes en realidad eran obesos).

Sin embargo, no está claro en qué medida podría ayudar ser conscientes del problema, porque la mayor parte de lo que la ciencia médica ha prescrito para combatir la obesidad ha tenido poco éxito a largo plazo. Nos han dicho durante años y años que comamos menos y nos movamos más, y, no obstante, el índice de obesidad se ha triplicado.

Puedes elegir entre negar el hecho de que el sistema médico nos ha fallado, o puedes ser consciente de que debes hacerte responsable de tu propio peso y tu propia salud. Enhorabuena; al leer este libro has tomado el segundo camino. Tal vez te sorprendas de lo que vas a encontrar aquí.

Estados Unidos (al igual que otros países) está más gordo de lo que lo ha estado jamás, y sigue engordando cada año, porque nos hemos guiado, hasta ahora, por un error fundamental sobre cómo y por qué el cuerpo almacena grasa. Hemos seguido pistas falsas y callejones sin salida. Ignoramos en gran medida las causas reales de esta plaga. Este libro acaba con eso, y después ofrece un sencillo programa que permite a los lectores solucionar su propia epidemia personal de exceso de peso.

La importancia de la alcalinidad

En este libro, yo (Rob) presento la propuesta radical de que lo que más importa es mantener el cuerpo en un estado alcalino –en lugar de ácido–, y lo sorprendente que es que el equilibrio permita al cuerpo librarse para siempre de las células grasas innecesarias.

Hablando en términos prácticos, conseguir –y mantener– un peso ideal requiere comer una buena cantidad de grasas saludables de alta calidad y concentrar las elecciones alimenticias en torno a las hortalizas verdes. El mayor secreto de todos consiste en realidad en lo que *bebemos*, y este libro revela cómo el hecho de mantener el cuerpo suficientemente hidratado, con la cantidad adecuada de agua, marca la diferencia. Éstos son los principios de *Perder peso con la milagrosa dieta del pH*, que no encontrarás en ninguna otra parte. Este libro expone un sencillo plan de siete pasos que detalla exactamente cómo lograr el peso ideal mediante la milagrosa dieta del pH.

En este libro también explico por primera vez un plan de ejercicios específico, acorde con el plan de vida de la milagrosa dieta del pH, para complementar perfectamente los cambios dietéticos que vas a realizar. Cambia por completo el habitual énfasis en la combustión de calorías en favor del sencillo factor que es importante de verdad para perder peso: el equilibrio correcto del pH. También por primera vez en este libro, mi mujer (y coautora), Shelley, ofrece planes dietéticos para guiarte en la reducción de peso, junto con su habitual colaboración en forma de colección de estupendas recetas.

Basándose en la teoría expuesta en el libro *La milagrosa dieta del pH*, que demostró cómo el equilibrio ácido/base influye en miles de temas de salud, este libro se centra específicamente en la pérdida de peso. Tal como podrá contarte cualquier persona que haya luchado con su peso, encontrar una solución saludable y permanente al exceso de peso es algo realmente milagroso.

Tal vez hayas experimentado en ti mismo el fracaso de algunos de los consejos sobre nutrición actualmente disponibles. Quizás seas uno de los millones de personas que ya han probado las dietas Atkins, Zona, Weight Watchers, South Beach, o cualquiera de las otras docenas de programas que abarrotan los estantes de las librerías y de los centros comerciales. Si es así, sin duda estarás familiarizado con algunas de las limitaciones de estos programas. El capítulo 4 profundizará en el tema de por qué las dietas populares no funcionan en última instancia. Incluso en el mejor de los casos –que de verdad pierdas peso–, lo más probable es que lo vuelvas a ganar –y algo más– porque habrás tratado sólo un síntoma y no la causa subyacente. Aunque mantengas la pérdida de peso, tu victoria será ilusoria: tal vez estés más delgado, pero probablemente no estarás sano.

Resultados demostrados

Hay un camino mejor. Miles de personas de todo el mundo son ya pruebas andantes que demuestran el poder de este programa: viven y disfrutan de los milagros del pH. He observado estos asombrosos resultados durante los últimos quince años. Sin embargo, una vez que decidí compartir los secretos de sus éxitos en un libro, quise cuantificar los resultados mediante un estudio controlado, así que enseguida presentaré los detalles de estos resultados. Por ahora, debes saber que los veintisiete participantes perdieron 610 kilogramos –una media de 22 kilogramos cada uno–, a la vez que redujeron grasa corporal y aumentaron masa muscular, en tan sólo doce semanas. Perdieron una media de más de un cuarto de kilogramo cada día, todos los días; casi el 15 % de los participantes perdieron medio kilogramo al día, o más.

Muchas personas que tenían muchísimo peso por perder adelgazaron, pero no fueron las únicas que se beneficiaron. Este programa también ayudó a otros individuos a librarse de sólo entre cinco y siete kilogramos no deseados. A lo largo del libro también leerás historias de otros hombres y mujeres que han perdido peso con el plan de vida de la milagrosa dieta del pH, así como los numerosos beneficios que sintieron. Gracias a ellos te informarás de la realidad que hay tras la teoría: personas reales con historias de éxito reales sobre reducción de la presión sanguínea, el colesterol y los niveles de azúcar en sangre, e incluso que lograron revertir enfermedades establecidas cuando alcanzaron su peso ideal. El libro también incluye muchas imágenes dramáticas «de antes y después», que valen por mil palabras sobre cómo este programa puede trasformar tu vida.

Por ejemplo, Take Sharlene. Como sucede con todos los increíbles hombres y mujeres con los que he trabajado y cuyas historias aparecen en este libro, te dejo que leas sus propias palabras:

🖉 Sharlene

Cuando la aguja de la báscula superó los 135 kilogramos, me bajé de ella y me negué a volver a pesarme. Era eso o reconocer de verdad todo el peso que había ganado. Ahora me doy cuenta de que nunca dejé que me hicieran una fotografía cuando estuve en mi máximo peso. Durante toda mi vida adulta, calculo que mi peso medio fue de 124 kilogramos. Superar los 135 era demasiado para poder soportarlo.

He probado prácticamente todas las dietas que existen –me parece–, incluyendo la Atkins, la South Beach, la Zona, la que consiste en comer según el grupo sanguíneo, la Weight Watchers, la de los adictos a los hidratos de carbono y muchas más. Había probado a hacer apuestas con amigos sobre quién podría perder 14 kilogramos con mayor rapidez (fueron otros quienes se llevaron a casa los cien dólares). Prácticamente me había convertido en vegana; ¿puedo haber sido la única vegana gorda del mundo? Me doy cuenta, echando la vista atrás, de que la mayor parte de todo lo que comía eran hidratos de carbono. Dado que no comía carne, lácteos ni huevos, me atiborraba de pasta, patatas y arroz. Comía el doble de comida que mi marido, y aun así me sentía hambrienta y vacía todo el tiempo. Creo que estaba hambrienta de proteínas.

Había perdido unos cuarenta y cinco kilogramos en dos ocasiones anteriores de mi vida, pero siempre me sentía enferma y cansada, y terminaba recuperando el peso y algo más. Ahora sé que utilizaba estas dietas como parches temporales, y que lo que se necesita para perder peso de forma permanente es un cambio en el estilo de vida. Aprendí una cosa útil de la dieta Weight Watchers: hay que vivir, no morir por culpa de la dieta.

Mi camino (¡final!) de pérdida de peso comenzó cuando me apunté a un programa de la dieta Weight Watchers en mi trabajo. Con las reuniones semanales, el control del peso y la ayuda, empecé a perder peso. Pero no era suficiente para mí. Hasta que encontré el programa de la milagrosa dieta del pH y decidí probarlo. En realidad, combiné sus principios con el sistema de puntos de la dieta Weight Watchers, y finalmente comencé a perder peso y a lograrlo rápidamente. Perdí 72 kilogramos en sólo seis meses.

Siento que soy una persona completamente distinta. Supongo que también parezco otra. Hace poco me encontré con una vieja amiga a la que no había visto desde hace unos cinco años. Cuando me extendió la mano para saludarme me di cuenta de que ni siquiera me había reconocido. Cuando le dije que ya me conocía –«Soy Sharlene»– creí que iba a morirse. Mis amigos dicen que parezco más joven que nunca, y me siento estupendamente. Me encuentro más dinámica y viva que como me he sentido en los quince últimos años.

Ahora peso sesenta y cinco kilogramos y mantengo ese peso. Ya no puedo usar mis ropas de tallas tan grandes; he tenido que comprarme ropa nueva. Y de tallas normales.

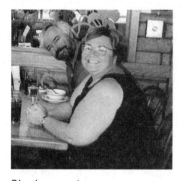

Sharlene, antes

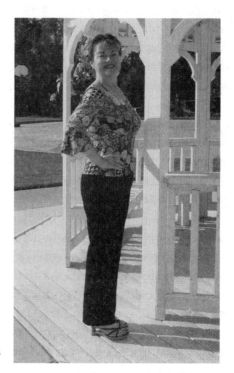

Sharlene, después

🖋 O bien David:

Hace ocho meses, sabía en lo más profundo de mi corazón que tenía problemas. Mi cuerpo estaba empezando a deteriorarse y sabía que, si no cambiaba inmediatamente, iba a morir. He consumido una gran cantidad de antibióticos a lo largo de los años. Utilizaba cafeína y azúcar para mantenerme despierto, y somníferos sin receta para poder dormir.

Por último, dejé de culpar a todos los demás, incluidos mis genes, y decidí actuar para cambiar mi estilo de vida. Mi objetivo no era centrarme en perder peso. Todos mis síntomas (reflujo estomacal, prostatitis, hemorroides, alergias, depresión, palpitaciones cardíacas, dolor en el pecho y dolor en las articulaciones, por nombrar unos pocos) también se encuentran en personas delgadas. Consideraba el sobrepeso como otro síntoma más de no encontrarme sano, un indicador visual de mi estilo de vida poco saludable.

Pero cuando por fin cambié, cuando mi objetivo comenzó a ser la salud óptima, cuando abandoné el sueño de una píldora mágica que lo haga todo por uno, cuando aproveché la sinergia de varios enfoques simultáneos (beber mis verduras, comer bien, comenzar a hacer ejercicio, tener buenos pensamientos, ayudar a otras personas), perdí cuarenta y cinco kilogramos en ocho meses. Ya no persiste ni un solo síntoma en mi estado actual de salud, y estoy experimentando una estupenda calidad de vida.

En mi estudio de doce semanas para cuantificar los resultados –que, por experiencia, ya sabía que este programa conlleva– hice un seguimiento de trece mujeres y catorce varones que habían intentado perder peso con diversas dietas de moda. Todas las personas del estudio habían probado una o varias dietas populares sin éxito y, en algunos casos, con la aparición de síntomas que eran peores que simplemente tener sobrepeso, incluyendo hipertensión, azúcar en sangre elevado y niveles mayores de colesterol. (Todos sus cuerpos se volvían más y más ácidos debido a las dietas altas en azúcares y proteínas). Ningún participante había logrado nunca su peso ideal, a pesar de todos sus esfuerzos.

Los participantes bebieron un litro de agua alcalina (*véase* capítulo 5) por cada catorce kilogramos de peso corporal, cada día. Tomaron suplementos, incluidos gotas de pH y verduras en polvo (en su agua, *véase* capítulo 9), aceites saludables, brotes de soja y arcilla montmorillonita (*véase* capítulo 9), así como un limpiador intestinal a base de hierbas. Y hacían ejercicio, al menos quince minutos diarios saltando en un trampolín (*véase* capítulo 10), o treinta minutos diarios de caminata, natación o carrera, cinco días por semana. Para los que tenían que perder veintidós kilogramos o menos, las dos primeras semanas del programa consistían en una «fiesta líquida» (*véase* capítulo 11), que se ampliaba a tres semanas para quienes tenían que perder más de veintidós kilogramos. Cada participante recibió un plan dietético de veintiún días, como el del capítulo 12, y recetas recomendadas que podían utilizar para sus comidas durante las doce semanas. Se les aconsejó que tomaran comidas de cantidades reducidas entre seis y nueve veces al día, en lugar de las tres abundantes comidas diarias habituales.

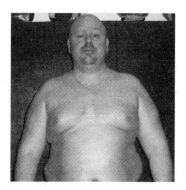

David, antes

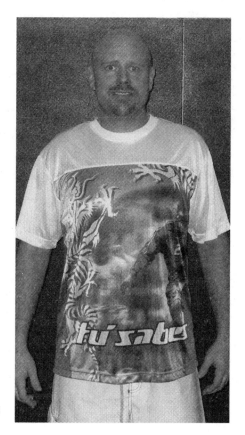

David, después

Todas las personas llevaron un diario de lo que comían y bebían, qué suplementos tomaban, y cuándo y durante cuánto tiempo hacían ejercicio. Y se hicieron fotografías y se tomaron sus medidas al comienzo y al final de las doce semanas como un procedimiento concreto para valorar sus resultados. A cada persona se le realizó un análisis de sangre viva y de sangre seca antes de comenzar, y se le repitieron después de pasar doce semanas por el programa, a fin de ver las diferencias a nivel celular. La siguiente tabla resume los resultados:

Participante, edad	Peso al comienzo (kg)	Peso final (kg)	Peso perdido total (kg)
Varón, 52	197	156	41
Varón, 48	124	92	32
Varón, 45	98	82	16[a]
Varón, 34	98	79	19
Varón, 46	152	110	42
Varón, 42	128	84	44
Varón, 48	111	79	32
Varón, 29	90	66	24
Varón, 58	125	112	13
Varón, 53	121	106	15
Varón, 52	124	101	23
Varón, 61	111	97	14
Varón, 48	82	73	9[b]
Varón, 36	96	88	8
Mujer, 58	123	100	23
Mujer, 52	72	56	16
Mujer, 50	64	54	10
Mujer, 38	90	59	31
Mujer, 55	154	133	21
Mujer, 58	73	57	16
Mujer, 38	120	105	15
Mujer, 36	95	80	15

Participante, edad	Peso al comienzo (kg)	Peso final (kg)	Peso perdido total (kg)
Mujer, 55	139	122	17
Mujer, 34	82	70	12
Mujer, 48	103	78	25
Mujer, 46	108	67	41
Mujer, 45	124	92	32[c]

a. Logró su peso ideal después de ocho semanas y se mantuvo; no perdió más peso durante las cuatro últimas semanas.
b. Logró su peso ideal después de cuatro semanas y se mantuvo; no perdió más peso durante las últimas ocho semanas.
c. Ha continuado con el programa y ahora pesa 65 kilogramos, con una reducción total de peso de 59 kilogramos, lo que le permitió pasar de una talla para persona obesa a una talla mediana.

Todos los participantes experimentaron otras diversas mejoras en su salud, incluidos un descenso en los niveles de colesterol, una presión sanguínea más baja, unos niveles de azúcar en sangre normalizados (y dejaron de tomar medicamentos para las tres enfermedades), una mejor libido, un mayor tono muscular y una eliminación del ardor estomacal, indigestión, estreñimiento, diarrea, infecciones fúngicas, depresión y dolor. ¡Por sólo nombrar unas pocas!

Prevención y cura

La actual crisis de obesidad en la asistencia sanitaria se puede prevenir por completo y se puede curar. Si nosotros, colectivamente, perdemos peso, estaremos más sanos y viviremos más tiempo y mejor. Si *tú* pierdes peso, *estarás* más sano y vivirás más tiempo y mejor. Sin embargo, cualquiera que haya luchado con el peso sabe que no es tan sencillo.

Hasta ahora. Con este programa, es así de simple. Síguelo y perderás esos kilogramos. No obstante, hay una diferencia crucial respecto a todo lo que habrás escuchado antes. En este libro no se habla de perder peso para estar más sanos. Hablamos sobre ponerse sanos en primer lugar, tras lo cual tu cuerpo se librará del peso extra que ha estado soportando. Afortunadamente, es así de sencillo. Los primeros capítulos del libro exponen los principios básicos que necesitas entender para tener éxito, y los demás te proporcionarán las herramientas prácticas que necesitarás para hacerlo. Aprende los principios. Utiliza las herramientas. Y di adiós al exceso de peso que has estado soportando, y que ya no necesitarás.

ácidas para filetes ablandan la carne. La degradación de células pone el cuerpo en modo de autoconservación; utiliza la grasa de la dieta y del cuerpo en un intento desesperado por protegerse, sin importar el coste. La grasa puede unirse a los ácidos y expulsarlos del cuerpo. Pero ésta se utiliza principalmente como un modo de *almacenar* estos ácidos. Pregunta a cualquier cirujano plástico: la grasa que eliminan por liposucción de los cuerpos de sus pacientes es de color marrón y negro debido a todos los ácidos que contiene. (Uno de nuestros asociados, un cirujano plástico, comprobó esto enviando muestras de grasa procedente de liposucciones para que las analizaran; los informes del laboratorio concluyeron que estaba, en efecto, llena de ácido). A corto plazo, esto es una buena noticia: tu cuerpo se protege contra el daño inmediato infligido por estos ácidos. La mala noticia: a largo plazo, estos depósitos de grasa/ácido crean toda una serie de problemas de salud.

La sobreacidificación del cuerpo inicia un ciclo destructivo de desequilibrio, sobrepeso y enfermedad. Son los síntomas lo que estamos examinando, pero se trata de una causa que sólo estamos comenzando a entender. Una cantidad excesiva de ácido en el cuerpo roba oxígeno a la sangre, y sin él el metabolismo se ralentiza. Los alimentos se digieren más lentamente, lo cual produce un aumento de peso y aletargamiento, y lo que es aún peor, hace que los alimentos fermenten (¡que se pudran!). La fermentación genera levaduras, hongos y moho por todo el cuerpo. Todos ellos son organismos vivos, por lo que necesitan «comer», y cuando crecen en exceso en un cuerpo ácido se alimentan de *tus* nutrientes, lo cual reduce hasta en un 50 % la absorción química y mecánica de todo lo que comes. Dado que comen, también generan productos de desecho, los cuales, llamados *exotoxinas* y *micotoxinas*, pueden ser muy dañinos para tus células. (Nuestro libro anterior, *La milagrosa dieta del pH*,[3] describe con detalle estos organismos, junto con las bacterias, y cómo quedan fuera de control en un cuerpo ácido y el daño que hacen). Sin suficientes nutrientes, tu cuerpo no puede construir tejido ni producir amortiguadores alcalinos, hormonas, ni cientos de otros componentes químicos necesarios para la producción de células y la actividad de los órganos. En esta situación, en lugar de proporcionar energía, nuestro alimento permanece estancado en el cuerpo y genera más acidificación: un círculo vicioso. Y el resultado es un aumento de peso no deseado, además de fatiga y enfermedad.

SOBREPESO

La mayoría de las personas que necesitan perder peso para mejorar su salud tal vez pongan el grito en el cielo, pero un número significativo de individuos luchan por *ganar* peso. La realidad es que el infrapeso y el sobrepeso surgen de la misma fuente: la acidez. Los microorganismos perjudiciales que se desarrollan en el entorno ácido de tu cuerpo se aprovechan de nutrientes que deberían alimentarte, y reducen hasta en un 50 % la absorción química y mecánica de todo lo que comes. Ya sólo eso puede hacer que estés excesivamente delgado. Además, las personas con infrapeso suelen tener dañada una estructura del intestino llamada *vellosidad intestinal*, y/o padecer congestión debida a la mucosidad y a las proteínas no digeridas en el intestino delgado, y ambas cosas interfieren en la asimilación de las grasas. El cuerpo se desgasta, literalmente, lo cual puede conllevar un riesgo mayor de contraer enfermedades graves que una persona con sobrepeso.

La conclusión: tú no tienes sobrepeso, sino un exceso de ácido. La grasa en realidad te salva la vida. Sin esa grasa que protege de los ácidos a las células, los tejidos y los órganos de tu cuerpo, estarías muerto. (De igual modo, el colesterol que tanto tiempo se ha asociado con el sobrepeso también conlleva un beneficio: la acumulación de placa protege tus arterias de los ácidos que, de otro modo, podrían hacer agujeros en ellas). ¡Debes dar las gracias a tu grasa! Sin embargo, eso no significa que tengas que desear tener toda esa grasa colgando. En la medida en que no entiendas por qué se acumula, no podrás emprender acciones para librarte de ella, y en realidad *necesitarás* esa grasa. Con la información que ofrecemos aquí, podrás librarte de la necesidad de esa grasa. Una vez que hayas leído este libro, sabrás en primer lugar cómo mantener tu cuerpo libre de ácidos. Después, tu cuerpo podrá –y lo conseguirá– eliminar el exceso de grasa. Es tan simple como eso. Si tu comida y tu bebida son alcalinas (lo que en química elemental significa lo contrario de ácido), toda esa grasa que se une al ácido simplemente se derretirá. El cuerpo ya no necesitará conservarla.

Eleva tu pH

La acidez y la alcalinidad se miden utilizando la escala del pH, como quizás aprendiste en la asignatura de ciencias del instituto. Técnicamente, el pH es el logaritmo negativo de la concentración de iones de hidrógeno. En la práctica, es una escala de 14 puntos, que va desde el punto más ácido (0) hasta el más alcalino (14), y el pH neutro es 7. Cuanto más baje de 7, más ácido será algo, y cuanto más suba por encima de 7, más alcalino o básico será. El pH es una medida relativa, no absoluta; nos dice la acidez o la alcalinidad de algo en comparación con alguna otra cosa.

Alcanzar (y mantener) tu peso ideal es simplemente cuestión de mantener la alcalinidad natural y saludable de tu cuerpo. Cualquiera que haya vivido a base de la típica dieta americana quizás habrá tenido un pH demasiado bajo (demasiado ácido), por debajo de 7. Para lograr una reducción de peso saludable y permanente, mi único consejo sería «aumenta tu pH». Entraremos en los detalles específicos de cómo conseguirlo –mediante la dieta, el ejercicio, el agua y los suplementos *adecuados*– en capítulos posteriores. Hablando en términos generales, los ácidos y las bases (sustancias alcalinas) son opuestos y pueden neutralizarse los unos a los otros. Pero, para hacerlo, tienen que encontrarse en ciertas proporciones. En la sangre, se necesita una cantidad veinte (o más) veces mayor de base para neutralizar cualquier cantidad determinada de ácido. Esto significa que precisas ingerir muchos más alimentos alcalinos que ácidos. También que es mucho más fácil mantener el equilibrio del pH una vez que se logra partiendo de un estado ácido, al principio.

Del mismo modo que la temperatura corporal intenta mantenerse a 37 °C, tu cuerpo está programado para mantener equilibrado el pH dentro de unos parámetros bien delimitados. Distintas zonas del cuerpo pueden tener necesidades diferentes en relación con el pH, incluyendo algunas que precisan mantener cierta acidez, como podrás ver en la siguiente tabla. La mejor forma de determinar si tu cuerpo, en términos generales, tiene un pH equilibrado, es medir la sangre que circula por todo el sistema. La medicina convencional acepta que el pH normal de la sangre se encuentra entre 7,3 y 7,45, y *normal* significa que son las cifras que habitualmente se encuentran en los pacientes. En ese caso, que sea normal no tiene nada que ver con que sea saludable. ¡Siguiendo este baremo, el estadounidense medio tiene sobrepeso o está obeso! Mi investigación sobre el pH en cuerpos sanos con pesos saludables revela un rango deseado de entre 7,350 y 7,380, y lo ideal sería estar exactamente en 7,365 (ligeramente alcalino). Considero que lo *normal* para la medicina es el rango requerido para sobrevivir, mientras que lo ideal representa una buena salud (incluyendo un peso saludable). Igual que con la temperatura, tu pH puede variar ligeramente sin causar muchos problemas, pero un rango en exceso alejado de lo ideal puede tener graves consecuencias.

Valores de pH para los tejidos y los fluidos corporales

Tejido o fluido	Valor normal estándar	Valor normal para la milagrosa dieta del pH (ideal)
Secreciones pancreáticas	8,0-8,3	8,2-8,4 (8,3)
Intestino delgado	7,5-8,0	7,8-9,5 (8,2)
Bilis	7,8-8,2	7,8-8,2 (8,2)
Fluido extracelular	7,35-7,45	7,35-7,38 (7,365)
Fluido intracelular	4,5-7,4	7,2-7,45 (7,365)
Sangre venosa	7,3-7,35	7,35-7,4 (7,365)
Sangre de capilares	7,35-7,45	7,35-7,45 (7,365)
Sangre arterial	7,34-7,45	7,35-7,45 (7,365)
Saliva	6,0-7,0	6,8-7,2 (7,2)
Orina	4,5-8,0	6,8-7,2 (7,2)
Intestino grueso/colon	5,5-7,0	6,0-7,2 (6,5-7,2)
Estómago	1,0-3,5	3,5-9,5 (5,0-9,5)
Vagina	3,8-4,5	4,0-4,4 (4,2)

Dejemos a un lado los números exactos por un momento: los científicos están de acuerdo en que, si el cuerpo se desvía de su delicado equilibrio de pH, entonces pueden dañarse órganos vitales y la vida en sí misma puede verse amenazada. Por tanto, tu cuerpo intentará por todos los medios mantener el equilibrio del pH –formando placas de colesterol, almacenando grasa y liberando calcio de los huesos o magnesio del corazón o los músculos, para que actúen como amortiguadores–, en un intento por protegerse del daño producido por el ácido. Nada de eso es bueno para tu corazón, tus huesos, tus músculos, tus vasos sanguíneos –ni para la cintura–, y te pone en riesgo de sufrir un ataque cardíaco o un derrame cerebral, por nombrar sólo dos amenazas latentes. Conclusión: equilibra tu pH reduciendo tu acidez, y, con ello, te librarás de esos kilos de más y te encontrarás en el camino correcto hacia la buena salud.

(Para conseguir una copia gratuita del artículo «Acidosis», del doctor Young, entra en www.phmiracleliving.com/pdf/Acidosis.pdf [sólo disponible en inglés]).

Lo negativo positivo

El término *pH* procede del alemán; la *p* es la inicial de *potenz* –«potencia»– y la *H* es el símbolo químico del nitrógeno. Hablando técnicamente, lo que mide el pH es en realidad la concentración o actividad de iones de hidrógeno en cualquier disolución dada.

Antes de que sigamos adelante, debes estar avisado de que muchos lectores estarán a punto de tener malos recuerdos de sus clases de química en el instituto. Pero sígueme durante sólo un minuto o dos, y haré que la tarea sea lo más simple posible. Aunque este programa es bastante fácil de seguir incluso sin una explicación y una comprensión detalladas de los niveles de pH, esta información básica hará que veas lo que comes y bebes de una forma totalmente nueva; un primer paso crucial en tu viaje hacia la pérdida de peso permanente. ¿Preparado? Allá vamos.

Un átomo está compuesto por protones, neutrones y electrones. Los protones tienen carga positiva, los electrones tienen carga negativa y los neutrones no tienen carga. Los átomos siempre tienen el mismo número de protones que de electrones, y las cargas se anulan las unas a las otras. Si un átomo capta o pierde un electrón, se convierte en negativa o positivamente cargado, respectivamente, y en ese caso se trasforma en lo que se conoce como ion.

El pH mide, en efecto, los protones y los electrones, las cargas positivas y negativas. Por debajo de un pH de 7, las sustancias están saturadas de protones –iones de hidrógeno– y son ácidas. Por encima de 7, las sustancias están saturadas de electrones y son alcalinas. Cuantos más protones, más ácidas serán. Un aumento en los iones de hidrógeno (protones) supone una disminución del pH, y una reducción en los iones de hidrógeno supone un aumento del pH. Dicho de otra forma, todos los ácidos están cargados positivamente, y las bases (cosas alcalinas) están cargadas negativamente. Las bases pueden neutralizar a los ácidos porque tienen espacio para aceptar protones, que sus electrones después anulan.

Puedo decirte en este preciso momento que vas a hacerte una idea del hecho de lo que somos después de que nuestro cuerpo quede cargado negativamente (alcalino). No permitas que el uso habitual de las palabras te confunda: en lo que respecta a lo ácido y lo alcalino, lo negativo es positivo. Los alimentos y bebidas que son alcalinos están cargados negativamente y permiten incorporar su energía vital en nuestro cuerpo.

Necesitamos tanto lo positivo como lo negativo en nuestro cuerpo, igual que una batería alcalina tiene un polo positivo y otro negativo. Para tener potencia y energía, nuestro organismo –igual que la batería– debe tener más electrones que protones. Cuando ingerimos alimentos y bebidas alcalinos –ricos en electrones–, en efecto, estamos recargando nuestra propia batería. Cuando logramos ese equilibrio cargado negativamente, el cuerpo no tiene que absorber y almacenar desesperadamente los protones (ácidos) con la grasa, y tendremos un peso saludable, además de estar sanos en general y, literalmente, llenos de energía.

✎ Laurie

Tenía mucho sobrepeso y estaba muy enferma. Además de estar demasiado gorda, había pasado por ocho operaciones y padecía daño muscular y nervioso, enfermedad tiroidea y fibromialgia. Sabía que tenía que permanecer activa, pero sentía dolores todo el tiempo. Finalmente comencé a entrenar en el agua, para eliminar la tensión de las articulaciones y los músculos, pero incluso eso requería bastante medicación para el dolor. Aun así, hacía ejercicio en la piscina siete días por semana, a veces durante dos horas seguidas. Me estaba poniendo más fuerte, pero no perdía ni un kilogramo.

Entonces, un amigo me enseñó el programa de la milagrosa dieta del pH. Me aseguró que, si dejaba que la bebida verde y las gotas de pH hicieran su trabajo durante al menos doce semanas, sería una persona nueva.

Puedo decirte que no me llevó doce semanas. En apenas tres semanas, me sentí mejor de lo que había estado en muchos años. ¡Me sentí libre del dolor! En doce semanas, perdí 41 kilogramos (bajando de 108 a 67) y pasé de una talla extragrande a una mediana. Ha sido una completa revolución en mi vida, y me siento bendecida por la suerte. Y sana.

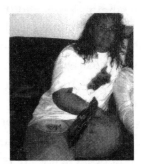

Laurie, antes

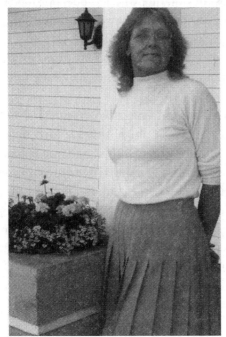

Laurie, después

¿Estás ácido?

No podemos evitar la producción de ácido en nuestros cuerpos por completo. Los ácidos se forman durante el proceso de la digestión (aunque en menor grado en una dieta alcalina), durante la respiración, el metabolismo normal y la degradación celular. Antes de que ni siquiera te des cuenta de lo que ocurre mientras respiras, la digestión y el metabolismo añaden suficiente ácido a tu cuerpo para afectar de modo significativo a su pH, reduciéndolo potencialmente tanto como en 2 puntos. Esto significa que, si no ayudamos a nuestros cuerpos a manejar de manera productiva estos subproductos ácidos, y/o si excedemos la capacidad del cuerpo para hacer tal cosa mediante un exceso de alimentos, bebidas y conductas que generan acidez, estaremos destinados a seguir estando gordos (y enfermos, y cansados).

La mayoría de los estadounidenses quedan atrapados en un ciclo de desequilibrio. Comemos alimentos ácidos (saturados de protones). Vivimos emociones negativas que, como el lector verá en el capítulo 7, también impiden el mantenimiento de un cuerpo alcalino. Nuestros cuerpos se vuelven más y más ácidos, lo que hace que nuestras células sanas se conviertan en bacterias, levaduras y hongos (como explicamos por completo en el libro *La milagrosa dieta del pH*). Esto no sólo nos priva de tener células sanas, sino que también nos expone a los productos de desecho ácidos y tóxicos de estos organismos. El cuerpo se protege de los ácidos lo mejor que puede uniéndolos con la grasa y almacenándolos. Ganamos kilogramos de más, sentimos los dolores y los problemas inevitablemente asociados a la acidez, y nos volvemos vulnerables a la enfermedad y la fatiga. Al sentirnos aletargados, no hacemos ejercicio. O bien lo hacemos con la mejor de nuestras intenciones, pero sin darnos cuenta hacemos deporte de forma que terminamos estando más ácidos. Todo esto aumenta nuestro deseo de más estimulación artificial, ya sea café, medicamentos, alcohol o azúcar, lo que hace que nuestro cuerpo sea cada vez más ácido. El círculo vicioso sigue progresando, tomando impulso en cada giro.

🖊 Mike

Soy un técnico de emergencias y bombero de cuarenta y siete años. La mayor parte de mi vida he tenido sobrepeso y poco o nada de energía. Llegaba a casa del trabajo y me limitaba a sentarme en el sillón. Pero estaba cansado de que mis amigos me preguntaran cuándo iba a parir y de otros chistes sobre gordos. Estaba preparado para hacer lo que fuera para perder peso.

Cuando oí por primera vez algo de este programa, tomé una calculadora y me di cuenta de que había vivido 2.459 semanas, así que probar el plan durante doce semanas no significaba nada, teniendo todo en cuenta, y decidí intentarlo. Mi mujer, cuyas ropas ya no le valían y se encontraba cansada todo el tiempo, decidió unirse en la tarea, y los dos comenzamos con la fiesta líquida. A medida que mi cuerpo se limpiaba y desintoxicaba, me di cuenta de lo adicto a la comida que había sido. También vi resultados instantáneos. Cada día que me pesaba, veía que perdía más peso. Eso me animó a seguir con el plan.

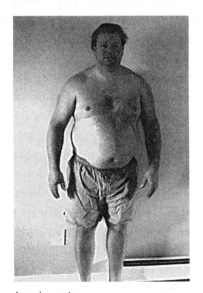

Laurie, antes

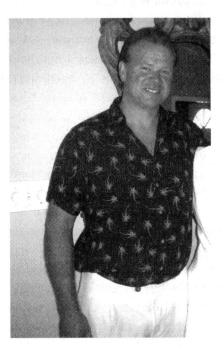

Laurie, después

Mi nivel de energía aumentó dramáticamente. Comencé a levantarme más temprano para dar paseos por la mañana. Tenía tanta energía que me encontré saltando las líneas amarillas del centro de la carretera, a las cinco y media de la mañana. Comenzaba a sentirme joven de nuevo. Mis dolores y problemas desaparecieron.

Después de dos meses, había perdido 23 kilogramos y mi presión sanguínea se estabilizó hasta valores normales. En menos de tres meses había perdido 32 kilogramos y mi grasa corporal pasó del 39,4 al 27 %. Había perdido 30 centímetros de estómago y 25 de cintura. He bajado a 90 kilogramos, cosa que vi por última vez en mis años de adolescente.

Mi mujer perdió 11 kilogramos y cuatro tallas, y su nivel de energía también aumentó muchísimo. Un día llegó a casa después de dar un paseo en bicicleta y empezó a llorar de alegría, diciendo que volvía a sentirse como una niña. Disfrutamos de nuestra dieta alcalina juntos y no echamos de menos la vieja comida ácida. La gente comenta lo limpios que se ven nuestra piel y nuestros ojos, y el aspecto tan estupendo que tenemos.

Me encontré con un viejo amigo y estuvo a punto de caerse al suelo de la sorpresa. Dijo: «¡No te veía así desde hace treinta años!». Hace poco me fui de acampada con mi mujer y mi hijo, y por la mañana una amiga de mi mujer, a la que antes sólo había visto una vez, vino a saludarnos. Se disculpó por no saludarnos la noche anterior, diciendo: «Os vi por aquí, pero pensé que tú y Bárbara os habíais separado y que ella estaba con otro hombre». Le di las gracias y estuve de acuerdo con ella. ¡Mi mujer está con un hombre nuevo!

🖉 Vera

Al cumplir los sesenta y cuatro años, mi salud no iba bien. Estaba sufriendo diversos síntomas, que incluían artritis, tiroides baja, reflujo estomacal e hipertensión, y al tomar toda la medicación que el médico me prescribió y sentirme tan aletargada, gané 10 kilogramos. El médico me había dicho, básicamente, que tendría que vivir con todos estos problemas, por lo que en ese momento tenía una terrible perspectiva de vida. No tenía energía para hacer tareas normales, ni incluso lo que más me gustaba: tapizar muebles.

Finalmente, decidí que no quería vivir de esa forma y que tenía que haber algo mejor. El día que comencé con este programa, aparté a un lado todos los medicamentos y utilicé sólo el polvo de verduras y otros suplementos, y mucha fe. En un mes había perdido el exceso de peso, 10 kilogramos, y todos mis síntomas habían desaparecido. Me había convertido de nuevo en una persona llena de energía. Hoy celebro un maravilloso sesenta y cinco cumpleaños, sintiéndome mejor de lo que estaba con treinta y cinco.

¿Te parece familiar algo de esto? No estoy describiendo nada inusual; es sólo el típico estilo de vida americano que se va generalizando. Por si acaso aún no estás seguro de que este enfoque es lo que necesitas, echa un vistazo a la lista siguiente, sumando un punto por cada artículo que forme parte de tu vida actualmente. Si tienes un total de 4 puntos, o más, tu cuerpo, sin duda, está ácido, lo más probable es que tengas sobrepeso y corres el riesgo no sólo de padecer obesidad, sino también enfermedades cardíacas, diabetes, derrame cerebral, ciertos tipos de cáncer y otros problemas de salud. Aquí está la lista:

- fruta o bebidas de fruta
- alcohol o drogas recreacionales
- hidratos de carbono simples, incluidos el pan, la pasta, las patatas y los productos de pastelería
- cigarrillos u otros productos de tabaco
- carne, incluidos el pollo, los productos de cerdo, la carne de vaca y el pavo
- huevos o productos lácteos
- café o té
- alimentos procesados o comidas rápidas
- azúcar
- refrescos o bebidas deportivas
- ausencia de ejercicio diario
- estrés, emociones negativas o vacío espiritual

En otras palabras: *esto tiene que ver contigo*. Puedes dar un paso más y hacer que te digan el pH de la sangre, pero estoy seguro cuando te digo que vas a descubrir que la cifra es demasiado baja. En realidad, *deberías* hacer que te midan el pH (*véase* capítulo 3), porque comprobarlo de nuevo después de cuatro semanas de seguir este programa te convencerá de la importancia de mantener tu cuerpo alcalino. Esto es en caso de que quieras más pruebas que lo que te muestra tu báscula.

(Tu médico puede enviar tu sangre a un laboratorio para que comprueben su pH; se suele tardar cuatro semanas en tener los resultados. Puedes medir el pH de tu orina al levantarte por la mañana con papel de pH especial [disponible en la farmacia más cercana o en el Centro de Vida de la Milagrosa Dieta del pH; *véase* la sección de recursos del final del libro]; debería situarse entre 6,8 y 7,2, y este último valor sería lo ideal. Esto no será tan revelador como la sangre, pero al menos te dice, en términos generales, si tu cuerpo tiene, o no, el pH equilibrado).

No podemos escapar a los ácidos por completo. El cuerpo los genera mediante la digestión, el metabolismo, la respiración y la degradación celular. Lo que podemos hacer es eliminar los ácidos que introducimos en nuestro cuerpo y consumir una gran cantidad de alimentos y bebidas alcalinos para permitir al organismo amortiguar los ácidos que aparecen de forma natural.

Un cuerpo sano mantiene de forma natural su propio peso ideal. El programa expuesto en este libro está diseñado para producir ese cuerpo sano y esbelto nutriendo y alcalinizando cada célula que tienes. Recuperar el equilibrio en tu sistema generará un nuevo nivel de energía y claridad mental, y permitirá a tu cuerpo encontrar su propio peso ideal, de manera natural.

Capítulo 3

¿Qué relación tiene
la sangre con todo esto?

Porque la sangre es la vida de toda la carne.

Levítico 17:14

En una palabra, toda. La función central de la sangre en nuestra salud y nuestro peso cobra todo su sentido cuando consideramos qué proporción de nuestro cuerpo contiene; qué cantidad exacta de nuestro cuerpo es sangre. Todo el mundo tiene unos cinco litros de este material. Para que circule por el cuerpo, el corazón late más de cien mil veces al día, moviendo 75 mililitros de sangre con cada latido, aproximadamente unas ocho toneladas al día. Toda la sangre del cuerpo pasa por el corazón cada tres minutos.

Probablemente ya sepas que los glóbulos rojos distribuyen oxígeno por tu cuerpo y eliminan los desechos celulares. Además de eso, tu sangre tiene la clave para contar con un peso ideal y saludable. En primer lugar, la sangre determina el ambiente interno de tu cuerpo: sangre ácida, cuerpo ácido; sangre alcalina, cuerpo alcalino. Además, tus células sanguíneas se convierten en células corporales (y viceversa). Debes mantener tu sangre limpia y pura, y no ácida. Yo elijo los alimentos y bebidas que recomiendo de acuerdo con esto: sirven para generar nuevas células sanguíneas saludables. Tu cuerpo fabrica entre tres y cuatro millones de nuevas células sanguíneas, y entre once y trece millones de nuevas células corporales *cada segundo*, así que debes asegurarte de que disponga de los mejores materiales con los que trabajar en todo momento.

Más adelante, en este mismo capítulo, diré cómo y por qué siempre pongo la sangre de mis clientes bajo el microscopio –mediante un procedimiento distinto al realizado por cualquier médico o laboratorio convencional–, y lo que puedo saber gracias a las sorprendentes cosas que veo. Vas a ver una serie de imágenes de muestras de sangre de clientes reales, tomadas antes y después de seguir este programa; así que podrás comprobar tú mismo la dramática diferencia que conlleva seguir estos principios. Pero, en primer lugar, comencemos con cierta información básica sobre cómo se fabrica la sangre y lo que hace, a fin de que puedas entender de verdad lo importante que es una sangre sana para perder peso de forma saludable y permanente.

La sangre es el material más básico del cuerpo humano. A partir de la sangre se forman continuamente células corporales de todo tipo. Se trata, en realidad, de un camino de dos direcciones, ya que las células corporales también pueden convertirse en células sanguíneas. No obstante, lo mejor es cuando el cuerpo sigue el curso normal de producción de sangre, que está íntimamente relacionado con la digestión y la respiración. De esta forma, no sólo eres literalmente lo que comes (y bebes), sino también lo que respiras.

La producción normal de células sanguíneas se origina en el intestino delgado. Los nutrientes liberados por el proceso de digestión traspasan las delicadas microvellosidades (fibras microscópicas que recubren las vellosidades de las paredes intestinales) a lo largo de los ocho metros de intestino delgado, y entran en el torrente sanguíneo, construyendo células sanguíneas, tejidos y órganos. El aire que respiramos por los pulmones entra en las arterias y se une químicamente con los minerales y otros elementos de la sangre para crear nuevas células sanguíneas. Estos glóbulos rojos pueden después trasformarse en células óseas, musculares, cardíacas, hepáticas, etc., según se necesite.

Cuando tu cuerpo está sano y comes alimentos alcalinos/ricos en electrones, generas células sanguíneas sanas, y, por tanto, células corporales sanas. El proceso digestivo descompone los alimentos que comes mediante un proceso limpio y eficiente llamado oxidación/reducción, el cual baña las células corporales con un aporte continuo de oxígeno. Tu cuerpo permanece energético y mantiene un peso saludable.

Cuando subsistes a base de comida ácida/rica en protones, y el intestino se daña o se congestiona, la producción de sangre queda alterada o se detiene. Para mantener constante la cantidad de glóbulos rojos del cuerpo (¡cinco millones por milímetro cúbico!), el cuerpo convertirá las células corporales en células sanguíneas, desperdiciándolas literalmente.

Como es la sangre, así es el cuerpo. Como es el cuerpo, así es la sangre. La calidad de la sangre –y, por tanto, del organismo– depende de la calidad de lo que comemos y bebemos. Si comes alimentos ácidos tendrás células sanguíneas débiles, y, por tanto, células corporales débiles, y padecerás sobrepeso. Tienes otra opción: con alimentos y bebidas alcalinos generarás una sangre sana y un cuerpo sano, lo que, de forma natural, supondrá un peso ideal y saludable (puedes escuchar un archivo de audio del doctor Young, «Life and Death Is in the Blood»,[4] en la dirección www.phmiracleliving.com/t-3bonuses.aspx [sólo disponible en inglés]).

Análisis de sangre viva

Calculo que habré analizado la sangre de unas diez mil personas en el trascurso de mi investigación de los últimos veinte años. Lo que he visto constituye un ejemplo más importante para este programa que cualquier cosa que pudiera decir con palabras. Creo que estarás de acuerdo cuando veas las muestras: la sangre de una persona que sigue la dieta americana estándar de alimentos ácidos tiene un aspecto increíblemente distinto al de la sangre de un individuo que toma alimentos alcalinos. Extraje los principios de la milagrosa dieta del pH observando las diferencias en la sangre que examiné, y cada nueva serie de análisis de sangre «de antes y después» confirma todo su poder.

Mis técnicas principales difieren de las de los análisis de laboratorio habituales, que pueden conllevar colocar la sangre en un portaobjetos con conservantes, antes de ponerla bajo el microscopio. Tal vez se utilicen colorantes para ayudar a mostrar las células sanguíneas, las células calciformes o algún otro cuerpo importante, o bien bacterias, aunque la adición de estos químicos comprometa la muestra de sangre y modifique su aspecto. O bien la sangre extraída en la consulta del médico se introduce en un vial, se envía a un laboratorio, se centrifuga para separar los distintos elementos y se pesa con maquinaria especializada para determinar su densidad, sin necesidad de microscopio. En cualquier caso, la sangre preparada mediante estos procedimientos ya no es una sustancia viva. Y el propósito de estas pruebas suele ser cuantitativo (por ejemplo, cuántos glóbulos blancos y rojos hay), y no cualitativo (cuál es la condición de las células), como sucede en mis análisis. También pueden ser útiles para el diagnóstico o la patología.

(Yo también utilizo análisis de sangre estándares además de mis propias técnicas, porque es importante conocer tanto la calidad como la cantidad. Los resultados pueden confirmar mis observaciones. Sin embargo, puedo interpretar los resultados de modo distinto al de un médico convencional. En cualquier caso, el lector puede hacerse una idea general sabiendo lo que puede obtener de todos estos enfoques).

Yo estoy más interesado en la calidad de las células sanguíneas que en el número. Utilizo dos enfoques complementarios. El primero es el análisis de sangre viva. Tomo una gota de sangre capilar de la yema del dedo, lo pongo en un portaobjetos y lo coloco inmediatamente bajo un microscopio de gran potencia utilizando la configuración de contraste de fase, la cual filtra y difumina la luz para que los objetos trasparentes sean visibles en forma de distintos tonos de gris. Proyecto la imagen viva en una pantalla de vídeo. El objetivo es ver la sangre viva, recién salida del cuerpo, y observar el estado de las células y del entorno en que viven. Todo esto me permite conocer la estructura y la fuerza de los glóbulos rojos y blancos, así como la limpieza del plasma líquido que los rodea.

Mi segunda técnica es el análisis de sangre seca, o lo que yo llamo la prueba de estrés oxidativo micotóxico. En esta ocasión, la sangre tomada de la yema del dedo se coloca en un portaobjetos y se deja que se seque al aire. Después se examina bajo un microscopio de alta potencia, ahora utilizando la configuración de campo brillante. La mayor parte de la luz pasa directamente a través de la muestra, lo cual permite conocer detalles como si la sangre se coagula demasiado o muy poco, la degradación celular, la irritación, la inflamación, la congestión, la acidosis, los indicios de existencia de parásitos, e incluso los desequilibrios de órganos específicos. En este caso, busco ciertos patrones en las gotas de sangre, especialmente de aspectos relacionados con la coagulación. Bajo el estrés de diferentes clases, el patrón se desvía de lo considerado normal.

Lo más útil de los análisis de sangre viva y seca es que ofrecen indicios tempranos de posibles problemas de salud futuros. La tensión que sufre el cuerpo se suele poder observar en forma de anormalidades en la sangre mucho tiempo antes de que se manifiesten como síntomas. Vemos la génesis de los síntomas antes de que se expresen. Estas pruebas son mejores que la medicina preventiva. Son medicina *predictiva*. Si emprendes acciones para corregir lo que ves, podrás evitar el desarrollo de síntomas o problemas que puedes observar antes en la sangre.

Con estos análisis de sangre, normalmente conozco:

- el estado de los glóbulos rojos, incluyendo su tamaño, forma y simetría
- el nivel de actividad del sistema inmunitario (actividad de los glóbulos blancos)
- la presencia de coágulos sanguíneos o factores de coagulación de la sangre
- la presencia de parásitos, levaduras, hongos, bacterias y/o moho
- la presencia de estructuras cristalinas, como, por ejemplo, placas arteriales, protoplastos, tallos fibrosos, ácido úrico, colesterol y erotoxinas y/o micotoxinas cristalizadas
- masas proteicas que indiquen degradación y/o inflamación celular
- el nivel de acidez y los efectos de la misma

También puedo ver indicios de problemas específicos en los patrones que observo, que incluyen:

- estrés en el hígado, riñón, páncreas, corazón, pulmones, próstata, ovarios, pecho y otros órganos
- disfunción del tracto gastrointestinal
- problemas degenerativos como cáncer, diabetes, derrame cerebral, hipertensión y enfermedades cardíacas
- alergias
- estrés adrenal
- mala circulación

Además, estos análisis de sangre pueden servir de guía para tu programa nutricional. Pueden utilizarse para identificar y vigilar tu estado de salud y tu proceso de curación. Pueden revelar:

43

- disfunciones metabólicas y desequilibrios en el azúcar sanguíneo
- mala absorción de grasas, proteínas, vitaminas y otros nutrientes
- deficiencias nutricionales

Estos puntos finales son los más relevantes para el plan de vida de la milagrosa dieta del pH, en vistas a una reducción de peso saludable. Y esto se debe a que no hay mejor motivación para hacer los cambios que necesitamos que echar un vistazo adecuado y honesto a lo que está circulando por nuestro cuerpo. Y no hay mejor forma de comprometerse a que esos cambios sean permanentes que ver, con tus propios ojos, la increíble diferencia que suponen.

 Elaine

He estado buscando respuestas a mis problemas de peso durante treinta años. He probado prácticamente todos los programas de adelgazamiento, incluidos los regímenes altos en proteínas (¡y en grasas!), sin éxito. Ya había abandonado la búsqueda. Pero esta mañana la báscula ha marcado el peso más bajo en veinte años. He perdido más de 22 kilogramos en las doce primeras semanas, aproximadamente un cuarto de kilogramo diario. Hay diecinueve centímetros menos alrededor de mi cintura, mis caderas y mi pecho. Cinco meses después, he perdido un total de 42 kilogramos. Me siento ligera como el aire sabiendo que el objetivo de 64 kilogramos pronto será mío.

Nunca en mis mejores sueños esperé esta pérdida de peso que he experimentado semana tras semana. En realidad, cuando comencé este programa no me permití entusiasmarme demasiado. Había sufrido «la agonía de la derrota» en demasiadas ocasiones con otras dietas.

Pero hice un acto de fe para probar una vez más. Y me propuse al cien por cien mantener mi cuerpo por completo alcalino y seguí el programa honestamente dando lo mejor de mí misma. Tomé por lo menos cinco litros de bebida de verduras todos los días, y a veces incluso hasta ocho litros. Ahora puedo decir de verdad que estoy contenta de haber abandonado esas chuletas fritas al estilo sureño, las galletas y las salsas, y de haberlas mantenido lejos de mí. Cada día me siento con más determinación, y mis esperanzas se ven renovadas a medida que voy perdiendo peso.

Y lo que es más importante, puedo sentir que la salud ha vuelto al interior de mi cuerpo. Mi colesterol bajó 39 puntos para situarse dentro del rango de lo considerado saludable. Mi presión sanguínea se normalizó. El azúcar en sangre ha bajado y he podido dejar de tomar todos los medicamentos. Las manchas propias de la edad que hay en mis manos están desapareciendo. Y algo que no tiene precio: estoy volviendo a recuperar mi voz de cantante, después de treinta y un años de ausencia.

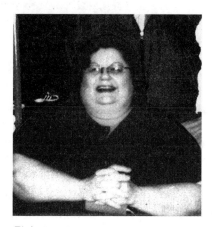

Elaine, antes

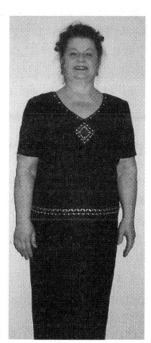

Elaine, después

Resultados abrumadores como éste me facilitan centrarme en mi objetivo. No pienso demasiado en el peso que quiero tener, sino en que el año próximo cumpliré treinta y tres años de casada. Quiero hacerme una fotografía para la ocasión, llevando mi vestido de boda. Lo he lavado y está esperando el momento oportuno. He colgado el velo en la pared de mi dormitorio; me recuerda el momento en que tendré la talla adecuada para volver a ponerme el vestido que va con él. Ocurrirá; lo siento y lo visualizo muy a menudo. Llevaré ese velo con orgullo, como la merecida corona por el trabajo bien hecho. Sabré que me lo he ganado.

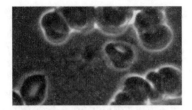

La sangre de Elaine, antes

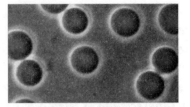

La sangre de Elaine, después

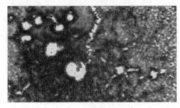

La sangre seca de Elaine, antes

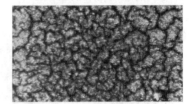

La sangre seca de Elaine, después

La imagen que vale más que mil palabras

Echemos un vistazo a la imagen que hay debajo, a la izquierda, que es una instantánea de una muestra de sangre viva, típica de la sangre de dietas y estilos de vida ácidos. Las células sanguíneas tienen una forma irregular y distintos tamaños, y muchas se juntan. Hay muchos glóbulos blancos intentando arreglar el desorden. Se pueden ver los hongos y las bacterias, así como las agregaciones de desechos celulares, formaciones compuestas de ácidos cristalizados, bacterias, hongos y mohos.

El contraste es evidente con la imagen de la derecha, que muestra una sangre limpia y alcalina; es mi sangre, de hecho. Los glóbulos rojos son todos del mismo tamaño, tienen una forma bien redondeada y no se unen. No hay hongos, mohos, bacterias ni glóbulos blancos.

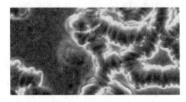

Sangre viva de una dieta ácida

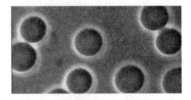

Sangre viva alcalina

46

En otras palabras, una es la sangre cuando se tiene el cuerpo ácido, y la otra es la sangre de alguien que se alimenta de verduras y grasas buenas. ¿Alguna pregunta?

Las imágenes de sangre seca muestran un contraste igualmente dramático (inferior). En la sangre ácida de la izquierda pueden verse masas blancas y pálidas de proteínas procedentes de la degradación celular, un patrón anormal de coagulación que es común en dietas altas en proteínas o en hidratos de carbono. A la derecha hay una imagen de una sangre alcalina, con coágulos normales y ninguna polimerización de la proteína.

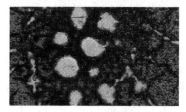

Sangre seca de una dieta ácida

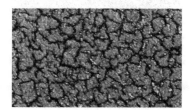

Sangre seca alcalina

Una breve historia de los análisis de sangre

Debo mucho a los grandes en lo que respecta al trabajo de los análisis de sangre viva y seca. Estaré siempre en deuda con los grandes científicos que me han allanado el camino.

Visualizar sangre con el microscopio es común desde que existe el microscopio como tal. A mediados del siglo XIX y a comienzos del siglo XX, científicos europeos como el doctor Antoine Bechamp y el doctor Gunther Enderlein propusieron nuevas formas de interpretar lo que se podía ver en la sangre. A finales del siglo XIX, el doctor Bechamp documentó la variabilidad de las células, ya que fue testigo de la trasformación biológica de un glóbulo rojo en un bacilo, por ejemplo, y otras células corporales cambian tanto de forma como de función. (Mi primer libro, *La milagrosa dieta del pH*, contiene más detalles sobre este fenómeno, conocido como pleomorfismo). A finales de la década de 1940, el doctor Enderlein observó cómo la progresión iba un paso más allá: de glóbulo rojo a bacteria, y de ésta a levadura.

Hacia la década de 1920, los practicantes de la medicina de Europa añadieron otra clave cuando comenzaron a examinar muestras de sangre seca. La sangre mostraba patrones similares en pacientes con problemas de salud semejantes, lo cual revelaba «huellas» características de determinadas patologías. Por ejemplo, en las enfermedades degenerativas avanzadas, la sangre muestra una mala coagulación, una mínima formación de fibrina y muchos «charcos» de proteínas procedentes de células que se han degradado, en comparación con un patrón de coagulación preciso, rico en fibrina, sin charcos blancos, en los sujetos de control sanos.

El análisis de sangre seca llegó a América en la década de 1930, y allí ha pasado de una generación a otra de facultativos, fuera de los cauces formales de la formación médica y bioquímica. Aunque esta prueba no se hace en ningún laboratorio comercial de Estados Unidos, actualmente cientos de profesionales de la salud de todo el mundo mantienen estos principios en práctica. Estoy orgulloso de ser uno de ellos.

Omaha

Durante los quince últimos años, he evaluado las dietas y he examinado la sangre de un grupo de cientos de clientes de Omaha, Nebraska, y vuelvo allí al menos dos veces al año. He visitado a muchas de las mismas personas durante todo ese tiempo. Ha sido una experiencia fructífera para mí, además de para ellos. Han visto lo que le ocurre a su salud –y a su sangre– cuando comienzan a aplicar mis principios, y lo que sucede cuando vuelven a la dieta típica americana. ¡Y yo también!

Lo que he observado me ha guiado cuando preparaba las observaciones de este libro, y me ha ayudado a determinar el impacto de ciertos alimentos y suplementos en el cuerpo a nivel celular. He podido observar el impacto de distintos tipos de dietas en la sangre, centrándome en las verduras alcalinas –ricas en electrones– y en las grasas poliinsaturadas, como ingredientes clave para una sangre sana, células sanas y cuerpos sanos y con un peso ideal. Las dietas ácidas, por otra parte, contaminan la sangre y comprometen la estructura celular. Cuando proseguí mi investigación, vi que no sólo podía decir qué sangre era ácida y cuál alcalina observándolas vivas, sino que también podía distinguir patrones en la sangre enferma que estaban asociados con problemas de salud específicos. Una y otra vez, fui testigo de lo que he llamado la milagrosa dieta del pH: cuando los pacientes con cuerpos ácidos se pasaban a un estilo de vida alcalino, su sangre se limpiaba, perdían peso y se volvían más fuertes, más energéticos y más sanos.

Tengo archivos llenos de imágenes de sangre de Omaha, pero aquí compartiré con el lector sólo un ejemplo representativo. Los cambios después de que este paciente siguiera un programa como el que expongo en este libro son dramáticos. Pero he elegido mostrar a este cliente no porque sus resultados sean extremos, sino porque son típicos. En otras palabras, podrías ser tú, tanto antes como después.

En el siguiente capítulo verás más imágenes de la sangre, en esta ocasión tomadas a personas que siguen ciertas dietas de moda y que después se cambian al plan de vida de la milagrosa dieta del pH. Allí verás más diferencias dramáticas en las imágenes de antes y de después. Además, estas personas trabajaron con un programa de vida de la milagrosa dieta del pH más estructurado, como parte de un estudio controlado, para aquellos lectores que deseen ver datos científicos formales y estrictos antes de convencerse.

Por ahora, piensa en analizar tu propia sangre. Por supuesto, este programa va a necesitar cierto trabajo por tu parte, y requiere cambios significativos en el estilo de vida. Sé por experiencia la asombrosa motivación que conlleva ver el estado de tu propia sangre. Te incitará a entrar en acción como ninguna otra cosa antes. Y después de doce semanas tendrás pruebas evidentes de que todo lo que estás haciendo está marcando la diferencia.

Es vital que veas tanto el interior como el exterior de tu cuerpo. Si la sangre está enferma, tú también lo estarás –y gordo–, independientemente del aspecto que tengas en el exterior. Las pérdidas de peso permanentes y saludables parten del interior y salen hacia el exterior, comenzando con una sangre limpia y unos glóbulos rojos sanos.

Andrea

Yo era totalmente escéptica cuando quise que me analizaran la sangre. Pero había luchado tanto con mi peso y con una serie de problemas de salud que cualquier cosa que prometiera cierto alivio me parecía que valía la pena. Diseñé mi propia pequeña prueba para saber si esto funcionaba de verdad: no revelé nada en absoluto sobre mí ni sobre mi salud.

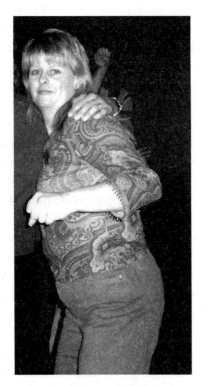

Andrea, antes

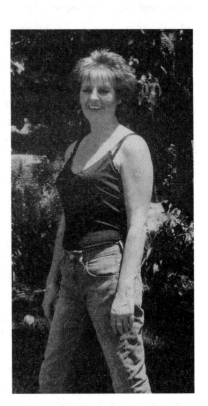

Andrea, después

O, mejor, debería decir que no dije nada sobre mí con antelación. No obstante, mi sangre reveló mucho por sí sola. A partir de mi análisis de sangre viva, me dijeron que estaba siguiendo una dieta alta en proteínas (mi sangre estaba repleta de los consiguientes desechos ácidos) y que tenía ansia por el azúcar y los hidratos de carbono (gracias a todos los hongos visibles en mi sangre). La lista de probables síntomas asociados con los patrones que mostraba mi sangre coincidía con prácticamente todo lo que había experimentado.

En aquel momento había estado siguiendo la dieta Atkins durante seis años, más o menos. Mi dieta consistía en uno o dos cazos de café al día, con crema y edulcorante artificial; al menos medio litro de cola light; además de batidos de proteína, carne y lácteos. De vez en cuando tomaba comida basura. Bebía entre ocho y diez vasos de agua al día, por lo menos.

Y pensaba (al menos hasta que vi mi sangre) que lo estaba haciendo bastante bien y que comía de manera sensata. Había luchado con mi peso y mi imagen corporal desde que era niña, incluyendo brotes de bulimia, además de extremas restricciones de calorías y vómitos autoinducidos que actualmente me parecen propios de la anorexia. También había hecho ejercicio de modo obsesivo y había acudido al gimnasio cuatro o cinco días a la semana, dos horas seguidas, durante gran parte de mi vida, lo que al menos me sirvió para perder 61 kilogramos en el trascurso de nueve meses. También hubo, en diversas ocasiones, laxantes, pastillas y batidos de dieta (ganando peso, poco a poco, mientras tanto). Una fase vegetariana, sin lácteos, me ayudó a perder peso, pero sólo duró unos meses. Hubo un período de natación todos los días, durante el cual mi peso subió a 84 kilogramos. Seguí un plan libre de grasa durante años, pero mi cuerpo siguió conservando la grasa de todas formas. Por último, probé la dieta Atkins y quedé enganchada inmediatamente. Perdí 23 kilogramos en menos de seis meses. Sin embargo, después de unos años, comencé a engordar de nuevo, y mi salud fue todo un tormento.

Hay algo muy poderoso en el hecho de ver tu propia sangre –y todo lo que circula dentro de ella– viva, allí delante de ti. Decidí en ese mismo momento que no podía seguir así. No he tomado una taza de café ni un refresco en los tres meses que han pasado desde entonces. He estado comiendo alimentos alcalinos y bebiendo verduras líquidas. He perdido 13 kilogramos. Y mi sangre ahora tiene esos círculos uniformes y redondos que indican que el cuerpo está alcalino y sano.

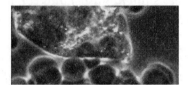

Sangre viva de Andrea, antes

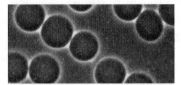

Sangre viva de Andrea, después

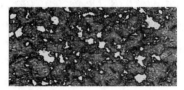

Sangre seca de Andrea, antes

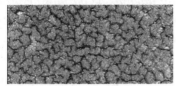

Sangre seca de Andrea, después

Elige una dieta, cualquier dieta popular, y te mostraré por qué sigues estando gordo (y enfermo y cansado)

Es mejor que te mantengas limpio y radiante;
eres la ventana a través de la cual debes ver el mundo.

George Bernard Shaw

La marea creciente de obesidad de este país (y de todo el mundo) se relaciona directamente con la recomendación nutricional de una época «baja en grasa». Paradójicamente, intentar evitar la grasa parece ponernos más gordos que nunca. Los antídotos más habituales –regímenes bajos en hidratos de carbono y altos en proteínas– pueden proporcionar resultados temporales si nos preocupamos sólo por la cifra de nuestra báscula. Suelen incluir más grasa en la dieta, del tipo tóxico, el que bloquea las arterias. Incluso sin eso, el exceso de proteínas estresa peligrosamente nuestros intestinos, riñones e hígado, y debilita nuestros huesos. Es posible que estemos más delgados durante algún tiempo, pero seguramente no estaremos más sanos.

No obstante, los estadounidenses gastan más de 40.000 millones anuales en diversos programas y productos relacionados con las dietas, como la Atkins, la South Beach, la Sugar Busters, la Weight Watchers, la dieta Zona, la que consiste en comer adecuadamente para cada grupo sanguíneo, etc., y 15.000 millones anuales en productos bajos en hidratos de carbono. Cada uno de los programas ofrece su propia historia sobre la causa y la solución del sobrepeso y la obesidad, con su propia lista de alimentos que comer y que evitar, y en qué proporciones. Lo que todas tienen en común, las unas con las otras y con la información de la pirámide alimentaria convencional –baja en grasa–, y con el enfoque conservador de la dieta Weight Watchers, es que harán que tu cuerpo esté entre moderadamente y muy ácido. Todas y cada una recomiendan alimentos que pueden generar un desequilibrio del pH en tu organismo y contaminar tu sangre. El desequilibrio puede hacerte enfermar y estar gordo. Y mantenerte gordo. A largo plazo, probablemente recuperarás el peso que hayas logrado perder y, en el caso de las dietas altas en proteínas, si sigues con ellas durante algún tiempo (por lo general más de un año), pueden originar dolencias o enfermedades graves.

Es correcto: seguir la mayoría de los programas dietéticos de moda te ayudará, en última instancia, a *ganar* peso no deseado, ya que tu cuerpo se protege desesperadamente de la acidez acumulando grasa. La única solución verdadera y duradera al sobrepeso –creo yo– es proporcionar a tu cuerpo una sangre alcalina y saludable, algo que no conseguirás con nada de lo que hay en las actuales listas de éxitos de ventas.

Tomemos, por ejemplo, la dieta popular más reciente, la dieta South Beach, que recomienda un nivel elevado de proteína magra de calidad y niveles moderados de grasa e hidratos de carbono. Tal como yo lo veo, el problema con toda esa proteína, además de la enorme cantidad que supone, es que el pollo, el pavo y los huevos en los que insiste el autor son altamente ácidos y ricos en protones. Leyendo la receta de la dieta South Beach para preparar el pollo al coco, por ejemplo, me fijé en una serie de ingredientes moderadamente alcalinos: las hortalizas, que constan sólo de cebolla y cebolleta; leche de coco saludable, aceite de oliva y nueces de macadamia; y especias medidas por cucharaditas, o menos. Pero todo eso es superado con creces por el pollo y otros ingredientes ácidos, incluido un sustitutivo del azúcar. Además, todo se cocina durante tanto tiempo que los ingredientes ricos en electrones se ven comprometidos, y el aceite, que en otro caso sería saludable, puede convertirse en tóxico. Tu sangre estará completamente ácida unos minutos después de comer este plato. En mi reseña de los programas dietéticos y recetas del doctor Agatston, no encontré ni una sola recomendación que no tuviera ingredientes principales o secundarios ácidos. Aunque consiguieras perder peso con este plan, no tendría por qué ser una pérdida de peso saludable.

Un análisis nutricional de la dieta Atkins, realizado por el Comité de Médicos para una Medicina Responsable, reveló problemas relacionados con el cumplimiento de ese programa. Su revisión mostró que los planes alimenticios de las tres fases del programa Atkins contienen grandes cantidades de grasa saturada y colesterol, y muy bajas en fibra, y que suelen ser deficientes en las siete vitaminas clave y los minerales que midieron. Los planes alimenticios incluyen, tal como prometen, gran cantidad de proteína (entre un cuarto y un tercio de las calorías) y muy poca de hidratos de carbono (entre el 3 y el 22 % de las calorías). Obtendrías entre el 45 y el 64 % de las calorías de la grasa, y más o menos entre una cuarta y una tercera parte serían grasas saturadas, que aumentan el riesgo de enfermedad cardíaca: entre 38 y 45 gramos todos y cada uno de los días. La fibra supone 18 gramos al día, aunque sólo en la fase de mantenimiento; antes de eso consumirás una media de sólo entre 2 y 7 gramos diarios. Compara esa cifra con la de entre 20 y 35 gramos normalmente recomendada para reducir el riesgo de enfermedades crónicas y para controlar el peso. Los menús Atkins eran también deficientes en todos los nutrientes clave que se midieron: calcio, hierro, vitamina C, vitamina A, folato, vitamina B_{12} y tiamina. (El mismo programa recomienda tomar suplementos de calcio y magnesio). Y eso si quedas satisfecho con los baremos en exceso bajos de los valores diarios, que se calculan para prevenir enfermedades por deficiencia, no para medir cuánto se necesita para una buena salud en general. Por último, pero no menos importante, la dieta Atkins, como todas las dietas altas en proteína, es muy ácida, y consta casi por completo de alimentos ricos en protones.

Alto en proteína, alto riesgo

La dieta Atkins es, por supuesto, el líder más antiguo de una serie de dietas altas en proteínas y bajas en hidratos de carbono, que son demasiado numerosas como para poderlas enumerar exhaustivamente. Sean cuales fueren los detalles específicos de sus cantidades de nutrientes, estos planes suelen tener demasiada proteína y grasa no saludable, una cantidad insuficiente de fibra y niveles insuficientes de vitaminas y minerales clave. Y todo ello hará que tu cuerpo esté ácido, y, en consecuencia, enfermo, cansado y propenso a ganar peso.

Las investigaciones publicadas en las revistas médicas más importantes, incluidas *Journal of the American Medical Association (JAMA)* y *New England Journal of Medicine (NEJM)*, concluyen que seguir una dieta alta en proteínas de ese tipo durante un período de tiempo significativo puede suponer un riesgo mayor de enfermedad cardíaca e infarto, enfermedad renal y cálculos renales, diabetes y complicaciones derivadas de ella, ciertos tipos de cáncer (especialmente cáncer de colon), gota y osteoporosis. Muchas personas limitan su actividad física mientras siguen un programa alto en proteínas/bajo en hidratos de carbono, y los riesgos adicionales de la falta de ejercicio son bien conocidos. Si no te pones nervioso por lo que puede ocurrirte a largo plazo, tal vez los posibles riesgos inmediatos te convencerán: alteraciones en el estado de ánimo, estreñimiento, problemas respiratorios y arritmias cardíacas graves. (Para conseguir una copia gratuita del artículo de Shelley Young «So... What Can I Eat»,[5] visita la página www.phmiracleliving.com/t-3bonuses.aspx [disponible sólo en inglés]).

Además de los riesgos para la salud en los que están de acuerdo los representantes de la ciencia médica convencional, mi propia investigación en el ámbito de la sangre muestra que las dietas altas en proteínas pueden interferir en la producción saludable de glóbulos rojos al congestionar el intestino y obstruir las vellosidades del intestino delgado. Con la detención de la producción normal de glóbulos rojos, las células corporales se trasforman en glóbulos rojos para mantener la densidad de células sanguíneas necesaria. Desde mi punto de vista, la razón por la que algunas personas pierden peso con estas dietas es que sus cuerpos se desgastan literalmente, lo que compromete de forma grave su salud en favor de la pérdida de peso, que de todas formas será sólo temporal.

✎ Debra

Seguí una conocida dieta alta en proteínas durante unos tres años. Pasé de 82 a 73 kilogramos durante el primer año, pero después de eso me estanqué. Después perdí unos 2 kilogramos más. Pero, después de dos años con esta dieta, comencé a notar que tenía menos energía y me sentía débil y mareada. A veces parecía que me estuviera muriendo. También tenía migrañas. Estaba perdiendo tono muscular y sufría dolor crónico. Y empecé a recuperar el peso que tanto me había costado perder, aunque no estaba comiendo de forma distinta a como lo había hecho. Dos años y medio después de empezar, comencé a tener alteraciones alarmantes en mi ciclo menstrual, así como edema (hinchazón) en mis manos y mis pies. Desarrollé dolores severos en el pecho, y mi corazón latía demasiado fuerte, omitía latidos, y, además, latía irregularmente.

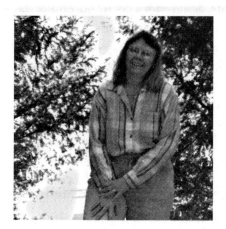

Debra, antes

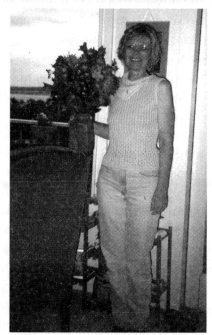

Debra, después

Gracias a Dios que encontré un camino mejor. He pasado años investigando y experimentando con diversas dietas y «estilos de vida», y la dieta alta en proteínas fue sólo una de ellas, pero no fue hasta probar el programa de la milagrosa dieta del pH que sentí que había encontrado una forma sensata y eficaz de comer y vivir que de verdad servía para conservar la salud, la buena forma física, que me servía para rejuvenecer y que suponía una vida de equilibrio, y no de desequilibrio. Una vez que me comprometí a seguir el plan de la milagrosa dieta del pH, a hidratarme con la bebida de verduras y a comer alimentos alcalinos, me sentí mejor inmediatamente. Recuperé mi energía, mis dolores de cabeza desaparecieron, mi ciclo menstrual se normalizó, mi edema también desapareció y mis latidos irregulares dejaron de existir. Y empecé a eliminar el exceso de grasa ácida de mi cuerpo. En total, perdí 16 kilogramos, para quedarme en 56.

Si no muero, al menos estaré delgado

Si te sientes tan frustrado con el tema de controlar tu peso que incluso estás dispuesto a arriesgar tu vida y tu salud para perder algunos kilogramos, aunque sea temporalmente, tengo noticias importantes: estudios realizados en Duke y en la Universidad de Pennsylvania, entre otros, muestran que seis meses siguiendo una dieta alta en proteínas y baja en hidratos de carbono puede dar como resultado una reducción de unos 9 kilogramos, más o menos exactamente lo mismo que las dietas bajas en grasa y moderadas en proteínas que normalmente se consideran saludables y seguras. Un estudio publicado en *JAMA*, que revisó más de cien investigaciones sobre dietas altas en proteína/bajas en hidratos de carbono y dietas bajas en grasa/moderadas en proteínas, concluyó que la cantidad de peso perdido estaba relacionada con el período de tiempo pasado en una dieta determinada y con la cantidad de calorías ingeridas, pero no con la reducción de la ingesta de hidratos de carbono. No deberíamos sorprendernos: los vegetarianos, que suelen comer dietas ricas en hidratos de carbono, tienen un peso corporal significativamente menor, en términos generales, que las personas que comen carne. De hecho, al pasarse a una dieta vegetariana, la mayoría de la gente pierde aproximadamente el 10 % de su peso corporal.

Sin embargo, no estoy recomendando una dieta baja en grasa del estilo de la pirámide alimentaria del gobierno de Estados Unidos, el programa Dean Ornish, la dieta Weight Watchers, la Asociación Americana del Corazón, la Asociación Americana para la Diabetes y similares. En el capítulo 6 podrás ver los detalles sobre la importancia de incluir una buena cantidad de grasas *saludables* en tu dieta. Además de eso, las dietas bajas en grasa de estudios como los que estoy citando están repletas de alimentos ácidos y ricos en protones. No hay nada malo en los hidratos de carbono por sí mismos –forman parte del plan de vida de la milagrosa dieta del pH–, pero hay tipos específicos de hidratos de carbono que harán que tu cuerpo esté más ácido. Las dietas bajas en grasa son, por necesidad, altas en hidratos de carbono, pero si tomas hidratos de carbono ácidos (los simples que tu cuerpo maneja igual que cualquier azúcar), estarás aportando no sólo el sustento para ti, sino también para las bacterias, las levaduras y los hongos que correrán sin problemas por tu cuerpo. Llenar tu cuerpo con azúcar de esta forma puede generar intolerancia al azúcar, prediabetes y, en último término, diabetes. Puede también estresar tus glándulas adrenales, haciendo, entre otras cosas, que te encuentres cansado. Y, para protegerte del daño del ácido, engordarás.

No sé en tu caso, pero en el mío, cualquier plan alimenticio debe no sólo promover la pérdida de peso, sino también una buena salud. Hay muchas personas a las que parece no importarles vivir con las consecuencias para la salud de cualquier programa, siempre que produzca pérdida de peso a corto plazo. Un plan dietético, incluso una dieta, debe ser nutritivo y proporcionar todo lo que el cuerpo necesita para una salud buena y radiante, y no tener nada que le impida lograr esto. La mayor parte de lo que ha estado disponible hasta ahora ha suspendido la prueba de la alcalinidad. Y por eso, en última instancia, fracasan también en lo que respecta a la pérdida de peso permanente. El énfasis –en diversas ocasiones– en las calorías, en una cantidad elevada de proteínas, baja en grasa y en colesterol, u otras pistas falsas, significa que habremos pasado por alto la única cosa que importa en lo relativo a vivir con un peso ideal y saludable: la acidez o alcalinidad de lo que comes y bebes.

Richard

Había llegado al punto en que, cuando subía escaleras, pensaba que mi corazón iba a detenerse. Tenía todo tipo de problemas de salud, incluidos apnea del sueño (que requiere una máquina para respirar por la noche), una condición cercana al glaucoma, pérdida de sensación en mis piernas y mis pies, y un brote de bacterias devoradoras de carne que me obligó a pasar diez días en el hospital (sin curarse, siguió apareciendo periódicamente después). Pesaba 204 kilogramos, y sabía que tenía que reducir mi peso significativamente y pronto, o iba a morir.

Había probado varias dietas, tanto conservadoras como modernas, pero ninguna me funcionó bien hasta que encontré este programa. Con los alimentos y los nutrientes adecuados que llevan mi cuerpo al equilibrio del pH, he perdido 93 kilogramos. Me siento más energético de lo que me he sentido en muchos años; estoy recuperando la sensación en mis piernas y mis pies, mi vista es buena, no hay señales de las bacterias, y llevo tres meses y medio sin utilizar mi máquina para respirar. ¿Por qué los médicos no me informaron sobre esto? Al haber recuperado la salud después de años de estar enfermo y cansado, soy una prueba viviente de que sí que existe ayuda.

Ésta es tu sangre bajo los efectos de las proteínas... ¿alguna pregunta?

La crítica definitiva a las dietas altas en proteínas y bajas en hidratos de carbono se hace evidente en la sangre. En realidad, esos métodos de alimentación tienen más defectos de los que la ciencia convencional ha demostrado hasta ahora, pero se expresan de forma evidente en la sangre para cualquier persona que quiera verlos, con los análisis de sangre viva y de sangre seca. En las páginas siguientes verás cuál es el aspecto que tiene la sangre de personas que siguen diversas dietas, bajo mi microscopio, en comparación con la de las mismas personas al seguir el plan de la milagrosa dieta del pH. Aún tengo que encontrar a una persona con la sangre limpia que siga una dieta americana estándar o alguna de las últimas dietas de moda.

Estas asombrosas imágenes –de antes y después– de muestras de sangre de mis clientes, cuando se pasan de alguna dieta de moda a un estilo de vida alcalino, evidencian los drásticos efectos sobre tu cuerpo de todo lo que comes. Definitivamente, valen más que mil palabras en relación con el tema de por qué es importante elegir de modo correcto.

Esta primera serie de ilustraciones muestra sangre viva y seca de alguien que sigue básicamente la dieta americana estándar, con demasiada grasa (grasas no saludables), demasiados hidratos de carbono y no suficientes hortalizas.

1. En el análisis de sangre viva de una perso-
    na que sigue una dieta alta en proteínas e
    hidratos de carbono –como la dieta ame-
    ricana estándar– verás sangre «sucia»,
    llena de levadura, bacterias y hongos, y
    células sanguíneas que se convierten en
    estos organismos. Las células sanguíneas
    irregulares –mal formadas y dañadas– y

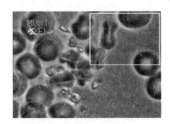

Sangre viva de una dieta
americana estándar

los glóbulos rojos se agolpan de una manera que no es natural. Hay muchos glóbulos blancos intentando arreglar todo ese desastre. Verás muchos cristales en la sangre, que representan ácidos quelados. Y verás formaciones de desechos celulares, incluyendo ácidos cristalizados, además de bacterias, levaduras, hongos y sus productos de desecho.

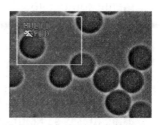

2. La sangre sana y alcalina muestra células sanguíneas redondeadas, uniformes y simétricas en un plasma libre de desechos. Fíjate en los glóbulos blancos, que permanecen activos y circulan por el suero de la sangre.

Sangre viva alcalina y sana

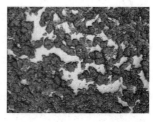

3. La sangre seca de una persona que sigue una dieta americana estándar tiene variaciones en el color, que van desde el rojo hasta el negro, pasando por el color tostado y el marrón. Las manchas blancas son masas proteicas procedentes de células degradadas. Verás monómeros de fibrina uniendo mal a la sangre, con rupturas visibles.

Sangre seca de una dieta americana estándar

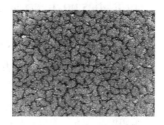

4. La sangre seca sana muestra un color rojo de tono medio y consistente por todas sus partes, y queda unida firmemente por monómeros de fibrina negros. Hay una sólida masa de glóbulos rojos.

Sangre seca sana

La serie de ilustraciones siguiente procede de alguien que sigue una dieta alta en proteínas/alta en grasa.

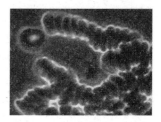

5. En la sangre de una persona que sigue una dieta alta en proteínas, baja en hidratos de carbono y alta en grasa, podemos

Sangre de una dieta alta en proteínas

ver los glóbulos rojos apelmazados en forma de «cilindro», lo cual puede causar una presión sanguínea más alta de lo necesario y una mala circulación. También se ve la masa negra conocida técnicamente como tallo fibroso o simplasto coloidal. Yo la llamo «ciudad de desperdicios», dado que es una acumulación de bacterias, hongos, y a veces incluso moho, y de sus productos de desecho asociados, todo ello en un estado cristalino. Su presencia está también asociada a problemas de circulación, que incluyen manos y pies fríos, pensamientos confusos, mareos, vértigos e hipertensión. A medida que estas masas se acumulan en la sangre pueden causar infartos o derrame cerebral. Además, la sangre de alguien que come demasiada proteína animal y no suficientes grasas saludables mostrará glóbulos rojos en forma de limón, cristales amarillos o naranjas de células de ácido úrico y «células sombra», glóbulos rojos con membranas débiles debido a una carencia de grasas buenas en la dieta.

6. Este coágulo de sangre seca es típico de alguien que sigue una dieta alta en proteínas animales. El círculo negro del centro de la gota de sangre está formado por proteínas no digeridas. Las masas proteicas redondeadas de color blanco pálido indican degradación celular.

    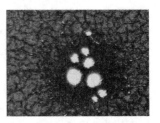

    Sangre seca de una dieta alta en proteína

    La serie final de ilustraciones procede de alguien que había seguido una dieta baja en grasa y alta en hidratos de carbono.

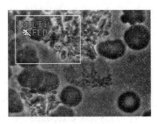

7. Siempre puedo adivinar cuándo estoy observando la sangre de alguien que sigue una dieta baja en grasa porque hay muchas células sombra, las cuales pueden causar fatiga y anemia, y suelen acompañar a desequilibrios hormonales y una

    Sangre viva de una dieta baja en grasa/alta en hidratos de carbono

mala función inmunitaria. Normalmente, la persona ansiará tomar más proteínas e hidratos de carbono. También veré glóbulos rojos en proceso de fermentación con manchas blancas y células sanguí neas agolpadas. Habrá cristales blancos y verdes de acetilaldehído, etanol y ácido láctico. Habrá gran cantidad de cristales de ácido de color claro y que tendrán el aspecto de cristales rotos, procedentes de la fermentación del exceso de azúcares. Los cristales que pueden verse aquí están quelados con minerales alcalinizantes como el potasio, el magnesio y el calcio, e incluso con grasas, en un esfuerzo por proteger del ácido a las células. Estos cristales pueden entorpecer la circulación, lo cual puede producir hipertensión, infartos o derrame cerebral. También pueden verse glóbulos rojos con forma de bayas en la sangre, que no tiene suficiente grasa y sí demasiados hidratos de carbono, resultado de unas membranas celulares débiles, causadas por una carencia de ácidos grasos poliinsaturados saludables (omega-3) o una mala digestión de las grasas. Después de digerirse, los hidratos de carbono dejan sustancias ácidas similares al alquitrán, la resina y el pegamento que causan adherencias –cristales ácidos– y que afectan a los vasos sanguíneos y a los espacios linfáticos, así como a las vellosidades intestinales, haciendo que todo forme una masa pegajosa.

Los glóbulos blancos se ven paralizados por el alto contenido en azúcar de la dieta o por la incapacidad para procesar el azúcar dentro del organismo; literalmente, permanecen quietos, cuando deberían estar fluyendo, recogiendo desperdicios y manteniendo limpio el ambiente interno.

8. La sangre seca de una persona que sigue una dieta baja en grasa y alta en hidratos de carbono no se coagulará adecuadamente y dejará masas de color blanco pálido que parecen rompecabezas, o bien una especie de neblina. Hay masas proteicas blancas (polimerizaciones) procedentes de células que se han roto debido al exceso de acidez, lo que indica demasiado azúcar y muy pocas grasas buenas. Eso nos hace saber que las células se degradan a una velocidad mayor que su formación.

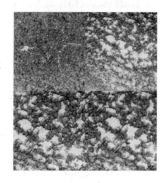

Sangre seca de una dieta baja en grasa y alta en hidratos de carbono

También encontraremos una ausencia de monómeros de fibrina, una proteína coagulante que es el componente de color negro que mantiene unido el conglomerado de glóbulos rojos.

Los centros oscuros en la sangre coagulada y las zonas blancas circulares en el centro de la sangre coagulada –grupos de proteínas– indican una degradación celular.

¿Qué hay en tu sangre?

No hay nada como ver el estado de tu propia sangre para dirigirte hacia el camino correcto de la alcalinidad, y te animo a que te hagas un análisis de sangre viva y una prueba de sangre seca con algún microscopista colegiado que haya en la zona donde vives. (Busca en la sección de recursos una página web que te ofrezca alguna dirección). Una vez que hayas limpiado tu sangre, si aún necesitas convencerte (lo cual dudo; probablemente te sentirás demasiado bien para no estar seguro aún), podrías probar a observar tu sangre, viva, entre media y una hora después de una comida ácida (escoge alguno de los tipos de dieta que hemos enumerado antes). ¡Obtendrás resultados dramáticos incluso después de comer un solo huevo! Verás de forma convincente lo que estoy explicando: los profundos cambios en tu cuerpo, a nivel celular, dependiendo de lo que comas.

En el caso poco probable de que no quieras ser tu propio conejillo de Indias, terminaré este capítulo con este par de imágenes de «antes» y «después», que muestran el efecto de una comida de huevos con bacon.

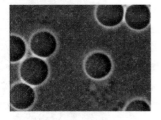

Antes de los huevos
con bacon

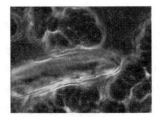

Después de los huevos
con bacon

Capítulo 5

Eres lo que bebes

El agua no es sólo un espejo que refleja nuestra mente;
el agua es la fuente de la vida.

Masaru Emoto

El cuerpo humano es agua en un 70 %. Tienes entre cuarenta y cincuenta litros de agua en tu cuerpo. El agua constituye el 75 % del volumen de tus músculos y tu corazón, el 83 % de tu cerebro y tus riñones, el 86 % de tus pulmones y el 95 % de tus ojos. Incluso el 22 % de tus huesos es en realidad agua. Y lo más revelador es que tu sangre es agua en un 90 %. Eres, literalmente hablando, lo que bebes. Si no bebes lo suficiente –y la mayoría de las personas no lo hacen–, o si bebes cosas inadecuadas, comprometerás tu cuerpo y tu salud. Tu peso será un indicio evidente del problema. Por eso creo firmemente en que lo más importante que puedes hacer, no sólo para estar sano, sino también para encontrar y mantener tu peso ideal, es beber agua de calidad y en cantidades abundantes.

Suele suceder que no siempre es tan fácil como parece, dado el estado actual de nuestro suministro de agua. Este capítulo explica por qué la mayor parte del agua no es capaz de mantenerte sano, y después te muestra cómo puedes asegurarte de que tu agua sí lo sea. También aprenderás a calcular qué cantidad de agua necesita tu cuerpo diariamente. Asimismo explicaré una técnica revolucionaria de purificación y procesamiento de agua que produce agua ideal para el cuerpo humano, un agua que te permitirá perder hasta medio kilogramo de peso *cada día*.

Los peligros de la deshidratación

Lo más probable es que formes parte del 75 % de personas que están deshidratadas crónicamente, lo que significa que no tomas las ocho raciones de 250 mililitros de agua cada día –dos litros– recomendadas por los expertos en cuestiones de salud. La persona media toma sólo aproximadamente 1 litro de líquido al día, y gran parte de él procede del café, el té y los refrescos, los cuales son ácidos y muchos de ellos en realidad toman agua del cuerpo. Y para llegar a ese nivel mínimo se necesita contabilizar incluso la cantidad que obtienen de los alimentos. A veces la toman bebiendo agua real, aunque probablemente sea inadecuada tanto en calidad como en cantidad. El 10 % de personas que respondieron a un estudio realizado por el Centro de Información Nutricional del Centro Médico Cornell informaron de que no bebían nada de agua en absoluto.

Para una salud y un peso ideales, necesitas mucha más agua –agua buena–, tal como explicaré más adelante. El adulto medio pierde aproximadamente entre 2,5 y 3 litros de líquido al día mediante la sudoración, la respiración, la orina, el movimiento, incluso durante el sueño, y el cuerpo se deshidrata si esa cantidad no se repone.

Si no tomas suficiente cantidad de agua, engordarás. Es tan simple como eso. Y se debe a un motivo: incluso una leve deshidratación ralentiza el metabolismo tanto como un 3 %. Y hay otra razón: interpretamos tan mal las señales de sed de nuestro organismo que creemos que se trata de punzadas de hambre. Es decir, si no bebemos una cantidad suficiente de agua, comeremos demasiado. Por último, si no tomamos suficiente agua, nuestros cuerpos en realidad retendrán líquido y nos sentiremos hinchados e incómodos, y tendremos un aspecto más gordo de lo estrictamente necesario. Un cuerpo ácido introduce agua en los tejidos para intentar neutralizar los ácidos que hay en ellos.

Y lo más importante, el organismo utiliza el agua para neutralizar ácidos, para diluir el exceso de ácido, y para eliminarlos literalmente (y todas las toxinas) fuera del cuerpo a través de la orina y del sudor, y por los intestinos. Sin suficiente agua, tu cuerpo se volverá demasiado ácido y entrará en modo de conservación, lo que implica almacenar grasa. Una disminución de tan sólo un poco más del 2 % en el contenido corporal de agua es suficiente para que ocurra esto. En caso de que creas que parece una gran alteración que es poco probable que te suceda alguna vez, toma nota: no es inusual perder el 2 % del agua corporal durante una hora de ejercicio, por término medio.

Si esto no es suficiente para que bebas más, déjame añadir que, además de acumular grasa, no tomar suficiente agua también te hará enfermar y estar cansado. En realidad, la falta de agua es la causa número uno de fatiga a lo largo del día. Sin suficiente agua no tendrás suficiente energía. Te sentirás cansado y débil.

Esa disminución del 2 % en el líquido corporal puede tener como consecuencia un marcado descenso en el rendimiento físico. El ácido que se acumula en tus tejidos cuando no tomas suficiente agua actúa como un ablandador de la carne y hace que tus músculos estén flácidos y débiles. Los estudios muestran que una disminución de un 3 % en el líquido corporal origina una disminución de un 10 % en la fuerza muscular y una reducción de un 8 % en la velocidad, así como una menor resistencia muscular.

En el momento en que tengas una disminución de un 4 % en el líquido corporal, experimentarás mareos y una reducción de tanto como un 30 % en tu capacidad para realizar trabajo físico. Si ese porcentaje aumenta otro punto, tendrás problemas de concentración, somnolencia, impaciencia y dolor de cabeza (uno de los síntomas más comunes de deshidratación, junto con sequedad de la piel). Aumentar otro punto puede hacer que tu corazón se acelere y que la regulación de la temperatura corporal se desajuste. Si llegas al 7 % puedes colapsar.

Incluso en las primeras fases, la deshidratación puede producir pensamiento confuso, problemas de memoria a corto plazo, problemas con cálculos matemáticos básicos y para expresarte verbalmente, y dificultad para concentrarte en una pantalla de ordenador o página impresa. También pueden aparecer mareos y manos y pies fríos. La lista continúa: ansiedad, irritabilidad, depresión, ansia por los dulces y calambres.

En cuanto a ponerte enfermo: cuando la deshidratación se torna un poco más severa, los síntomas incluyen reflujo de ácido (ardor estomacal), dolor en las articulaciones y la espalda, migrañas, fibromialgia, estreñimiento, colitis y angina de pecho. La deshidratación seria está relacionada con el asma, las alergias, la diabetes, la hipertensión y problemas de piel como el eczema, el rash cutáneo, las manchas y el acné.

Problemas degenerativos como la obesidad mórbida, la enfermedad cardíaca y el cáncer están relacionados con una deshidratación seria a largo plazo. Si pierdes entre el 15 y el 20 % del líquido de tu cuerpo, puede ser una amenaza mortal inmediata.

Dicho en pocas palabras: la falta de agua puede matarte.

De hecho, aunque podrías pasarte treinta días sin comer, no podrás vivir setenta y dos horas sin agua. Tu cuerpo utiliza tanta agua cuando el clima es frío como cuando es templado, y lo mismo cuando estás durmiendo como cuando estás despierto. En un día normal, incluso con actividad física o condiciones ambientales extremas (como, por ejemplo, un clima caluroso y/o seco), y sin reducciones especiales en el suministro de agua a tu cuerpo (como, por ejemplo, viajar en avión o pasar un largo período en un rascacielos), puedes perder un 1 % del líquido de tu cuerpo. Aunque los síntomas más serios de los enumerados aquí no surgen por pasar una hora o un día con niveles bajos de líquido en tus reservas; la mayoría de la gente permanece en un estado crónico de deshidratación de bajo nivel durante la mayor parte de su vida. No es de extrañar que muchos de nosotros estemos gordos, enfermos y cansados.

Hidratarse en bien de la salud

Afortunadamente, éste es un problema relativamente fácil de solucionar. Encontrar el agua adecuada puede requerir cierto trabajo, como podrás ver, pero en esencia lo que necesitas es beber más. Quienes lo hacen proporcionan a sus cuerpos este elemento vital para el rendimiento cotidiano, para todas las funciones orgánicas, desde la regulación de la temperatura y la excreción de toxinas hasta la lubricación de las articulaciones y el metabolismo de la grasa. El agua ayuda a procesar prácticamente todas las acciones biológicas, mecánicas y químicas que tienen lugar en tu cuerpo. Amortigua y protege los órganos vitales, trasporta nutrientes al interior de todas las células y elimina los desechos ácidos. Tus pulmones necesitan agua para humedecer el aire que mueven. El sistema digestivo usa varios litros de agua al día para procesar los alimentos. Tu cerebro necesita agua para efectuar las reacciones químicas necesarias para dirigir tu cuerpo. El páncreas utiliza agua para alcalinizar el alimento que sale del estómago y entra en los intestinos. El agua mantiene tu piel suave y elástica, aumenta el oxígeno de la sangre y mantiene las propiedades eléctricas normales de las células, mejorando la comunicación entre ellas.

Un estudio publicado en la revista *Journal of the American Dietetic Association* mostró que las mujeres que bebían más de cinco vasos de agua al día tenían un riesgo de padecer cáncer de colon un 45 % menor. Otro estudio de la misma revista mostró una reducción de un 50 % en el riesgo de cáncer de vesícula en las personas que bebían 2,5 litros de agua diariamente, y una disminución de un 79 % en el riesgo de padecer cáncer de pecho. Un estudio con más de tres mil estadounidenses adultos, realizado en el hospital de Nueva York-Centro Médico Cornell, indica que entre ocho y diez vasos de agua al día pueden reducir significativamente el dolor de espalda y de articulaciones en hasta un 80 % de pacientes. Beber bastante agua también ayuda a prevenir los cálculos renales.

Tal vez de interés más inmediato para ti, si te esfuerzas por reducir peso: un estudio de la Universidad de Washington mostró que un vaso de agua reducía las punzadas de hambre en casi todas las personas que hacían dieta y que participaron en el estudio. Y unos investigadores alemanes descubrieron que beber agua aumenta la tasa a la que se quema calorías. Tan sólo dos vasos de agua aumentaron la tasa metabólica en casi una tercera parte, y se mantuvo a ese nivel durante aproximadamente media hora. Cuando informaron de sus hallazgos en la revista *Journal of Clinical Endocrinology and Metabolism*, calcularon que tomar 1,5 litros de agua adicionales al día, durante un año, supondría quemar 17.400 calorías adicionales, o unos 2,5 kilogramos.

El agua adecuada

Para los interesados en el agua, tomar una clase *inadecuada* de agua puede en realidad hacer que estés enfermo, cansado y gordo. Tu agua, igual que prácticamente todo lo demás que tomas, debe ser rica en electrones y alcalina. Lamentablemente, casi toda el agua fácilmente disponible es ácida, y, por tanto, hará que tu cuerpo esté ácido y que entre en el ciclo de autoconservación que supone acumular grasa. Y eso ocurre aunque tu cuerpo debe poder utilizar el agua que le proporcionas para neutralizar y eliminar los ácidos. Con el agua ácida nunca vas a lograr tu peso ideal, ni un estado de salud ideal. Pero cuando hidratas adecuadamente tu cuerpo con agua alcalina rica en electrones, estás aportando lo que necesita para mantener sus células sanas y un pH equilibrado, sin tener que extraer agentes neutralizantes de ninguna otra parte del cuerpo, donde tienen otras tareas que hacer. Las células corporales son sólo tan sanas como los fluidos que las bañan.

Estás listo para beber y tienes un vaso de agua del grifo, o una botella de agua de la tienda. Tiene un aspecto claro y bueno. Puede incluso saber bien. Pero, ¿es realmente buena para ti? ¿Es segura para beber? ¿Es ácida o alcalina? ¿Va a facilitar tu camino hacia el peso ideal, o te va a mantener atrapado en la zona peligrosa de la báscula? Sólo con mirar y saborear no tienes forma de saberlo. Sin embargo, lo que he descubierto probando diferentes aguas de todo el país y de todo el mundo es que hay una probabilidad muy baja de que tengas delante de ti algo que *realmente* te conviene beber. Las características más importantes del agua realmente saludable son su pureza, el pH, la actividad de los electrones y la estructura molecular. Explicaré algo sobre cada una a continuación.

David

Tengo cuarenta y ocho años, soy natural de Iowa y actualmente vivo en Inglaterra. Perdí 10 kilogramos y pasé de 82 a 72 en un mes tan sólo bebiendo agua con gotas de pH (tres litros al día), reduciendo la carne y los lácteos, y comiendo más ensaladas. Aún me encuentro en una fase de transición; después de haber comido carne durante más de cuatro décadas, se tarda cierto tiempo en adaptarse. Aún me queda un largo camino para ser vegetariano, pero con las recetas de Shelley Young va a ser una transición muy fácil.

Pureza

En primer lugar, debes cerciorarte de que tu agua sea pura y segura para beber. Sólo porque salió del grifo, porque sea una botella de agua mineral comprada en una tienda, o porque proceda de una fuente de agua pública no quiere decir que lo sea. La organización Médicos para la Responsabilidad Social informa de que más de 75.000 compuestos sintéticos y químicos tóxicos pueden identificarse en las fuentes de agua de Estados Unidos, aunque sólo parte de ellas se han señalado para someterse a regulación. Efectivamente, la Agencia de Protección Ambiental (EPA) documentó recientemente unas 83.000 violaciones de los baremos de calidad del agua por parte de los sistemas municipales de agua, han detectado más de 21.000 contaminantes –orgánicos e inorgánicos– durante los últimos treinta años, y se ha demostrado que casi 200 de ellos están relacionados con efectos negativos sobre la salud. La industria y la agricultura causan bastante contaminación de esta clase, pero gran parte de ella puede achacarse a productos cotidianos, como productos químicos para el césped, fármacos con receta, gasolina y productos de limpieza doméstica.

Más de 240 millones de estadounidenses utilizan cada día agua procedente de sistemas de agua pública contaminados, según el Consejo de Defensa de los Recursos Naturales (NRDC)[6]. El Centro para el Control y Prevención de Enfermedades (CDC)[7] calcula que casi un millón de personas en Estados Unidos enferman cada año debido al agua contaminada con microorganismos perjudiciales, y unas novecientas mueren.

Pasarse al agua embotellada no tiene por qué ser de ayuda necesariamente. Entre otras cosas, muchas aguas embotelladas son tan sólo agua del grifo que se ha introducido en botellas. (Consultar la tabla de aguas embotelladas para leer más detalles sobre las características de numerosas aguas embotelladas de Estados Unidos).

Lo cierto es que no parece quedar en el mundo ninguna agua que sea buena de manera natural. En cierto momento, la fusión de los glaciares debe haber sido casi ideal, o bien el agua de lluvia, el agua de las fuentes próximas donde nace o los arroyos de alta montaña. Pero en la actual era de la lluvia ácida, de la contaminación del aire, las aguas subterráneas contaminadas y todos los residuos que se acumulan en el océano, no podemos conseguir el agua que nuestro organismo necesita de verdad sin efectuar alguna modificación.

Es necesario utilizar un filtro de alta calidad para asegurarnos de que nuestra agua esté libre de diversas impurezas, como sustancias químicas, elementos traza y microorganismos no deseados. Creo que un destilador o un purificador electrónico de agua es la mejor opción. (O bien comprar agua destilada, disponible en cualquier establecimiento de productos comestibles). Instalar el equipamiento para purificar tu agua en casa te costará aproximadamente entre 300 y 1.200 euros.

pH

Para estar sanos de verdad, nuestra agua debe ser también alcalina. El agua destilada pura marca exactamente un 7 en la escala del pH. Cualquier cosa por encima de 7 es alcalina, y, por tanto, mejor que el agua ácida, pero para obtener todos los beneficios del agua alcalina –que neutralizará los ácidos que te engordan–, recomiendo un agua que tenga al menos un 9,5 en la escala del pH (y tanto como 11,5-12,5 en casos de problemas de salud graves, incluida la obesidad mórbida). Actualmente, la mayor parte del agua es más ácida que neutra. Imagínate que bebes agua ácida, la cual requiere que tu cuerpo reduzca aún más sus depósitos de sustancias alcalinas sólo para neutralizar el agua que se suponía que *debía* ser neutra desde el principio, cuando en realidad *podríamos* ahorrar estas reservas tomando buena agua alcalina. Y no debes dejarte engañar por afirmaciones relacionadas con el «pH equilibrado», como las que hay en ciertas etiquetas de agua embotellada: «pH equilibrado de forma natural a 7,2». Es cierto que así será un poco alcalina, y, por tanto, mejor que el agua ácida. Pero para obtener de verdad los beneficios del agua alcalina, ese pH no es suficientemente elevado.

Beber agua alcalina elimina los ácidos y los productos de desecho, lo cual ayuda a todo el organismo a estar alcalino. Al proporcionar agua alcalina para neutralizar y eliminar el ácido de los tejidos, haremos que el cuerpo deje de extraer sustancias alcalinas de otras partes del organismo para efectuar la tarea, como, por ejemplo, calcio de los huesos. El agua ácida puede contener iones metálicos tóxicos, como, por ejemplo, plomo, cadmio y mercurio, que en exceso pueden causar serios problemas de salud. En cambio, el agua alcalina puede estar repleta de minerales alcalinos que tu cuerpo necesita, como el calcio, el magnesio y el potasio, y en la única forma que tu cuerpo puede absorber (iónica). Y las microformas negativas no podrán desarrollarse en un entorno propiciado por una gran cantidad de agua alcalina.

Afortunadamente, hay una manera fácil de asegurarte de que tu agua sea alcalina: añade a cada litro de agua (preferiblemente ionizada o destilada) dieciséis gotas de clorito sódico al 2 %, o entre dos y tres cucharaditas pequeñas de bicarbonato sódico o silicato sódico. Pide en tu establecimiento de productos de salud silicato sódico o clorito sódico. *Véase* el capítulo 9 para más detalles sobre las gotas de pH.

Filtros de los que hay que olvidarse

Al buscar un filtro de agua encontrarás una amplia gama de dispositivos disponibles. Sin embargo, varios de los más comunes no pueden proporcionarte el agua que tu cuerpo realmente necesita, por lo que debes descartarlos en favor de las alternativas mejores que hemos descrito antes:

- Un sencillo filtro de carbón vegetal para el agua del grifo puede mejorar el sabor, y, sin duda, elimina algunos elementos no deseados, pero no puede eliminar todos los materiales por los que debes preocuparte.
- Los desionizadores no eliminan las sustancias químicas sintéticas, y los lechos de resina que se utilizan para filtrar el agua son evidentes caldos de cultivo para los microorganismos.
- La cloración no elimina ninguna sustancia química. En realidad, añade una potencialmente peligrosa para la salud.
- Las máquinas ultravioleta (UV) no sirven para eliminar todos los microorganismos preocupantes, y, además, requieren mucho mantenimiento.
- La ozonización libera protones y ácidos (malos), junto con ozono (bueno), y los sistemas son ineficaces y costosos.

Actividad de electrones / energía / potencial energético

Para lograr tu peso ideal, el agua debe estar energizada. El agua energizada está saturada de electrones, altamente cargada y llena de energía potencial. Ya sabes que el agua alcalina tiene carga negativa debido a todos sus electrones, mientras que los ácidos están dominados por los protones cargados positivamente, y que es la atracción de los electrones por los protones lo que neutraliza los ácidos nocivos. A continuación se explican las dos formas de medir la actividad de los electrones, o potencial energético, del agua: el PRO y la rH2.

El valor de PRO (potencial de reducción oxidativa) cuantifica la cantidad de energía del agua (o de cualquier otra cosa), ofreciendo su cifra de electrones. Se expresa en milivoltios (mV). Asegúrate de que el agua se mida en milivoltios negativos. Para conseguir tu peso ideal, tu agua debe tener un PRO de al menos -50 mV. (No te interesa ir más allá de -1.250 mV, y, a medida que te acerques a esa cifra, sólo te convendrá una pequeña cantidad de ella en un día determinado). Eso implica que habrá suficiente actividad de electrones para neutralizar el exceso de ácidos, que de otro modo haría que tu cuerpo ganase peso o lo mantuviera. La mayoría de las aguas corrientes vienen con aproximadamente +500 mV.

Podemos considerar la rH2 (reducción de hidrógeno; a veces llamada «redox») como una especie de medida de seguridad del PRO. La rH2 se mide con una escala, igual que el pH. La escala de la rH2 oscila entre 0 y 44, y 22 es el punto neutro; cuanto más baja sea la cifra, mayor será la concentración de electrones. Con cada paso, el número de electrones aumenta multiplicándose por un factor de 10; el agua con una rH2 de 22 tiene 10 veces más electrones que el agua con una rH2 de 23. Por tanto, un aumento de sólo dos lugares en la escala supone una cantidad de electrones 100 veces menor. Te interesa que el agua tenga una rH2 de 22 o menor. Desgraciadamente, la mayoría de las aguas corrientes tienen, por término medio, una rH2 de 30 o mayor. Eso conlleva una cantidad de electrones 100 millones menor de lo que debemos conseguir. Nuestra agua no nos proporciona la energía que necesitamos para estar sanos y mantener un peso saludable.

🖉 Andy

Toda mi vida había sufrido sobrepeso, y simplemente ya había desistido de deshacerme de él. Había probado muchos programas y ninguno había funcionado. Hasta que me enteré de este plan. En sólo cinco meses perdí 27 kilogramos, y me he mantenido en mi peso ideal de 73 kilogramos durante dos años. Mi colesterol ha bajado 100 puntos, mi presión sanguínea es normal y no tomo medicinas. Me encanta esta forma de vida y he sorprendido a mis amigos –y a mi médico– con lo joven que parezco y el buen aspecto que tengo actualmente.

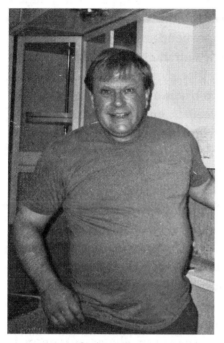
Andy, antes

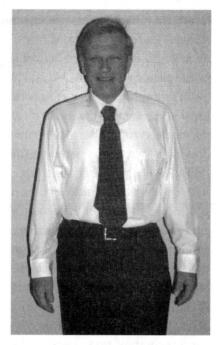
Andy, después

No obstante, ya conoces la solución a este problema. Añadir clorito sódico, bicarbonato o silicato al agua, tal como explicamos antes, supone aumentar no sólo el pH, sino también la actividad de los electrones. Estas sustancias reaccionan con el oxígeno y lo liberan en el agua, con lo que se aumenta el potencial energético.

Estructura molecular

La última característica esencial del agua que debemos considerar es la estructura molecular. En la mayor parte de las aguas corrientes y embotelladas, las moléculas de H_2O tienden a unirse en grupos de entre diez y veinte. La actividad de los electrones tiene lugar en la superficie de una molécula, y dado que éstas se agrupan, la superficie total se reduce, con lo que disminuye la actividad de los electrones. A la inversa, cuanto más pequeños sean los grupos formados, mayor será la actividad de los electrones. Además, los grupos de moléculas grandes no pueden atravesar muy bien las membranas, por lo que no pueden hidratar las células desde el interior. Cuanto más pequeño sea el tamaño del grupo de moléculas, más capaz será el agua de hidratar la célula y más oxígeno podrá proporcionar.

El agua no debe tener más de cinco o seis moléculas agrupadas. Lo ideal sería conseguir agua monomolecular, en la que cada molécula permanece separada, sin agruparse. Hay dos procedimientos innovadores que pueden aportarte agua bien estructurada.

El AAP, o agua activada por plasma, utiliza los campos electromagnéticos, los ultrasonidos y la radiación UV para descomponer los grupos moleculares e incrementar el potencial eléctrico del agua corriente sin productos químicos ni calor, con lo que se genera agua con una carga eléctrica elevada y con grupos de moléculas más pequeños, de una o dos moléculas (frente a las 10-24 de la mayoría de aguas corrientes y las procedentes de fuentes). La mayor parte del agua corriente sale de la máquina con un pH de 9,5, un PRO de -250 mV y una rH2 de 19,5. El aumento en la actividad de los electrones permanece estable durante varias semanas: no se necesita beber esta agua inmediatamente después de prepararla para aprovecharse de sus propiedades, del modo que se hace con el agua ionizada normal. Análisis realizados por el Laboratorio Nacional de Pruebas, de Cleveland, Ohio, ha detectado que el AAP supera los requisitos de niveles de bacterias, metales, sustancias químicas inorgánicas no metálicas, sustancias químicas orgánicas, pesticidas, herbicidas y bifenoles policlorinados (PCB).

El AMAP, o agua microionizada activada por plasma, la obtengo con una máquina de mi propia invención, sobre la cual tengo una solicitud de patente. (Consultar en la página web de la milagrosa dieta del pH –*véase* la sección de recursos– para información sobre su disponibilidad). En esencia, el AMAP lleva el AAP un paso más allá, añadiendo un proceso de microionización que incrementa la cantidad de electrones del agua. Genera agua monomolecular, y es el único proceso que la consigue; de este modo, ninguna otra agua puede proporcionar tanto potencial energético ni puede absorberse tan fácilmente por el cuerpo y las células. El AMAP tiene un pH de entre 9,5 y 12,5, un PRO de entre -50 y -1.250 mV, y permanece estable durante varios meses.

Otra alternativa consiste en añadir gotas o polvos de sodio, ya descritos, lo cual puede ayudar a reducir el tamaño de los grupos moleculares.

AGUA BUENA

El agua que te ayudará a conseguir tu peso ideal, y, en general, una buena salud, tiene:

- ningún tipo de impurezas (pesticidas u otras sustancias químicas, metales como el arsénico, el plomo u otros tóxicos, organismos o contaminantes como bacterias, hongos, moho y algas).
- un pH de al menos 9,5.
- un PRO de -50 mV, o menor.
- una rH2 de 22, o menor.
- un máximo de cinco o seis moléculas por grupo.

Un agua así no sale del grifo, ni tampoco puedes comprar una botella con ella. Pero invirtiendo en una máquina de AAP o AMAP, o destilando o ionizando tu agua, o bien comprando agua destilada y después añadiendo gotas de pH, tal como explicamos en el capítulo 9, puedes proporcionar a tu cuerpo aquello por lo que de verdad siente sed.

Agua, agua por todas partes, y ni una gota para beber

Las estadísticas antes descritas en este capítulo deberían bastar para sospechar de la salubridad de tu agua corriente. Pero pasarse al agua embotellada no es garantía de obtener un agua realmente buena. En Norteamérica, más del 70 % de la población bebe agua embotellada, lo que supone más de 13.000 millones de litros cada año. (Todavía no contamos con cifras muy elevadas en este ámbito, en comparación con el 90 % de franceses e italianos que beben agua embotellada). En todo el mundo hay más de setecientas marcas para elegir. Sin embargo, aunque selecciones agua de manantial, agua de pozo artesiano, agua mineral, agua con gas, agua de fuente o agua corriente (que es lo que obtienes de la mayoría de esas aguas embotelladas, de todas formas), lo más probable es que tomes agua ácida y saturada con protones. Agua sin energía. Agua que en realidad te *robará* la energía del cuerpo, en lugar de contribuir a una buena salud.

Aproximadamente el 80 % de las marcas de agua embotellada son aguas procesadas: agua de fuentes municipales o agua corriente que ha pasado por un sistema de filtración para eliminar impurezas y sustancias químicas. Por ejemplo, las marcas Aquafina (de Pepsi) y Dasani (de Coca-Cola) son simplemente aguas de fuentes municipales embotelladas. Más de la mitad de las aguas embotelladas de todo el mundo están exentas de cumplir baremos gubernamentales; no deben cumplir ni siquiera los requisitos mínimos por los que está regulada el agua corriente. Comprar agua embotellada no garantiza que sea más segura o saludable que el agua corriente. Y en algunos casos el agua corriente será una opción mejor. Solicita a cualquier empresa a la que compres agua que efectúe un análisis de laboratorio completo de su agua para saber si es buena para ti. La empresa no podrá hablarte sobre las características descritas en este capítulo, pero será beneficioso para ellas saber que la gente pregunta, y podrán por lo menos decirte las cifras (en ppm, partes por millón) de ciertas sustancias químicas y metales del agua.

He examinado más de sesenta de las aguas embotelladas más populares y (supuestamente) mejores de todo el mundo, para ver si alguna cumplía mis criterios relativos al pH y a la actividad de electrones. Los resultados reflejados en la tabla siguiente deberían ser más que suficientes para que muestres interés por la sección siguiente, que trata sobre los procedimientos para filtrar, cargar y estructurar el agua por ti mismo: la dos únicas marcas que tenían un pH superior a 9,5 tenían carga positiva. De hecho, sólo he encontrado una con carga negativa. Y por supuesto, se espera que pagues una buena cantidad de dinero por todas ellas. Pero, definitivamente, no todas las aguas son iguales. Debes asegurarte de beber agua con un pH elevado, y con electrones extra, para tener más energía.

Marca o tipo	Origen y características	pH	PRO (mV)	rH2
Propel Fitness Water	Agua procesada con minerales añadidos	3,37	+305	27,05
San Pellegrino	Agua de manantial de San Pelegrino, Italia[e]	4,49	+449	28,49
Ilanllyr Source	Agua de manantial extraída de debajo de los campos orgánicos de Ilanllyr, Oeste de Gales, Gran Bretaña[e]	4,75	+447	28,47
Perrier	Perrier, Francia	4,91	+478	28,78
Pellegrino	Agua mineral natural con gas de San Pellegrino, Italia	5,28	+392	27,92
Islas Hawai	Agua de manantial filtrada y natural	5,36	+618	30,18
Aqua Diva	Agua mineral natural procedente de un pozo artesiano de Toscana, Italia[a]	5,78	+611	30,11
Agua municipal de la ciudad de Nueva York	Agua corriente filtrada	5,81	+440	28,40
Aquafina	Agua municipal filtrada	5,96	+431	28,31
Badoit	Agua natural con gas procedente de una fuente subterránea, obtenida mediante una grieta que llega a 500 metros de profundidad	6,0	+426	28,26
Ferrarelle	Agua natural de manantial de montañas del sur de Italia	6,1	+428	28,28
Valverde	Agua de manantial de los Alpes italianos[e]	6,22	+402	28,02
Spa	Agua de manantial del río Rin, Francia[e]	6,23	+418	28,18
Deja Blue	Agua corriente norteamericana, purificada o filtrada	6,28	+434	28,34
Deer Park	Agua de manantial de las montañas Allegheny, cerca de Deer Park, Maryland[d]	6,31	+644	30,41
Poland Spring	Agua de manantial[d]	6,31	+390	26,90
Agua de Hawai	Agua de manantial filtrada por ósmosis inversa[e]	6,38	+386	27,86
Chatledon	Auvergne, Francia Un agua mineral natural de manantial, una de las primeras aguas embotelladas; presentada en 1654 a Luis XIV para ayudarle a curar la gota	6,58	+358	27,58
Fiji	Agua de manantial de las islas Fiji[e]	6,65	+406	28,06

Marca o tipo	Origen y características	pH	PRO (mV)	rH2
Blue Moon	Agua corriente filtrada y procesada	6,65	+365	27,65
Voss	Agua noruega procedente de un pozo artesiano[a]	6,67	+357	27,57
Penta	Microionizada[c]	6,7	+789	31,89
Fonyodi	Agua natural de manantial de Budapest, Hungría	6,80	+502	29,02
Arrowhead	Agua de manantial[e]	6,83	+359	27,59
Eon	Agua congelada procedente de fuentes naturales de monte Shasta, Estados Unidos, filtrada por ósmosis inversa y carbón, ozonizada[b], sin calor y sin minerales ni estabilizadores químicos añadidos	6,84	+578	29,78
Laurisia	Nieve fundida de Italia que brota a través de roca volcánica	6,87	+398	27,98
Calistoga	Agua de manantial de Mayacmas, Sierra Nevada y las montañas Polomar, cerca de San Diego, California, EE.UU[e]	6,93	+404	28,04
Crystal Geyser	Agua de manantial del monte Whitney, California, EE.UU	6,93	+404	28,04
Lissa	Agua mineral natural de Italia[d]	6,96	+398	27,98
Smart Water	Agua destilada por vapor[f], con minerales añadidos	6,97	+368	27,68
Volvic	Agua mineral natural[d] filtrada a través de roca volcánica	7,07	+407	28,07
Whistler Water	Agua de glaciar ozonizada[b]	7,18	+419	28,19
Dasani	Agua corriente purificada de Norteamérica	7,2	+378	27,78
Nariwa	Agua de manantial de Montaña Magnética, Japón	7,30	+303	27,03
Tynant	Agua mineral natural de Bethania, Gales, Gran Bretaña[d]	7,30	+396	27,96
Agua mineral natural escocesa	Agua mineral natural de Campsie Falls, Lennoxtown, Escocia[d]	7,36	+408	28,08
Ice Age	Agua de glacial ozonizada[b]	7,39	+378	27,78
Río Támesis	Río Támesis, Londres, Inglaterra	7,42	+405	28,05
Buxton	Agua artesiana de Buxton, Inglaterra, extraída a 1.400 metros de profundidad	7,42	+400	28
Brecon Carreg	Agua de manantial del Parque Nacional Brecon, Nottingham, Inglaterra[e]	7,42	+391	27,91

Marca o tipo	Origen y características	pH	PRO (mV)	rH2
Absopure	Agua de manantial ozonizada, ultravioleta, de Irish Hills, Michigan, EE.UU	7,48	+455	28,75
Evian	Evian, Francia	7,53	+390	27,90
Natural Value	Agua de manantial de Sacramento, California[e]	7,54	+381	27,81
Zephyrhills	Agua de manantial	7,57	+362	27,62
Cloud Juice	«800 gotas de agua de lluvia de Tasmania»	7,58	+367	27,67
Treewater	Agua obtenida por ósmosis inversa o filtrada e ionizada, de Pickens, Virginia del Oeste	7,65	+453	28,53
Agua municipal de Barraute	Quebec, Canadá Primer premio entre las aguas municipales, en el Concurso de Cata Internacional de Aguas del año 2002	7,79	+483	28,83
Dannon	Agua natural de manantial	7,84	+546	29,46
Walwera	Agua artesiana de Nueva Zelanda[a]	7,87	+356	27,56
Canadian Mountain	Agua de glaciar, fundida	7,96	+364	27,64
Aqua Hydrate	Agua purificada con minerales añadidos, de Utah, EE.UU	7,96	+358	27,58
Vittel	Agua de manantial de Vosges, Francia[e]	7,98	+402	27,98
Coumayeur	Agua mineral natural de Mont Blanc Massif (los Alpes)[d]	8,02	+410	28,10
Agua municipal de Palm Springs	Agua corriente filtrada y clorada	8,13	+515	29,15
Acqua Panna	Agua natural de manantial de los Apeninos toscanos, norte de Italia, 40 kilómetros al norte de Florencia	8,20	+523	29,23
Agua de iceberg	Agua de icebergs fundidos de Terranova	8,31	+326	27,36
Essentia Water	Microionizada[b]	8,57	+58	22,58
Evermore	Agua artesiana[a]	9,23	-57	21,43
Agua de la Milagrosa Dieta del pH I	Microionizada y activada por plasma	9,5	-250	19,50
Agua original geotermal Trinity	Agua artesiana[a]	9,55	+330	27,30
Regenesis Water	Microionizada	9,8	-78	21,22
Agua mineral natural Trinity	Agua artesiana[a]	9,88	+316	27,16

Marca o tipo	Origen y características	pH	PRO (mV)	rH2
Agua de la milagrosa dieta del pH II	Microionizada y activada por plasma	11,5	-750	14,50
Agua de la milagrosa dieta del pH III	Microionizada y activada por plasma	12,5	-1.250	8,50

a. Agua de pozo artesiano: manantial que brota de una capa de roca o arena subterránea que retiene agua, en la cual el nivel del agua se encuentra por encima de la parte superior del acuífero (roca porosa que actúa como filtro natural para evitar microformas y otras toxinas).

b. El agua ozonizada contiene una forma particular de oxígeno, que se convierte en otra forma que combate las bacterias y otros microbios, incluidas la levadura.

c. Microionizada: leer párrafos sobre el AAP y el AMAP.

d. El agua mineral debe contener al menos 250 partes por millón de minerales y elementos traza disueltos que se consideren saludables. No pueden añadirse minerales; los minerales de la versión embotellada deben coincidir con el agua de la fuente. Nótese que el calcio, el magnesio y el potasio son alcalinos, pero el hierro, el manganeso, el cobre y el zinc son ácidos; así que hay que tener mucho cuidado con las cantidades que se ingieren de ellos, así como la forma en que se encuentran.

e. El agua de manantial procede de una formación subterránea a través de la cual el agua fluye de forma natural hacia la superficie de la tierra, y puede recogerse sólo en el manantial o mediante un agujero que llegue hasta un manantial subterráneo.

f. *Véase* sección sobre la pureza.

Agua potable

El agua que se vende para el consumo humano no debe contener edulcorantes añadidos ni aditivos químicos, aparte de los sabores, extractos o esencias que constituyan menos del 1 % del peso final del producto. (De lo contrario ya no se considera agua, sino un refresco). El agua potable debe estar libre de azúcar y no tener sal, o ser muy baja en sodio.

¿Cuánta agua necesitamos?

Si, como la mayoría de la gente, sólo bebes cuando sientes sed, no tomarás suficiente agua. Tu cuerpo pierde entre 2 y 3 litros de agua diariamente a través de la actividad normal (respirar, dormir, caminar), y debes asegurarte no sólo de reponer esa cantidad, sino también de tomar más para hidratar tu cuerpo. La sensación de sed aparece mucho después de que tu cuerpo necesite beber agua, y es una señal inadecuada del espectro total de necesidades de tu cuerpo. En realidad, lo que indica la sed es un leve estado de deshidratación. Si te basas sólo en la sed para reponer tu agua cuando haces ejercicio, tu cuerpo tardará hasta veinticuatro horas en volver a un estado de hidratación adecuado.

Como norma general, necesitas tomar cada día un litro de agua alcalina y rica en electrones por cada 20 kilogramos de peso corporal, y por cada 15 kilogramos para quienes realicen ejercicio moderado como el programa que describimos en este libro. Para alguien que pese unos 70 kilogramos supone entre cuatro y cinco litros diarios. Alguien que pese 95 kilogramos necesita casi siete litros diarios. Como parte de tu rutina diaria, debes beber unos 250 mililitros de agua antes de entrenar, 125 cada 15 minutos aproximadamente –mientras estés haciendo ejercicio–, y otros 250 mililitros de nuevo media hora después de terminar, más o menos. También debes pesarte antes y después de la actividad física para asegurarte de reponer todos los líquidos perdidos. No es inusual perder hasta el 2 % del líquido corporal durante una hora de ejercicio (medio kilogramo).

Una persona que beba sólo dos litros diarios no conseguirá los resultados que puede esperar otra que beba cinco litros diarios. Una persona que también haga ajustes en lo que come, siguiendo las pautas ofrecidas en este libro, cumplirá su tarea mejor y más rápidamente que otra que sólo beba agua adecuada, pero que siga comiendo alimentos ácidos. En gran medida, tus resultados dependen de ti.

¿Cuánto necesito *yo*?

Tómate un minuto en este momento para calcular cuánta agua bebes realmente cada día. No cuentes los refrescos, el café, la leche, los zumos, el té y cualquier otro líquido con sabor, con gas, edulcorado, con alcohol o con cafeína, todos los cuales son ácidos y saturados de protones: sólo el agua. ¿Cuántos vasos de 250 mililitros? ¿Cuántos litros? (Hay unos cuatro vasos en cada litro).

Ahora, basándote en tu peso actual, ¿cuánta agua deberías beber cada día?

Por último, ¿cómo vas a pasar de una cantidad a la otra? Comienza lentamente y aumenta de forma gradual hasta llegar a tu objetivo. Elabora un plan sobre qué cantidad adicional de agua vas a beber cada día, hasta que alcances tu objetivo. Digamos que bebes dos litros de agua diarios en este momento (lo cual te pondría por delante de la mayoría de personas, conforme a las recomendaciones médicas generales), pero, dado que pesas 95 kilogramos, en realidad deberías beber unos siete litros. Plantéate añadir medio litro a tu ingesta cada día, y en diez días habrás conseguido tu objetivo. Mañana beberás dos litros y medio, pasado mañana tres litros, y así sucesivamente. O bien puedes aumentar un litro diario para lograr tu objetivo en sólo cinco días. Ya habrás captado la idea.

Anota tu plan. Comprométete a seguirlo. Sigue escribiendo tus progresos diarios. ¡Aumenta la cantidad que bebes!

Bebe más, pesa menos

Los médicos y los nutricionistas dirán que perder peso bebiendo agua no es posible. Y es cierto, con el agua que actualmente hay por ahí. Pero con cantidades suficientes de agua alcalina y rica en electrones que prepares tú mismo, puedes perder hasta medio kilogramo diario.

(Incluso los expertos en medicina convencional estarán de acuerdo en que si bebiéramos agua en lugar de refrescos nos libraríamos de muchos kilogramos. Muchas personas ingieren unos 165 litros de refresco cada año, aproximadamente medio litro diario. Esa cantidad es suficiente para ganar unos cuantos kilogramos de peso cada año).

Tomar el agua adecuada en cantidades correctas es la parte más importante del plan de vida de *Perder peso con la milagrosa dieta del pH* de forma saludable. Hidratar completamente el cuerpo con un agua de buena calidad es la forma más rápida y fácil de lograr y mantener tu peso ideal.

Cómo beber para lograr el peso ideal

- Bebe sólo agua «buena» (AAP, AMAP, o bien destilada o ionizada con gotas de pH o bicarbonato sódico).
- Bebe al menos un litro de agua adecuada, cada día, por cada 15 kilogramos de peso corporal.
- Bebe un litro de agua adecuada poco después de levantarte por la mañana. Eso ayudará a limpiar tus riñones, vejiga e intestinos, así como a rehidratar y energizar –o cargar– tu cuerpo con electrones adicionales.
- Bebe medio litro de agua cada hora, o un litro cada dos horas.
- Bebe la mayor parte del agua entre comidas.
- Bebe a lo largo del día de forma periódica; no esperes a tener sed o hambre.
- Bebe un litro adicional de agua por cada hora de ejercicio físico.
- Bebe agua que esté tibia, a fin de aliviar la congestión y el estreñimiento.
- Bebe medio litro al final del día.

Capítulo 6

La grasa es tu amiga

La conmoción inicial que produce una verdad es directamente proporcional a la profundidad con que se creía la mentira correspondiente. Lo que escandalizó a la gente no fue que el mundo fuera redondo, sino que no fuera plano. Cuando una urdimbre de mentiras bien establecida se ha proclamado a las masas generación tras generación, la verdad parecerá totalmente absurda y su defensor un loco de atar.

Dresden James

Para perder peso, tendrás que aumentar la cantidad de grasa buena de tu dieta. Es correcto: come más grasa. Voy a concederte un momento para que lo asimiles. Podemos tardar bastante tiempo en acabar con tantos años de sermones sobre las dietas «bajas en grasa» que todos hemos vivido en las dos últimas décadas, aproximadamente. Habrás escuchado durante años que la forma de que tu cuerpo pierda grasa es reducir la grasa de tu dieta. Yo estoy aquí para defender un punto de vista por completo distinto.

Lo cierto es que la grasa no es, por definición, mala para ti. La grasa en realidad es tu amiga. Este capítulo parte del hecho de que los almacenes de grasa de tu cuerpo en realidad salvan tu vida, para después explicar la importancia de incluir grasa –la grasa adecuada– en tu dieta, a fin de asegurarte una pérdida de peso permanente y saludable. Obtendrás una serie de beneficios para tu salud, y la pérdida de peso permanente estará entre ellos. De hecho, las grasas son el alimento más importante que puedes comer para regular tu peso.

Leer este capítulo hará que veas las grasas de una manera completamente distinta. A saber: las grasas son el alimento más importante que comerás para regular tu peso. Y las dietas bajas en grasa o sin ella te harán engordar. Comer grasa *no* te hace engordar. En lugar de eso, ingerir *ácido* es lo que hace que acumules kilogramos. La solución al sobrepeso, por tanto, no es dejar de comer grasas, sino dejar de comer ácidos y empezar a ingerir grasas buenas. Una amplia variedad de grasas beneficiosas debería ser parte integral de las comidas diarias de todo el mundo. Este capítulo te muestra por qué es así y te pondrá en el buen camino para saber cómo hacerlo (en capítulos posteriores encontrarás más detalles).

Los beneficios de la grasa

Un cuerpo humano adulto sano es grasa en un 20 %. Es un 20 % esencial y que realiza labores muy importantes. Después del oxígeno y el agua, la grasa es el siguiente componente vital de un cuerpo sano y en buena forma. La grasa, un componente crucial de las membranas celulares, es necesaria para construir células sanas. La grasa es vital en la producción de hormonas y en la lubricación de las articulaciones. Ofrece protección contra los impactos, lo cual incluye aislar y proteger tus órganos. La grasa ayuda a que la sangre se mueva adecuadamente por tu sistema circulatorio. Varias vitaminas esenciales son solubles en grasa, lo que significa que sólo están disponibles para el cuerpo si están unidas a la grasa. Tu cuerpo simplemente no puede funcionar de modo adecuado sin un buen aporte de grasa.

La grasa tiene dos funciones en el cuerpo que son especialmente importantes para lograr y mantener tu peso ideal. En primer lugar, como dije anteriormente, el cuerpo utiliza grasa para amortiguar, o neutralizar, los ácidos. Tu cuerpo necesita grasa para mantener la sangre y los fluidos extracelulares a un pH ideal de 7,365. Proporcionar a tu cuerpo la cantidad adecuada de grasa permitirá a ésta unirse a cualquier exceso de ácido y eliminarlo del cuerpo. (Sin embargo, si hay demasiado ácido, la grasa se almacenará en el cuerpo en lugar de eliminarse).

Una forma en que la grasa neutraliza el ácido es en realidad generando colesterol. Cuando los ácidos se acumulan en el organismo, emiten una señal al hígado para que utilice la grasa para sintetizar colesterol. Cuanto más ácido esté el cuerpo, más colesterol sintetizará. En concreto, el hígado (que es responsable del 80 % de nuestro colesterol;

el que obtenemos de nuestra dieta supone sólo el 20 %) sintetiza colesterol LDL, conocido como colesterol «malo» porque forma una placa en el interior de nuestras arterias que puede llegar a impedir el flujo sanguíneo. Sin embargo, la placa en realidad es protectora y protege a las arterias de los estragos que pueden hacer los ácidos. Sin ella, sin el colesterol, los ácidos podrían hacer agujeros en las arterias, por todo el sistema circulatorio, y podríamos desangrarnos hasta morir. El colesterol también es nuestro amigo. En último término, la acumulación de un exceso de placa se vuelve peligrosa en y por sí misma, cumpliendo la promesa de la mala reputación del colesterol: un alto riesgo de sufrir un infarto y un derrame cerebral. Sin embargo, el problema real no es el colesterol, sino el ácido. Si eliminamos el ácido, no tendremos que preocuparnos por el colesterol ni por la placa. Y así se refuta uno de los argumentos más importantes (el control del colesterol) en favor de las dietas bajas en grasa.

El segundo punto clave relativo a la ingestión de grasa y la pérdida de peso es utilizar la grasa como fuente de energía. La mayoría de los cuerpos humanos queman azúcar (hidratos de carbono) para obtener combustible. Básicamente, es lo que tienen más a mano. No obstante, si tiene la oportunidad, el cuerpo utilizará las grasas, que es una fuente de energía mucho más limpia y eficiente. Uno de los objetivos del plan de vida de la milagrosa dieta del pH es enseñar a tu cuerpo a utilizar la grasa como combustible. Ésta genera una cantidad de energía seis veces mayor que la combustión de azúcar o de proteínas, mientras utiliza mucha menos energía en el proceso. Además, quemar grasa da como resultado unos niveles mucho menores de productos de desecho ácidos. El metabolismo es una de las principales fuentes de ácido del organismo, por lo que reducir la cantidad de ácidos producidos de esta forma supone aproximarnos al equilibrio del pH de tu cuerpo, y también de tu peso.

Por qué las dietas bajas en grasa no han funcionado y cómo han causado daño

Durante décadas se nos ha aconsejado que reduzcamos la grasa de nuestras dietas. Parecía tener sentido. El principal argumento asegu raba que comer grasa hace que acumules grasa y que engordes. Si no quieres acumular grasa y ponerte gordo, no la comas. Hay sólo un problema: no ha funcionado. Bueno, en realidad hay dos problemas: el argumento no es verdadero.

Desde que somos un país embarcado en la misión de librarnos de la grasa de nuestras dietas, y, por tanto, de nuestros cuerpos, nos hemos puesto más gordos, y a unos niveles de incremento demasiado elevada como para detenerla fácilmente. No obstante, no hemos logrado reducir nuestra ingesta de grasa en absoluto: desde 1980 hasta 1991 siguió siendo la misma que al principio, de unos 81 gramos al día por persona. Pero hemos compensado la grasa que hemos reducido (que *pensamos* que habíamos reducido) aumentando la cantidad de hidratos de carbono y de proteína animal que comemos. Lo que sí logramos hacer fue reducir ligeramente el porcentaje de calorías procedentes de la grasa, pero sólo porque incrementamos la cantidad de calorías que comíamos cada día. Y los alimentos azucarados que hemos añadido son todos ellos ácidos.

Incluso las personas que de verdad reducen su ingesta de grasa no pueden esperar perder peso. En un estudio de seis semanas en la Clínica Mayo, mujeres con sobrepeso siguieron una dieta con un 45 % de sus calorías procedentes de la grasa, durante dos semanas, y después se pasaron a un dieta baja en grasa con la misma cantidad de calorías (procedentes principalmente de hidratos de carbono adicionales), durante un mes. Ningún participante perdió peso o grasa corporal. Los investigadores tampoco pudieron detectar ningún cambio en la tasa metabólica. Según el equipo de la Clínica Mayo: «NO se pudo detectar ningún efecto de la dieta baja en grasa de cuatro semanas».

Además, una cantidad insuficiente de grasa en tu dieta puede generar diversos problemas de salud. Tu piel puede sufrir porque los ácidos se eliminan a través del «tercer riñón», en lugar de unirse a la grasa y eliminarse a través de los intestinos o el sistema urinario. A medida que los ácidos escapan por la piel, podemos sufrir manchas, piel seca, rash cutáneo y grietas en la comisura de la boca. Sin suficiente grasa tendremos el cabello frágil y unas uñas débiles. Y lo más importante, tus neurotransmisores no podrán funcionar correctamente sin una cantidad suficiente de ácidos grasos esenciales, lo cual puede interferir en el funcionamiento nervioso. Las dietas demasiado bajas en grasa se han relacionado con la depresión y con trastornos del estado de ánimo, además de con enfermedades cardíacas. Sin las grasas esenciales para las membranas celulares, tendremos un cuerpo y unas células sanguíneas débiles, y problemas asociados como anemia, mala circulación, mala coagulación e hipertensión. Sin membranas celulares sanas, tu cuerpo se encuentra en un riesgo extremo de descomposición celular que puede generar una enfermedad grave. Dicho en pocas palabras, la grasa es esencial, y limitarla o eliminarla pone las bases para consecuencias degenerativas graves.

Los fracasos de la grasa

En este momento tal vez te preguntes por qué me molesto en pregonar los beneficios de la grasa, cuando todo el mundo sabe que los estadounidenses ya son expertos en ingerir una gran cantidad de grasa en sus dietas. Y eso es cierto en apariencia: los estadounidenses actualmente obtienen aproximadamente el 30 % de sus calorías a partir de la grasa, un descenso respecto al 40 % de 1955, y en consonancia con las recomendaciones nutricionales oficiales. Pero se trata en gran medida de clases inadecuadas de grasa: grasas hidrogenadas y grasas trans. Aun así, la recomendación de este plan de obtener el 40 % de calorías a partir de la grasa parecerá extraña a muchas personas que han estado expuestas a dietas de moda bajas en grasa, o sin ella, durante mucho tiempo.

Una enorme serie de estudios convencionales han puesto de manifiesto la correlación de las dietas altas en grasa con un riesgo mayor de padecer enfermedades cardíacas, derrame cerebral, diabetes, cáncer y, por supuesto, sobrepeso y obesidad. Cuando consideramos la típica dieta americana cargada de grasa, es fácil ver cómo se llegó a la conclusión de que la grasa es mala para el cuerpo.

Pero todo esto pasa por alto el problema real. Lo que es malo para el cuerpo no es la grasa en sí misma, sino la típica dieta americana (los profesionales de la nutrición se refieren a ella como la dieta americana estándar). La mayor parte de la grasa que ingiere la mayoría de la población de ese país procede de grasas saturadas, hidrogenadas y trans, que son ácidas y bloquean las arterias. El panorama cambia drásticamente cuando las grasas en cuestión proceden de las opciones saludables disponibles. Y el intento de perder peso comiendo más grasa, igual que querer perder peso comiendo menos grasa, estará abocado al fracaso, a no ser que también reduzcas o elimines los alimentos y bebidas ácidos, que son los verdaderos culpables.

Las cuatro grasas

La clave para comer grasa con el objetivo de perder peso consiste en entender los distintos tipos de grasa: saturadas, trans, monoinsaturadas y poliinsaturadas. Cualquier grasa o aceite determinado tiene una combinación de estos tipos de grasa, y se clasifica de acuerdo con el tipo que predomine. Como podrás ver, hay grandes diferencias en los efectos que tienen estas grasas en tu organismo. Pero, en principio, todas ellas son prácticamente iguales. Una molécula de grasa contiene átomos de carbono unidos a otros átomos de carbono; el número de átomos de carbono de la cadena varía según la grasa de que se trate. Las grasas están agrupadas en tipos dependiendo de cuántos de estos átomos de carbono se unan con un par de átomos de hidrógeno. Si todos los carbonos se unen a dos hidrógenos, el resultado es una grasa saturada (es decir, está saturada de hidrógeno). Si sólo uno de los carbonos se une a un par de hidrógenos, forma una grasa monoinsaturada; si falta más de un par de hidrógenos constituye una grasa poliinsaturada. Las grasas trans son básicamente grasas supersaturadas de modo artificial y que el cuerpo no puede utilizar. Como bien recordarás, cuanto más saturada esté una sustancia con hidrógeno, mayor será su carga positiva y más ácida será. En tu búsqueda de un organismo alcalino –y de un peso ideal–, debes ingerir alimentos cargados negativamente, incluidas las grasas. Además, cuanto más saturada sea una grasa en principio, menos capaz será de unirse con ácidos y de quitarlos de la circulación en tu cuerpo: tendrán menos espacio libre. Las grasas saturadas prácticamente no pueden utilizarse como amortiguadores del ácido, aunque el organismo puede utilizar las formas que aparecen de forma natural para producir energía.

Grasa saturada

La mayoría de las grasas procedentes de fuentes animales –lácteos, carne roja, carne de ave, huevos– son saturadas. Una característica distintiva de las grasas saturadas es que son sólidas a temperatura ambiente. Las grasas saturadas pueden alimentar tu cuerpo, pero no pueden amortiguar los ácidos.

La mayoría de los estadounidenses obtienen gran cantidad de grasas saturadas de los productos animales que comen. Además, el organismo puede sintetizar sus propias grasas saturadas. Tu cuerpo necesita cierta cantidad de grasas saturadas para sintetizar colesterol, que es necesario. La capa de grasa que hay bajo tu piel, que proporciona aislamiento, está formada casi completamente por grasas saturadas. Pero también lo están las placas que se forman en el interior de los vasos sanguíneos y que pueden llegar a bloquear el flujo de sangre.

En la década de 1950, los investigadores establecieron la mala reputación de la grasa saturada, y hasta ahora suele asociarse con aumento de peso, arterias bloqueadas, hipertensión, colesterol elevado, enfermedades cardíacas y derrame cerebral. Pero en realidad no son las grasas saturadas lo que es malo para tu cuerpo, sino lo que les sucede durante su procesamiento, cocinado y metabolismo. De hecho, algunas grasas saturadas en realidad pueden ayudar a prevenir estos problemas y son esenciales para una buena salud.

Hay doce clases de grasas saturadas, y la mayoría se conocen como ácidos grasos de cadena larga debido a sus largas (unos veinte átomos) cadenas de carbono. Las grasas saturadas de la carne son de cadena larga y no se rompen fácilmente a no ser que se calienten, por lo que el cuerpo no puede hacer un buen uso de ellas para obtener energía. Y cuando las grasas saturadas de cadena larga se calientan lo suficiente para romperse, ya sea durante su procesamiento o durante su cocinado, se forman grasas trans (cuyos peligros se explican más adelante).

Mucho mejores son las grasas saturadas procedentes de fuentes vegetales. Las grasas saturadas de los aceites de coco y de palma son grasas de cadena media –o a veces de cadena corta–, y se rompen a temperatura ambiente para poderse utilizar como energía. (Las grasas saturadas del coco –aceites láuricos– son muy parecidas a las presentes en la leche materna humana, el alimento más perfecto del mundo). Sin embargo, debes asegurarte de tomar aceite de coco prensado en frío, ya que su procesamiento con calor genera grasas trans (*véase* más adelante). Teóricamente, sucedería lo mismo con el aceite de palma, aunque no conozco ninguna fuente de aceite de palma prensado en frío. Más adelante se tratarán los beneficios del aceite de coco en particular, más adelante, en este mismo capítulo.

Las grasas saturadas pueden constituir entre un tercio y la mitad de la ingesta total de grasa, siempre que no sean grasas hidrogenadas o trans.

Grasas trans

Las grasas trans se forman cuando se añade hidrógeno al aceite vegetal para trasformarlo de líquido en sólido (como en la margarina de aceite de maíz, por ejemplo), en un proceso conocido como hidrogenación. Esto supone tomar una grasa poliinsaturada potencialmente buena y llenarla de protones, con lo que no sólo se le da una carga positiva poco saludable, sino que se la inutiliza para la labor de amortiguar ácidos. Y, lo que es más importante, en la cadena de carbono de la grasa tiene lugar un daño estructural llamado «enlace cruzado», que hace que las grasas trans también sean inútiles como fuente de energía metabólica. Además, pueden interferir en el uso óptimo de los ácidos grasos esenciales (que ya se explicarán). También se pueden obtener grasas trans al calentar grasas poliinsaturadas y monoinsaturadas por encima de 48 ºC. Cualquier aceite que no esté prensado en frío tendrá grasas trans.

Las grasas trans aumentan los niveles de colesterol, empeoran la circulación e incrementan el riesgo de padecer numerosas enfermedades degenerativas y dolencias relacionadas con la edad. Las grasas trans son conocidas oficialmente como *ácidos* grasos trans, lo cual debería darte una pista de por qué no deben estar presentes en tu dieta.

Con ninguna cualidad que compense sus defectos, la grasa trans es el único tipo de grasa que debes evitar por completo. Siguiendo el plan de vida de la milagrosa dieta del pH no encontrarás ninguna cantidad de grasa trans en los alimentos naturales e integrales, que recomendamos en este libro. Las grasas trans son propiedad exclusiva de los alimentos procesados, donde se utilizan para prolongar la vida media de los alimentos, al mantenerlos artificialmente «frescos» durante largos períodos de tiempo. Después de que la Academia Nacional de Ciencias publicara las conclusiones sobre los efectos perjudiciales para la salud de las grasas trans en el año 2003, demonizándolas más incluso que a las grasas saturadas, las etiquetas de los alimentos empezaron a reflejar la cantidad de grasas trans de algunos productos. La FDA[8] decidió en el año 2003 que los fabricantes de alimentos deben reflejar las cantidades de grasas trans en las etiquetas nutricionales, pero la obligación no entró en vigor hasta el año 2006. Mientras esperas a tener acceso a información más específica, puedes mantenerte alejado de las grasas trans evitando cualquier cosa que tenga «parcialmente hidrogenada» o «manteca vegetal» en la lista de ingredientes. Vale la pena ser escrupuloso: prestigiosos científicos de la Escuela de Salud Pública de Harvard calculan que 30.000 muertes prematuras anuales pueden atribuirse al consumo de ácidos grasos trans.

Grasa monoinsaturada

Una de las propiedades más interesantes de las grasas monoinsaturadas (además de su capacidad para limpiar el organismo de ácidos y alimentar tu metabolismo) es que son muy estables. A diferencia de las grasas poliinsaturadas (*véase* inferior), pueden soportar una temperatura superior a 48 ºC sin convertirse en grasas trans. Eso las convierte en la mejor opción cuando tengas que cocinar.

Las grasas monoinsaturadas suelen ser líquidas, aunque se solidificarán en el frigorífico. Los aceites de oliva y de aguacate son monoinsaturados. Se dice que los aceites de colza y cacahuete también son monoinsaturados, pero siempre se procesan por calor, lo cual genera grasas trans y, por tanto, no son buenas opciones. Los aceites «procesados en frío» son los que necesitas; lee las etiquetas.

Grasa poliinsaturada

Las grasas poliinsaturadas y ricas en electrones pueden unirse en el organismo a un exceso de ácidos mayor que cualquier otro tipo de grasa, y son el mejor combustible que puede utilizar el cuerpo para producir energía. Estas grasas ayudarán a reducir tus niveles de colesterol porque amortiguan los ácidos de tu organismo, con lo que se producirá menos colesterol. El riesgo de obesidad se verá reducido, junto con el de padecer un infarto, derrame cerebral y diabetes. Además, las grasas vitales para formar las membranas de las paredes celulares son principalmente grasas poliinsaturadas. Si es necesario, el cuerpo utilizará grasas saturadas para este propósito, pero esas membranas no funcionarán de manera normal, lo cual puede generar serios problemas de salud a largo plazo.

A las grasas poliinsaturadas les falta dos o más pares de hidrógeno, se encuentran principalmente en los aceites vegetales y son líquidas a temperatura ambiente.

Las grasas poliinsaturadas deben constituir entre el 20 y el 40 % de tu ingesta calórica, lo cual supone entre sesenta y noventa gramos diarios, para la mayoría de las personas.

Ácidos grasos esenciales: omega-3 y omega-6

Una subcategoría de grasas poliinsaturadas es particularmente esencial. Los ácidos grasos esenciales (AGE) se denominan así porque el cuerpo los necesita, pero no puede sintetizarlos; debemos ingerirlos con los alimentos. Hay dos grupos clave de AGE que quiero tratar aquí: los omega-3 y los omega-6, que se encuentran en los aceites de pescado y en diversos aceites de semillas. (Las grasas monoinsaturadas pueden llamarse omega-9, aunque raramente se hace así). Estas grasas de cadena larga (entre dieciocho y veintidós átomos de carbono seguidos) son los mejores neutralizadores de ácido, ya que tienen mucho espacio disponible.

Los omega-3 y omega-6 ayudan a construir las membranas celulares, contribuyen al trabajo de los glóbulos blancos, lubrican las articulaciones, aíslan el cuerpo contra la pérdida de calor, evitan que la piel se seque, promueven la estabilidad de los cromosomas, mejoran el funcionamiento cerebral, el crecimiento y la circulación linfática y de la sangre, contribuyen al crecimiento y regeneración de las células, y proporcionan energía. Se utilizan para sintetizar prostaglandinas similares a las hormonas que protegen de la enfermedad cardíaca, el derrame cerebral, la hipertensión, la aterosclerosis, los coágulos sanguíneos y la diabetes. Pueden también ayudar a aliviar los síntomas secundarios de la artritis, el asma, el síndrome premenstrual, las alergias, los problemas cutáneos, la diabetes y algunos trastornos conductuales. Las deficiencias de omega-3 y omega-6 se han considerado en gran medida una de las causas de la aparición de enfermedades graves y de la obesidad.

✏ Mitzi

Toda una vida de malas decisiones me había dejado con 110 kilogramos, y en alguna ocasión había llegado a una cifra tan alta como 115. Y estuve tan enferma con una serie de síntomas que tuve que permanecer en cama unos dos meses. Lo único bueno de esa situación fue que tuve tiempo para que mi hermana me explicara este programa. Para mí tuvo sentido desde el comienzo, y con el paso del tiempo estudié la teoría subyacente a él en treinta libros distintos, como mínimo. Finalmente decidí probarlo y me impliqué por completo.

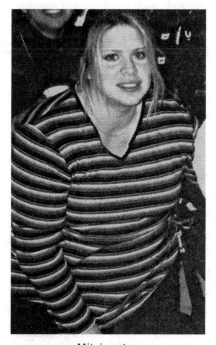
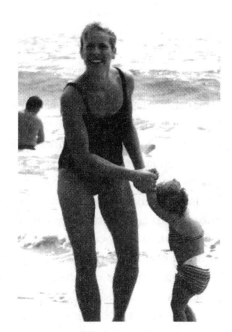

Mitzi, antes   Mitzi, después

Tiré todo lo que tenía en los armarios que se considerase ácido y empecé a tomar entre cinco y seis bebidas de verduras al día. Pasé una limpieza de diez días, que para mí fue bastante incómoda, pero que parecía necesaria. Cuantas más verduras bebía y cuantos más días pasaban sin caer en la tentación de tomar alimentos ácidos (o pensamientos), más fuerte me sentía. La mayor parte de mis problemas de salud, incluidas las migrañas

*y el vértigo extremo, desaparecieron. Siento emoción al decir que perdí
40 kilogramos en los noventa primeros días. Cuando acudí al gimnasio
para empezar a entrenar para un maratón, me midieron la grasa corporal
y supe que sólo tenía un 18 %, y hasta ese momento no había hecho nada
de ejercicio. Casi dos años después, sigo utilizando una talla mediana y
adoro la simplicidad del programa que me permite mantener esta talla de
ropa y este estado de salud.*

 Bill

*Empecé a tomar grasas esenciales hace algo más de siete años. Aunque
en principio tomaba omega-3 para la salud del corazón, descubrí que una
dosis ligeramente mayor me ayudaba a perder peso (14 kilogramos en
nueve meses) y a mantenerlo.*

Omega-3: EPA, DHA y ALA

El extremo más lejano de la molécula de grasa se llama el extremo omega, y omega es la última letra del alfabeto griego. Las grasas omega-3 se llaman así porque el primer par de átomos de hidrógeno que falta aparece en la tercera posición a partir de ese extremo.

Los omega-3 son el tipo de grasa que absorbe más ácido. Eso les ayuda a disminuir el riesgo de infarto reduciendo los niveles de triglicéridos (tanto como un 65 %) y de colesterol (especialmente el colesterol LDL o «malo»), lo cual reduce la arteriosclerosis, baja la presión sanguínea y mejora la circulación de la sangre. Un estudio de la Universidad de Ciencias de la Salud de Oregón proporcionó a un conjunto de pacientes una cantidad elevada de colesterol y de triglicéridos omega-3, en forma de aceite de pescado, durante cuatro semanas, y su colesterol descendió una media de un 46 %, y sus triglicéridos en más del 75 %. Los omega-3 también reducen el riesgo de derrame cerebral.

En algunos estudios con animales, ciertos omega-3 llegan a inhibir el crecimiento y la metástasis de los tumores. Esto probablemente se debe a que los omega-3 ayudan a suprimir la formación de nuevos suministros de sangre a los tumores. En humanos, este efecto anticáncer apareció en un estudio francés que documentó que las mujeres con niveles elevados de un omega-3 concreto (ALA) en el tejido graso de las mamas tuvieron un riesgo un 60 % menor de padecer cáncer de mama que las mujeres con niveles bajos, y estudios suecos muestran que los hombres con niveles elevados de omega-3 en su sangre, procedente del aceite de pescado, tenían un riesgo menor de sufrir cáncer de próstata que los hombres con niveles bajos. Los omega-3 combaten la inflamación, y, por tanto, la artritis, la colitis, la fibromialgia, la diverticulitis y otras enfermedades inflamatorias. Ayudan a prevenir la osteoporosis y la diabetes. Por último, pero no por ello menos importante, las grasas omega-3 te ayudan a estar delgado.

Dos de las mejores fuentes de grasas omega-3 son el ácido eicosapentaenoico (EPA)[9] y el ácido docosahexaenoico (DHA)[10], presentes en el pescado graso de aguas frías y en otros animales marinos de las aguas del norte. Los aceites de semillas de lino, cáñamo, nueces y semillas de soja contienen un omega-3 llamado ácido alfa-linolénico (ALA)[11], que el cuerpo convierte, mediante varios pasos, en EPA y DHA. Las semillas de lino son la fuente vegetal más rica en omega-3, que constituye el 57 % del aceite. Además, el aceite de semillas de lino contiene un 16 % de omega-6 (*véase* más adelante).

Los EPA y los DHA son abundantes en las células cerebrales, los sitios de trasmisión nerviosa, los receptores visuales y las glándulas adrenales y sexuales, lo cual puede darte una idea de lo importantes que son, de múltiples maneras, para el funcionamiento correcto del cuerpo.

Hayley

Llevo cinco años usando grasas esenciales. La combinación de omega-3 y omega-6 me ayudó a perder 16 kilogramos (antes de mi boda), y luego perdí rápidamente el peso propio del embarazo, después de que nacieran mis dos hijos. Además, sé que mis dos niñas también se beneficiaron de las grasas buenas.

En el año 2000, la Asociación Americana del Corazón recomendó que todo el mundo tomara al menos dos raciones de 90 gramos de pescado graso cada semana. Ese mismo año, incluso la FDA, dio su visto bueno a los omega-3, después de revisar las evidencias sobre la reducción del riesgo de enfermedad cardíaca. En el año 2004, la FDA anunció que permitiría que los productos que contienen omega-3 incluyesen en la etiqueta información sobre sus beneficios para la salud del corazón, y que solicitaría información específica sobre cuántos gramos de EPA y DHA contiene el alimento.

Omega-6: LA, CLA y GLA

Las grasas omega-6 carecen de hidrógenos en la sexta posición, contando a partir del extremo de la cadena. Aunque no llegan a ofrecer los beneficios de los omega-3, los omega-6 son también buenos neutralizadores de ácido y adecuados para su combustión como fuente de energía. Ayudan a quemar la grasa no deseada aumentando la tasa metabólica, mientras se quema grasa para obtener energía. También, igual que los omega-3, los omega-6 ayudan a reducir la presión sanguínea, los niveles de colesterol y el riesgo de derrame cerebral y de infarto, así como de obesidad. Y esto sin mencionar que son de ayuda para prevenir la artritis, detener las células cancerosas, mejorar los efectos secundarios propios de la diabetes, aliviar el síndrome premenstrual y mejorar la salud del cabello, las uñas y la piel.

Las dos grasas omega-6 clave son el ácido linoleico (LA)[12] y el ácido gamma-linolénico (GLA)[13]. Los omega-6 son fáciles de obtener con la dieta, ya que están presentes en una serie de aceites vegetales muy comunes, en los frutos secos y en las semillas. Además, los omega-6 se forman en el organismo a partir de los omega-3, cuando absorben protones. El LA se encuentra en las semillas, el fruto y el aceite del cártamo, de las semillas de soja, del sésamo, de las nueces, de la calabaza, del lino y del cáñamo. Hay tanto LA como GLA en los aceites de girasol, primavera, grosella negra y borraja. La cantidad presente varía dependiendo del aceite, y la mayoría de ellos tienen una combinación de los omega-6. El aceite de semillas de borraja, por ejemplo, contiene hasta un 24 % de GLA –más del doble de la cantidad del aceite de primavera– y aproximadamente un 34 % de LA.

Estudios de la Escuela Nacional Galesa de Medicina han mostrado que el GLA procedente de los aceites de primavera y borraja estimula el metabolismo, y, por tanto, aumenta la combustión de grasa. En un estudio, los participantes perdieron una media de unos 5 kilogramos en el trascurso de un período de seis semanas, cuando tomaron GLA. Estudios con animales realizados en el Instituto Nacional de Investigación sobre Alimentación de Japón demostraron que, cuando se toma GLA procedente del aceite de borraja, se acumula menos grasa corporal.

✎ Antonia

Durante la mayor parte de mi vida he estado buscando la dieta correcta. La comida ha sido siempre un punto central de mi vida, los aromas de los platos caseros y las grandes cantidades de comida preparadas para las reuniones con familiares y amigos: el sencillo placer de una buena receta. Mi vestuario consistía en «ropas de gorda» y de «no tan gorda». A medida que mi cintura se ensanchaba, también lo hacía mi repertorio de planes dietéticos. Incluso experimenté con pastillas para adelgazar. Me encontraba sumida en un círculo vicioso que controlaba mi vida y que me estaba volviendo loca, literalmente.

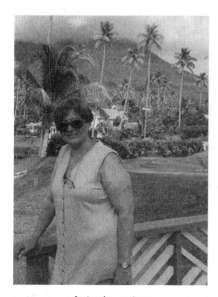

Antonia, antes

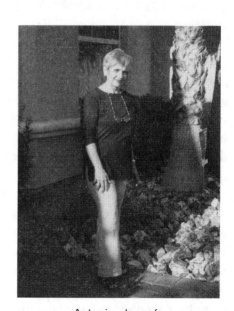

Antonia, después

Después de años de locura, sabía que no podía seguir así, pero, tras haber probado prácticamente todo, no sabía qué podía hacer. El punto crucial de mi vida llegó cuando mi marido se puso gravemente enfermo de cáncer y se deterioró lentamente ante mis ojos. Fue una experiencia horrible que nunca olvidaré. Su muerte tuvo un profundo efecto en mí, ya que me di cuenta de que no quería llegar a vivir tal cosa, y tampoco quería que nadie más tuviera que pasar por ello. Me prometí que, por mi salud y la de mis hijos, dejaría de insistir en perder peso. En lugar de eso, decidí concentrarme en estar sana y en seguir estándolo. Al ver cómo este programa había ayudado a mi hija, empecé a incluirlo en mi propia vida. Comencé a pasarme a él gradualmente, tomando con fe la bebida de verduras, a la vez que iba adaptando mi estilo de vida y mis hábitos relacionados con la comida. Aprendí a preparar platos saludables que eran deliciosos y satisfactorios. Para mi sorpresa, mi ansia por la comida empezó a remitir, descubrí una nueva energía, mi piel comenzó a estar más limpia y, como beneficio adicional, el exceso de peso empezó a desaparecer. Ahora soy 20 kilogramos más ligera y he descubierto que es fácil mantener el peso. Me siento mejor y tengo mejor aspecto. He recuperado la juventud y la vitalidad, y estoy orgullosa de decir que, ahora que estoy a punto de cumplir mi setenta años, me siento como si tuviera cuarenta.

Una forma de LA llamada ácido linoleico conjugado, o CLA, reduce la capacidad del cuerpo para almacenar grasa y promueve el uso de la grasa acumulada para obtener energía. Un estudio publicado en la revista *Journal of Nutrition*, en el año 2000, detectó una disminución de un 20 por ciento en el porcentaje de grasa corporal y una pérdida media de 3 kilogramos de grasa, en un período de noventa días, en pacientes que tomaban CLA y que no hicieron ningún cambio en su dieta. El estudio comparaba distintas dosis de CLA frente a placebo y detectó que 3,54 gramos (g) de CLA diarios eran suficientes para obtener todos los efectos beneficiosos.

Un estudio noruego publicado en el año 2001, en *Journal of International Medical Research*, demostró que el CLA ayudaba a la gente a hacer ejercicio intenso tres veces por semana, reducía significativamente su grasa corporal y aumentaba la masa muscular magra, en comparación con quienes seguían el programa de ejercicios, pero no tomaban CLA. Ninguno de los grupos hizo ningún otro cambio en su estilo de vida durante el ensayo.

Come grasa

Los esquimales de Groenlandia ingieren más grasa que cualquier otro pueblo del mundo. No obstante, las enfermedades cardíacas, los derrames cerebrales y el cáncer son casi desconocidos entre ellos. Su secreto: las grasas omega-3. Dado que su dieta se basa en gran medida en el pescado y en los animales marinos de las aguas del norte, los omega-3 constituyen hasta el 10 % de sus grasas totales en sangre. (A efectos de comparación, un estudio con habitantes de Copenhague que seguían prácticamente la misma dieta que la típica americana mostró que casi no tenían omega-3 en su sangre. Mis propios estudios muestran que los niveles americanos habituales son inferiores al 3 %). Simplemente imagina lo que un nivel similar de omega-3 puede hacer por ti, en especial combinado con la nutrición vegetal tan rica del plan de vida de la milagrosa dieta del pH).

Comer grasa –la grasa adecuada– reducirá tu colesterol y tu presión sanguínea, y disminuirá la placa de tus arterias, a pesar de lo que puedan decir los numerosos grasófobos. De este modo, uno de los numerosos puntos de este plan consiste en aumentar la cantidad de grasas saludables mono y poliinsaturadas, ricas en electrones –e incluso de grasas saturadas– de tu dieta. Eso implica aceites vírgenes, prensados en frío o extraídos con calor moderado, como el de oliva, semillas de lino, borraja y primavera. También conlleva pescado, especialmente trucha, salmón, caballa, sardinas, atún, lubina y anguila, las fuentes más ricas de omega-3, EPA y DHA. Y conlleva alimentos que contengan aceites presentes de modo natural. El pescado es un ejemplo, y los frutos secos y las semillas también suelen ser ricos en grasas saludables. En este momento quiero centrar la atención en otros dos alimentos clave en particular: el aguacate y el coco.

El aguacate es una fuente clave de grasas monoinsaturadas del plan de vida de la milagrosa dieta del pH, junto con el aceite de oliva. Deberías tomar al menos uno al día, y una cantidad de entre tres y cinco quienes tengan problemas de salud graves. Los aguacates son importantes para lograr y mantener tu peso ideal porque neutralizan los ácidos y protegen tu cuerpo contra los inevitables subproductos de la digestión, el metabolismo y la respiración. Es el trabajo más importante en la lucha contra la obesidad. Igual que otras grasas monoinsaturadas, el aguacate ayuda a proteger el corazón y los vasos sanguíneos. Los aguacates contienen compuestos que reducen el colesterol y que ayudan a prevenir ciertos tipos de cáncer, enfermedades oculares, cardiopatías, diabetes y obesidad, en concentraciones mayores que muchos otros alimentos vegetales que se consumen habitualmente. Los aguacates tienen propiedades antioxidantes y antiácido. Contienen catorce minerales, en especial hierro y cobre –que ayudan a la regeneración de células sanguíneas–, y potasio. Son una de las mejores fuentes de vitamina E. No contienen almidón y muy poco azúcar. Los aguacates son grasa en un 80 %, y toda ella es buena. Y son una buena fuente de proteína (entre el 10 y el 15 %).

El coco es el segundo alimento increíble y rico en grasa que nunca debes olvidar cuando te esfuerces por lograr un peso saludable. Técnicamente una grasa saturada, el aceite de coco –siempre que esté prensado en frío y no se convierta en grasa trans a causa del procesamiento por calor– ha demostrado reducir los síntomas de los trastornos digestivos, apoyar el trabajo de los glóbulos blancos y ayudar a prevenir las infecciones causadas por bacterias, levaduras y hongos. El aceite de coco es rico en grasas láuricas (que constituyen entre el 50 y el 55 % de su composición), una grasa de cadena media que el cuerpo convierte en monolaurina. La monolaurina ayuda a reducir la acidez y, por tanto, el peso. Al controlar las levaduras, el aceite de coco reduce el apetito de las mismas, y con ello tu ansia por el azúcar. También reduce la hipoglucemia y ayuda a eliminar las punzadas de hambre. La buena noticia sobre el coco: acelera tu metabolismo. Un estudio realizado en Yucatán, donde el coco es un alimento básico de la dieta, demostró que la población que vive allí tenía tasas metabólicas un 25 % superiores a las de personas con un perfil similar que viven en Estados Unidos. (Dato adicional: las mujeres de Yucatán no tenían ninguno de los síntomas comúnmente asociados a la menopausia).

Obtendrás más información sobre cómo trabajan las grasas buenas de tus alimentos en el plan de vida de la milagrosa dieta del pH, en el capítulo 12. En términos básicos, recomiendo que aumentes los omega-3, 6 y 9 comiendo salmón, caballa, trucha, atún y lubina que sean salvajes (no de vivero), y otros peces de aguas frías, varias veces por semana. También deberías incluir aceite de lino en las hortalizas hervidas, las sopas, los batidos y los aliños de ensalada, todos los días.

Para aumentar el omega-6, también puedes utilizar aceites de cáñamo, primavera y borraja. Y comer almendras, avellanas, semillas de lino y pipas de girasol, que estén crudas, no tostadas. Introduce diversos aceites en tu dieta. En todos los casos, elige aceites orgánicos sin refinar, prensados en frío (adquiérelos en tiendas de productos naturales). La exposición al calor, a la luz, e incluso al oxígeno, hace que las grasas y los aceites se estropeen, lo cual, además de afectar a su sabor, reduce sus propiedades beneficiosas. Por tanto, elige aceites que se envasen en recipientes oscuros para que estén protegidos de la exposición a la luz, y compra botellas más pequeñas para reducir la exposición al aire. Consulta las opciones disponibles en la sección de productos refrigerados de un establecimiento de productos de salud. Saca suficiente aceite para usar unos cuantos días y congela el resto para alargar la vida del aceite en el que has invertido. Los aceites de gran calidad serán más caros, pero la buena salud que proporcionan no tiene precio.

La tabla que se ofrece en la página siguiente resume las mejores fuentes de grasas. Además, recomiendo que suplementes tu ingesta de grasas buenas. Encontrarás los detalles del plan de vida de la milagrosa dieta del pH en el capítulo 12.

Grasas buenas y dónde encontrarlas

La mayoría de los aceites contienen grasas monoinsaturadas y poliinsaturadas, y suelen clasificarse según cuál constituya la proporción mayor. De nuevo, asegúrate de comprar aceites prensados en frío; calentar el aceite durante la extracción y/o el envasado supone degradarlo, lo cual acaba con sus cualidades.

Utilizadas de forma habitual, las grasas ricas en electrones aportan muchos beneficios para la salud y son especialmente importantes para lograr tu peso ideal. Un informe de las autoridades sanitarias sobre nutrición y salud, publicado en el año 2000, declara que las deficiencias, excesos o desequilibrios de la grasa en el cuerpo están relacionados con el 70 %, o más, de todas las muertes en los Estados Unidos, por ejemplo. Elige las grasas adecuadas, obtén una buena cantidad de ellas y nunca formarás parte de esas estadísticas. Mantendrás tu peso ideal, además de una salud excelente.

BUENAS Grasas saturadas para obtener energía	MEJORES Grasas monoinsaturadas para amortiguar los ácidos	LAS MEJORES Grasas poliinsaturadas para amortiguar los ácidos y para las membranas celulares	
		Omega-3	Omega-6
aceite de coco	aceite de oliva	aceites marinos	aceite de borraja
	aceite de colza prensado en frío	aceites de pescado	aceite de primavera
	aceite de almendras	semillas de lino y aceite de lino	aceite de judías de soja
	aguacate y aceite de aguacate	aceite de cáñamo	aceite de sésamo
	frutos secos crudos		semillas y aceite de sésamo
			aceite de cártamo
			pipas de calabaza
			aceite de grosella negra
			aceite de girasol
			aceite de pepitas de uva

Capítulo 7

Piensa en términos de delgadez

Si no te preparas conscientemente cada día para poner en práctica el asombro y la alegría, en realidad te estarás entrenando en la práctica del estrés, el dolor, el enfado, la ansiedad y el miedo... los niños ríen entre trescientas y cuatrocientas veces al día. ¿Y los adultos? Sólo unas quince.

Saranne Rothberg,
fundadora de Comedy Cures[14]

Los pensamientos y las emociones –tu estado mental, psicológico, emocional e incluso espiritual– pueden realmente hacer a tu cuerpo más –o menos– ácido. De igual modo, lo que comes puede afectar a tus pensamientos, estados de ánimo y emociones. Comer las clases inadecuadas de alimentos puede generar depresión y una alimentación excesiva. Comer las clases adecuadas de alimentos conlleva un sentimiento de bienestar general, e incluso de euforia. Este capítulo está diseñado para ayudar a asegurarte de que tu mente funciona a tu favor, no en tu contra, en lo relativo a la pérdida de peso.

La conducta es un tema muy complejo, y también lo es modificarla. No existen soluciones rápidas. Pero entender cómo nuestros pensamientos y sensaciones en general –y sobre la comida en particular– nos influyen a nosotros, y a las elecciones relacionadas con el estilo de vida, es vital no sólo para conseguir un peso saludable, sino para mantenerlo. Necesitas una actitud que te ayude en tu camino, así como herramientas específicas que te permitan avanzar de forma positiva.

Piensa en positivo

Para que el cuerpo permanezca en un estado saludable de equilibrio –lo cual incluye un peso adecuado–, debes encontrar calma mental, emocional y espiritual, así como estabilidad física. Nuestros pensamientos y emociones pueden alterar el equilibrio, igual que pueden hacerlo los retos físicos más evidentes, lo cual conduce al exceso de acidez en el cuerpo, que, a su vez, es la causa del exceso de peso. Este libro quedaría inconcluso si nos limitáramos a lo que comes y bebes. Tú también eres lo que piensas. Estar inmerso en pensamientos y emociones de carácter negativo contribuirá a que estés atrapado en un cuerpo ácido y con sobrepeso: en realidad, estarás pensando en ti mismo como si fueras una persona gorda. En cambio, al encontrar el equilibrio emocional y un sentido de conexión espiritual, puedes realmente pensar en ti como si fueras una persona delgada.

En un nivel muy básico, los pensamientos y emociones negativos que no controlamos suelen generar, de diversas maneras, una alimentación poco saludable, que tiene el objetivo de reconfortarnos y consolarnos. Solemos comer en exceso cuando nos encontramos bajo estrés, o cuando estamos nerviosos. O bien lo hacemos para conseguir una buena sensación temporal; o comemos porque estamos solos, para recompensarnos, para llenar un vacío, para castigarnos por no ser felices, y así sucesivamente, una y otra vez. Y podemos elegir alimentos poco saludables porque por lo general nos sentimos negativos, o porque nos traen recuerdos de nuestra feliz niñez. Evidentemente, estos atracones de comida, sean cuales fueren los detalles, sobrecargan el cuerpo, en especial porque casi siempre incluyen azúcar, hidratos de carbono y/o demasiadas proteínas. Después, cuando acumulamos más grasa y más comidas poco saludables, nuestros pensamientos y sentimientos van cuesta abajo, generando un círculo vicioso. A medida que das vueltas alrededor de ti mismo, es probable que abandones tu objetivo, que dejes incluso de intentar mejorar tu salud.

Cambiar sólo tu dieta no es suficiente para conseguir una pérdida de peso permanente y una salud buena y radiante. Debemos también tratar los problemas emocionales y las causas de estrés entendiendo y modificando tu conducta. Dejar que escapen a tu control socavará incluso la mejor de las intenciones respecto a lo que comes. Todos necesitamos encontrar procedimientos para pensar y sentir de un modo diferente, para utilizar los pensamientos y emociones negativos de manera constructiva, en lugar de revolcarnos en ellos, y debemos hacerlo aunque estemos bajo condiciones de estrés.

Yo (Shelley), por supuesto, no te recomiendo que no seas emocional. En cualquier caso, eso no es humanamente posible. Ser humano conlleva tener emociones. No es suficiente que te digas que no tienes que pensar de manera negativa, que *lo superes* o que *no te preocupes*. Eso nunca durará, si es que llega a funcionar. Igual que los principios básicos de la dieta y el ejercicio necesitan aprenderse, entenderse, considerarse, aceptarse y adoptarse, del mismo modo debes procesar tus pensamientos y emociones, así como tu comprensión de ellos. Debes comenzar reconociendo que tus emociones proceden de tus pensamientos, y éstos de tus creencias.

Nuestras creencias generan nuestros pensamientos y nuestra conducta. Es decir, nuestras creencias son la base sobre la que nos construimos a nosotros mismos. Nuestra visión del mundo, nuestros valores y nuestro juicio influyen sobre todas nuestras decisiones y sobre el modo en que nos relacionamos con los demás.

Nuestros pensamientos son nuestros eternos compañeros, por lo que no es de extrañar que estén tan integrados con nuestra salud general. Los pensamientos pueden elevarte el ánimo cuando forman sueños, conllevan placer o traen recuerdos felices, o pueden deprimirte cuando incluyen miedo, sospecha y preocupación. Pueden dejarnos atascados en momentos pasados o futuros y distraernos de vivir en el presente, comprometiendo todo lo que tenemos frente a nosotros en el momento actual. Los pensamientos pueden ser verdaderos o falsos, y en cualquier caso serán muy poderosos. Para que contribuyan a una buena salud y a una pérdida de peso permanente, deben aumentar nuestro sentido del bienestar, cubrir nuestras necesidades y no añadir ninguna cantidad indebida de ansiedad o estrés. Aprender a entender, manejar y controlar tus pensamientos a medida que vayan apareciendo, te ayudará a evitar una acumulación de emociones negativas y a desarrollar patrones conductuales positivos que generarán una vida saludable, incluido el acto de alimentarte adecuadamente.

Las emociones también pueden ser positivas o negativas. En su libro *El poder contra la fuerza*,[15] el doctor David R. Hawkins valora el nivel energético de las emociones humanas básicas en una escala del 1 al 1.000, y afirma que cualquier cosa que tenga una puntuación de 200 o inferior será destructiva para la vida del individuo y de la sociedad, mientras que cualquier cosa que esté por encima de ese nivel representa expresiones constructivas de poder. Aquí está su ránking de emociones:

Vergüenza	20
Culpa	30
Apatía	50
Pena	75
Miedo	100
Deseo	125
Enfado	150
Orgullo	175
Coraje	200
Neutralidad (ausencia de juicio)	250
Voluntad	310
Aceptación	350
Razón	400
Amor	500
Gozo	540
Paz	600
Iluminación	700-1.000

Por supuesto, te conviene vivir tu vida con los sentimientos de mayor puntuación de la escala del doctor Hawkins. Tu sentido de ti mismo y de tu bienestar se ve mejor apoyado por emociones saludables y pensamientos positivos. Cuando ocurren cosas malas, es realista experimentar períodos emocionales difíciles, pero resulta de ayuda tener preparada la brújula interna cuando estés listo para cambiar. Debes experimentar tus sentimientos por completo, pero no entretenerte demasiado en los negativos, que también pueden dejarte desequilibrado físicamente. Necesitarás recurrir a numerosos enfoques para aliviar las emociones negativas y evitar que afecten de manera profunda a tu cuerpo, incluidos la determinación, el perdón, la restitución y la reconciliación.

Espiritualidad

La verdadera fuente del bienestar, placer y alegría consiste en la propia mente y el corazón de una persona, y no en el mundo físico. Tal vez intentes encontrar ese lugar controlando tu cuerpo físico –perdiendo peso y poniéndote sano–, pero la verdad es que antes necesitas encontrar el lugar, para permitir que los cambios físicos lleguen con más facilidad.

Por eso necesitas adoptar una visión más espiritual de ti mismo y de la humanidad como un todo. Ésa es la forma de vivir, trabajar y amar con menos miedo y estrés. La mayoría de nosotros vivimos en dos mundos: el del hacer y el del ser. El del hacer suele preocuparse por convertir nuestras vidas y las vidas de nuestros seres queridos en algo más cómodo, intentando cubrir nuestras necesidades, deseos, anhelos, expectativas, identidad y condicionamiento cultural. Este camino raramente conduce a una verdadera felicidad o a una conexión con nuestras emociones y nuestra espiritualidad. Cuando se resuelve un problema, aparece otro. Cuando se logra un objetivo, es sólo cuestión de tiempo que aparezca otro y que iniciemos una nueva búsqueda.

El mundo del ser reside en lo más profundo de todos nosotros. Es nuestro verdadero interior, nuestra naturaleza espiritual. Se caracteriza por el silencio, la quietud, la libertad y el amor. Vivir en este mundo nos ayuda a estar en paz. Nos vuelve a poner en contacto con lo que más valoramos: ecuanimidad, bondad, perdón, compasión, esperanza, amor y caridad. Aquí, el centro de atención se desplaza desde el mundo físico de lo que debe hacerse (incluido lo relacionado con tu salud y tu peso) hacia la parte intemporal y adimensional de la parte espiritual interna de cada uno, que ya es lúcidamente sana y no necesita hacer nada, tan sólo ser.

Cree en la milagrosa dieta del pH

El paso 1 para canalizar de manera positiva tu vida interior consiste en creer en el enfoque para la salud que hayas elegido. En este caso, eso significa fe plena en el enfoque de la alcalinidad como lo mejor que podemos hacer por nosotros mismos y nuestros cuerpos. Un milagro requiere fe. La clave es aceptar y practicar el programa de vida de la milagrosa dieta del pH no como algo restrictivo, o como una forma de privación, sino como algo rico y completamente lleno de los alimentos más apropiados para conseguir el peso y la salud ideales. Los alimentos saludables son una bendición a nuestra disposición, y con esto en mente podemos tener un sentimiento de gratitud –una emoción positiva– hacia la tarea.

Y cuanto más comamos los alimentos que mejores son para nosotros, en mayor grado de paz se encontrarán nuestras mentes.

En consecuencia, la forma en que pensemos cómo cuidamos de nosotros mismos determinará no sólo la probabilidad que tenemos de seguir el estilo de vida que elegimos, sino también cuánto obtendremos de él. Por eso creemos que es muy importante que entiendas los principios subyacentes de nuestras recomendaciones. Podría escribir sólo una página de instrucciones para que las siguieras y conformarme con eso, pero no creo que puedas confiar en todo ello sin una explicación completa de los detalles. Y cuanto más obtengas del programa, más fuerte será tu creencia en su idoneidad.

Cuando tu confianza sea más fuerte, el estilo de vida alcalino se convertirá prácticamente en una segunda naturaleza para ti; llegarás a seguirlo de manera más o menos automática. Es importante que recuerdes esto cuando estés comenzando, cuando parece que falta mucho por asimilar. Puede parecer abrumador. Pero no dejes que esa sensación (transitoria) te evite buscar la solución a la tarea de encontrar –y vivir con– tu peso ideal. Esto no es una «dieta» para usar y tirar, sino un plan de vida.

Sólo podrás cambiar tu conducta después de que tus creencias, pensamientos y emociones estén donde tú quieres que estén. Una vez que lo hagas, será fácil decidir qué poner en tu plato y en tu boca.

Asegúrate de que tus creencias sean verdaderas

Una parada importante en el camino para verte delgado es reconocer cualquier creencia falsa que puedas tener y corregirla. Si no lo haces, surgirán pensamientos falsos, con las emociones negativas correspondientes. Por ejemplo, tal vez creas que la grasa es mala, fea, un signo de debilidad o un castigo, y debido a eso pienses que eres malo, feo, débil y que mereces un castigo. Tal vez consideres que estar gordo es genético, y que si tus padres lo están tu destino está decidido en gran parte. Tal vez creas que puedes trasferir la responsabilidad de tu peso a alguien o algo distinto de ti mismo: tu compañero, un experto en pérdida de peso, alguna píldora mágica. Quizás creas que la mejor forma de elegir tu comida es por lo que más agrada a tus papilas gustativas, o por lo que está más fácilmente disponible.

Apartar estas creencias, u otras similares a ellas, despeja el camino hacia tu peso ideal. Por ejemplo, reconocer que, en lugar de ser mala, tu grasa en realidad te ha salvado la vida –hasta este momento– te hará pensar de forma distinta sobre su acumulación en tus caderas, estómago, muslos, etc. Puedes *amar* a tu grasa, darle las *gracias* por proteger tu salud, y, después, con tu nueva conciencia y gracias al estilo de vida alcalino, *decirle adiós*. Para siempre. Después de todo, ya no la necesitarás.

En el plan de vida de la milagrosa dieta del pH, «hacer dieta» no tiene nada que ver con la voluntad pura, sino que más bien constituye una nueva conducta que surge como resultado de una nueva creencia, un nuevo pensamiento y quizás una nueva emoción. Tu nuevo conocimiento del peso, la grasa y la salud te permite tomar buenas decisiones, actuando según los principios de la milagrosa dieta del pH. Tu pensamiento se convierte en algo como: «Elijo mis alimentos y bebidas de acuerdo con lo que creo que es mejor para mi salud, energía y bienestar emocional. Consigo los alimentos alcalinizantes más deliciosos del mundo porque sé que esta comida mantendrá mi peso ideal y mi salud». Comer bien se convierte en la gran recompensa de la vida, no en una galleta o un filete.

Cuando pienses de forma sensata sobre los alimentos que eliges («Si como ácido ganaré peso; si como alcalino perderé peso o mantendré mi peso ideal») y trabajes con emociones verdaderas y positivas, especialmente relacionadas con tu salud y tu peso, podrás poner realmente en práctica los principios de la milagrosa dieta del pH. Y seguir los principios te asegurará lograr tu peso ideal.

Cómo pensar en términos de delgadez

- Evita el estrés emocional innecesario en tu vida.
- Desarrolla estrategias para manejar el estrés inevitable de forma eficaz y constructiva, y continúa rápidamente con tu tarea.
- Aprende a actuar sobre –no a reaccionar a– cualquier cosa que puedas tener que afrontar. Da un paso atrás respecto a la situación y contémplala de forma objetiva, sin juzgarla, apartándote del *sentimiento* de cualquier emoción negativa.
- Permanece en el momento presente.
- No te detengas en los pensamientos o emociones negativos.

- Mantente en un estado de ánimo positivo.
- No te culpes a ti mismo si has tenido un desliz. Perdónate y sigue trabajando.
- Evita la acumulación de pensamientos o emociones negativos.
- Puedes esperar que tú (igual que cualquier otra persona) experimentarás varias emociones en cualquier día determinado, y que algunas serán positivas y otras negativas. Practica para afrontar esas emociones abiertamente, resolviendo los problemas con rapidez, si es posible, cambiando las falsas creencias y las reacciones emocionales negativas y destructivas, y reservando tu energía para momentos más placenteros y relajados.
- Descubre cómo tus emociones se relacionan con tus hábitos alimenticios. No utilices la comida como un mecanismo de compensación. Aprende formas más productivas de afrontamiento.
- Descansa bastante. Una buena noche de sueño es vital para un metabolismo normal. El insomnio –o despertarse a las 2 o 3 de la madrugada– en muchas ocasiones es resultado de un problema emocional que permanece en tu subconsciente y que altera el sueño reparador. Puede también estar relacionado con un agotamiento adrenal debido al estrés.
- Si es necesario, o si vuelves a recaer continuamente en el mismo problema, considera la posibilidad de consultar a un terapeuta para que te ayude a liberar problemas emocionales reprimidos y resolverlos.
- Establece objetivos realistas a corto y largo plazo, y mantén expectativas razonables sobre ti mismo. Valora tu proceso y tu objetivo de pérdida de peso. ¿Hasta qué punto deseas estar delgado y sano de nuevo?
- Establece un marco temporal o fecha límite que sean realistas y comprométete a cumplirlos.
- Recompénsate sin utilizar la comida. Cuando logres tus objetivos, date una buena palmadita en la espalda y sigue adelante. Elige como recompensa algo que valores, como, por ejemplo, apuntarte a una clase que siempre quisiste recibir, hacer un viaje, comprar ropa nueva de una talla menor; o bien gratifícate con una obra de arte para colgar en tu casa (cada vez que pases delante de ella te acordarás de tu logro).

- Tómate cierto tiempo todos los días para la contemplación, la oración o la meditación. Sé consciente de todas tus bendiciones y expresa tu gratitud.
- Descubre qué te induce a comer lo que no es bueno para ti —estrés, comodidad, reuniones sociales— e intenta evitarlo. Debes entender tus necesidades para poder manejarlas.
- Expresa tus emociones. Ríe. Llora.
- Cree en ti mismo.
- Trabaja en tu propio interés. Deja tiempo y espacio para hacer lo que resulte mejor para ti; haz lo que te convierta en sano, fuerte, inteligente y feliz. Esto va más allá del ámbito de la comida. Vuelve al colegio, recibe clases de arte, atrévete a soñar, y después hazlo.
- Piensa en la pérdida de peso no como en un acontecimiento, sino como en un viaje. Conviértelo en una nueva y estimulante experiencia de crecimiento. Muestra agradecimiento por todo lo que vas a aprender a lo largo del camino.

🖉 Scott

He perdido peso antes. Pero siempre recaigo y vuelvo a recuperarlo, especialmente cuando intento ayudar a otros a hacer lo que yo había conseguido, en momentos en que no estaban preparados para cambiar. Con este programa simplemente me concentré en generar equilibrio en mí mismo, estudié los libros con energía y me comprometí al cien por cien. No he tomado carne, lácteos, huevos, pan, ni azúcar durante nueve semanas, y he perdido 18 kilogramos.

Con todos los limones, limas, tomates, almendras y aguacates en mi plato ni siquiera echo de menos los alimentos que he eliminado. Me encanta experimentar con las estupendas recetas de Shelley. Incluso he inventado mi propio aliño de ensalada.

Han desaparecido varios problemas de salud crónicos. Mi pensamiento es más claro, me concentro mejor y no duermo entre doce y catorce horas al día, como solía hacer antes. Ahora me basta con seis o siete horas de sueño. He podido realizar todos los proyectos relacionados con mi casa que había estado aplazando durante años. Dejo pasar mis pensamientos, palabras y hechos negativos. Mis amigos han observado una gran diferen-

cia en mí. Algunos de ellos incluso están aprendiendo la importancia de las hortalizas y los alimentos alcalinos.

La decisión es tuya

La clave definitiva para todo esto eres tú. Tú tienes que decidir que vas a cambiar para mejor. Nadie puede tomar esa decisión por ti, ni tampoco puedes pasar la responsabilidad a otra persona. Ningún plan funciona si no pones nada de tu parte. Si quieres tener un peso ideal, si quieres salud, energía, vitalidad, tienes que hacerlo. No puedes comprarlo ni conseguirlo listo para consumir. Eres libre para elegir, de forma correcta o incorrecta. Puedes comer ensalada o filete. Puedes beber agua buena o no. Puedes comprometerte a hacer ejercicio o no. Puedes estar delgado o no. La decisión es tuya.

Mientras eliges, debes tener en cuenta que las decisiones que tomes influirán no sólo en ti, sino también en tu familia, tu comunidad y tu sociedad.

Traza tu ruta

El viaje hacia el éxito conlleva necesariamente preguntarte dónde estás, adónde vas y cómo vas a llegar allí. No hay otra forma de encontrar el camino correcto para ti, ni para permanecer en él. Si no te gusta lo que has sido o dónde te encuentras, es evidente que vas a tener que cambiar de ruta.

Para avanzar en la dirección correcta, comienza aclarando tu destino. Es decir, establece tu objetivo. Necesitas algo específico (y medible) a lo que apuntar. De lo contrario, ¿cómo y cuándo sabrás si has llegado allí? Tu objetivo también debe ser razonable; planificar para librarte a gran velocidad de quince años de exceso de peso, y, como mínimo, los mismos años de malos hábitos es sólo encaminarte al fracaso. Tu objetivo también debe tener un marco temporal. En consecuencia, puedes decidir que quieres perder 10 kilogramos cuando llegue junio, y mantenerte en tu peso ideal de 66 kilogramos en agosto. O que quieres reducir tu presión sanguínea a valores normales en el plazo de tres meses. O que deseas llevar una talla mediana en Navidad. O que quieres ganar 5 kilogramos de músculo. Piensa con cuidado en cómo estarás después exactamente. Luego anótalo. Ponerlo por escrito es el modo de comprometerte a hacerlo.

En este momento divide la tarea. Tienes en mente tu destino final y tu objetivo en términos absolutos, y ahora necesitas señalar las paradas específicas en tu viaje. Deben ser marcas más pequeñas que debes tener en cuenta para asegurarte de que caminas en la dirección correcta: modificar una cosa de tu dieta cada semana, reducir el tamaño de las raciones o comprar más productos frescos. Una vez más, pon tu plan por escrito.

¿Cuánto debería pesar?

Establecer objetivos de pérdida de peso puede resultar engañoso. Si nos exigimos demasiado, nos desanimaremos. Si nos pedimos muy poco, no tendremos una buena salud general. Y lograr la misma talla que cuando ibas al instituto, o caber en los pantalones que te ponías antes de estar embarazada por primera vez tal vez nunca te suceda: el tamaño y el aspecto corporal más saludables para ti pueden ser simplemente distintos, aunque estés esbelto y en buena forma.

Recomiendo que encuentres tu peso saludable utilizando el índice de masa corporal (IMC), que describe el peso corporal en relación con la altura y tiene una importante relación con el contenido en grasa corporal en los adultos. Comienza buscando tu altura y tu peso en la tabla que ofrecemos a continuación. Si tu IMC supera el valor de 25 se considera sobrepeso, y aumenta el riesgo de sufrir diversos efectos desagradables (como problemas cardíacos y muerte). Por encima de 30 se considera obesidad, y por encima de 40 obesidad mórbida, y los riesgos continúan aumentando.

Intenta mantener tu peso en la escala normal para tu altura y obtendrás un valor de IMC inferior a 25. (Menos de 18,5 se considera *infrapeso* y no te interesa llegar a ese extremo, igual que no te conviene superar la cifra de 25).

Tal vez desees ajustar tus expectativas relacionadas con el IMC teniendo en cuenta la medida de tu cintura. El exceso de grasa abdominal –de la cual la medida de la cintura es un buen indicador– está también asociado a un mayor riesgo de enfermedad y muerte. Una medida de cintura de más de 90 centímetros en varones, o de 78 en mujeres, aumenta el riesgo aún más para quienes tienen un IMC de entre 25 y 35. Deberías intentar mantener el tamaño de tu cintura por debajo de ese umbral. Para algunas personas eso puede requerir mantener su IMC en el rango inferior dentro de los valores normales, en lugar de en el superior.

IMC (kg/m²) Altura (cm)	19	20	21	22	23	24	25	26	27	28	29	30	35	40
							Peso (kg)							
145	41	44	45	47	49	51	53	55	58	60	62	65	76	87
147,5	43	45	47	49	51	53	55	57	59	61	64	67	78	90
150	44	47	49	51	53	55	57	60	62	64	66	69	81	93
152,5	46	48	50	52	55	57	59	61	63	66	69	72	84	96
155	47	50	53	55	57	59	61	63	65	68	71	74	87	99
157,5	49	51	54	56	58	60	63	66	69	70	73	76	90	103
160	50	53	55	57	59	61	64	67	70	73	76	78	93	105
162,5	52	54	57	60	62	65	67	69	72	75	77	80	96	109
165	53	55	58	61	63	66	69	71	74	77	80	82	99	112
167,5	55	57	60	63	66	69	71	75	78	80	82	84	102	116
170	56	58	61	64	67	70	73	76	79	81	84	86	105	119
172,5	58	60	63	69	71	74	77	79	81	84	86	88	108	122
175	59	61	64	70	72	75	78	80	83	85	88	91	111	127
177,5	61	63	66	71	74	76	79	82	85	87	91	94	114	130
180	63	64	67	72	75	79	81	84	87	91	94	97	117	133
182,5	65	66	69	73	80	82	85	87	90	94	98	102	120	137
185	67	69	73	77	82	85	87	90	93	96	101	105	124	142
187,5	69	72	76	80	83	87	90	94	97	101	104	108	127	145
190	71	74	78	82	86	89	93	97	100	104	108	112	130	149

IMC	
18,5	Infrapeso
18,5-24,9	Normal
25,0-29,9	Sobrepeso
30,9-39,9	Obesidad
40 o más	Obesidad mórbida

Recuerda que eres tú quien marca el ritmo. Tu progreso dependerá de tu compromiso y de tu esfuerzo, pero también de tu objetivo, de tu punto de partida y del camino que piensas tomar entre uno y otro. He visto clientes que alcalinizaban totalmente su dieta y bebían entre 5 y 6 litros diarios de bebida de verduras (hablaremos más adelante sobre esta bebida) prácticamente desde el principio, y que perdían tanto como 40 kilogramos en noventa días. Y he visto a otros clientes que se hidratan adecuadamente, con verduras en algunas ocasiones, que toman ocasionalmente algún alimento ácido y que pierden menos peso en un lapso de tiempo más largo.

Asherah

He gastado miles de dólares y he probado muchos programas de salud y de reducción de peso durante los últimos quince años, pero ninguno ha funcionado de verdad. Tenía sobrepeso y estuve afectada durante años por problemas de salud crónicos. Hasta que este programa me cambió la vida para siempre. Cuando me hice un análisis de sangre viva, descubrí que estaba repleta de levaduras y de toxinas procedentes de las mismas, y eso me hizo decidirme a hacer algunos cambios y tomar el control de mi vida y mi salud.

Durante las dos primeras semanas después de empezar a utilizar la bebida de verduras, perdí medio kilogramo diario, y no había realizado ningún cambio en mi dieta. Estaba tan asombrada que decidí llevar a cabo el programa completo, comenzando con una limpieza y después comiendo los alimentos alcalinos de las recetas de Shelley. Perdí 15 kilogramos en ocho semanas y vi cómo la celulitis desaparecía de mis muslos. Con cincuenta y nueve años de edad parezco más joven y tengo más energía que cuando tenía treinta y tantos.

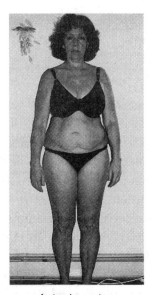

Antonia, antes

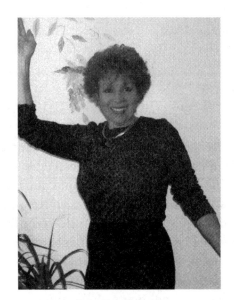

Antonia, después

Ahora pregúntate a ti mismo –y anota tus respuestas más detalladas y honestas– por qué quieres lo que quieres. Amplía tus miras de nuevo, lo máximo posible. ¿Con qué propósito exactamente quieres perder 10 kilogramos o comprar ropas nuevas? ¿Cuál es el propósito de este viaje? ¿Es tu objetivo último sentirte bien? ¿Tener buen aspecto? ¿Sentirte bien contigo mismo? ¿Sentir que controlas tu propia vida? ¿Incrementar tu fuerza? ¿Tener más energía? ¿Elevar tu autoestima? ¿Vivir más tiempo? ¿Sentirte sexy? ¿Estar sano?

No hay ninguna respuesta correcta. En realidad, no hay una sola respuesta para cada persona. Pero siempre vale la pena saber por qué quieres aquello por lo que luchas. Una vez que sabes por qué quieres algo, el cómo no es tan duro. Una vez que tienes claras tus razones, puedes seguir adelante sin dudarlo. Un objetivo convincente te da el impulso necesario para avanzar.

Ahora estás listo para pasar a los pequeños detalles de crear un plan de acción para ti, y de anotarlo por escrito. Y no me refiero sólo a garabatear «seguir el programa de vida de la milagrosa dieta del pH». Deben exponer exactamente lo que vas a hacer, cuándo y cómo. Esto conlleva planificar un momento para ir de compras al menos una vez por semana; conocer la tienda de productos de salud de tu localidad, y especialmente los aceites y suplementos que hay en ella; reducir todos los alimentos ácidos inmediatamente; llevar a cabo un enfoque más gradual eliminando el postre esta semana, la pasta la siguiente, y así sucesivamente, y elaborar un plan para hacer ejercicio. Evalúa los recursos disponibles a medida que progreses: las personas, los lugares y las cosas que pueden ayudarte a llegar adonde quieres, como un amigo con gustos afines, el gimnasio o un trampolín, y después haz que trabajen para ti. Asegúrate de desarrollar cierta flexibilidad para asegurarte de que tu plan específico sea viable para ti, con la vida tan ocupada que llevas.

Hay muchas formas de lograr resultados, así que, siempre que te concentres en lo que quieres, tengas un claro objetivo que te guíe y te mantengas flexible en tu enfoque, encontrarás el camino correcto.

Diario

Como ya has visto, vas a necesitar escribir bastante. Como ser humano, eres propenso a olvidar incluso las cosas importantes en un plazo de tres a cinco días, si no te las recuerdas constantemente. Así que, si no lo has hecho ya, te recomiendo que comiences un diario privado no sólo para llevar un registro de los detalles de tu progreso, como explicamos en el capítulo 11, sino también las cuestiones mentales y emocionales.

Además de las cosas que ya te he pedido que anotaras en este capítulo, aquí hay algunos de los otros temas que deberían hacerte usar el bolígrafo. ¿Quieres de verdad perder peso y estar sano? ¿Cómo te sentirás cuando logres tu objetivo? ¿Qué ganarás si lo haces? ¿Qué perderás (aparte de kilogramos)? ¿Cómo influirá en tu vida diaria estar sano y delgado, tanto a corto como a largo plazo? ¿Cómo se verá afectada tu vida si fracasas? ¿Crees que puedes tener éxito? ¿Hasta qué punto estás comprometido con tu objetivo y con tu plan, para conseguirlos? ¿Crees que te mereces estar sano y en forma?

Tu diario debe ayudarte a pasar por el proceso real de pérdida de peso. Puedes utilizarlo para seguir los detalles de tu progreso, tus medidas, y así sucesivamente. Te recomiendo que lleves un diario de las comidas, tomando nota de lo que comes, dónde y por qué (tu estado de ánimo en ese momento). Revísalo con cierta regularidad, no sólo para ver si estás haciendo elecciones adecuadas, sino también para comprobar si puedes detectar un patrón cuando tomes decisiones inadecuadas. Si utilizas alimentos para calmarte o recompensarte, por ejemplo, busca alternativas más saludables.

Además, tu diario debe ayudar a que te asegures de que tus pensamientos, emociones, creencias y espíritu están listos y deseosos para apoyarte a lo largo del camino. Anota tanto los retos físicos como los emocionales. Invierte cierto tiempo todos los días en escribir tu diario; si no escribiendo en él, al menos revisando la información e inspiración que ya contiene. O ambas cosas. Sólo ayudará si revisas constantemente lo que quieres ser, lo que quieres conseguir. Leer las razones que has documentado para tu lucha por la pérdida de peso aumentará tu motivación.

Simplemente empieza

La parte más dura es el comienzo. Una vez que hayas empezado, cada día será más fácil seguir el programa. Cuando empieces a poner en práctica los principios de este libro y de este capítulo, podrás ver los cambios que tienen lugar como resultado, a nivel físico, psicológico y espiritual. Cuando empieces a sentirte mejor (y a tener mejor aspecto), empezarás a pensar mejor, y cuando comiences a pensar mejor, también lo harás mejor. No sólo empezarás a perder peso, sino que también experimentarás más energía, sentirás menos dolor, estarás menos enfermo, y normalmente tendrás una sensación de bienestar general. Todo esto te confirmará que te encuentras en el camino correcto.

Si recaes después de cierto tiempo, vuelve al buen camino. Cuanto más tiempo lleves en él, menos recaídas tendrás. La pérdida de peso no es un acontecimiento simple, sino un proceso. Hay que llevarlo a cabo poco a poco. Tal vez no sea fácil, pero merece la pena. *Tú* vales la pena.

Capítulo 8

Come correctamente, por tu bien

La comida es un sacramento, nunca es algo trivial; éste es un enfoque que arroja nueva luz sobre la forma en que comes. Tu cuerpo terrenal no existirá para siempre. Para tener más energía aquí, forja un intuitivo compañerismo con el combustible del que te alimentas. Este tipo de cooperación con la dieta y en todos los ámbitos incrementa la fuerza de tu vida, la cual quiere que seas enérgico. Espera resultados. Los cambios positivos que provienen de una dieta en la que eres consciente de la energía son una prueba del éxito.

Doctora Judith Orloff

El cuerpo humano ingiere una media de 2,5 kilogramos de alimentos y líquido cada día. Esa cantidad supone una tonelada de nutrientes sólidos y líquidos cada año. En el transcurso de setenta años, una persona media come y bebe unas 1.000 veces su propio peso. Con un volumen así, no es de extrañar que lo que introducimos en nuestras bocas –en nuestros organismos– sea, literalmente hablando, tan importante.

Hasta ahora no hemos elegido demasiado bien. Se debe a una razón: a que nuestras elecciones nos han hecho extremadamente gordos y a que han elevado nuestro riesgo de padecer un gran número de problemas de salud, muchos de los cuales son mortales. Hay otra razón: la dieta americana media tiene niveles de una serie de nutrientes que se encuentran por debajo de lo considerado óptimo; aunque tal vez consigamos suficiente para evitar los síndromes por deficiencia, obtenemos tan poco de tantos nutrientes críticos que incrementamos aún más nuestro riesgo de sufrir numerosas enfermedades crónicas.

Aunque en algunos casos los suplementos pueden ser la clave para asegurar que nuestro organismo consigue lo que necesita (*véase* capítulo 9), la mejor defensa consiste en comer correctamente. El alto número de componentes biológicos activos de todos los alimentos, que interactúan de modo complejo unos con otros y con el cuerpo, conlleva que la suplementación no puede sustituir a una buena alimentación.

El plan de alimentación de este libro nos sitúa en el camino correcto, una vez más, para que podamos disfrutar de cuerpos sanos, fuertes y esbeltos. Este capítulo describe la dieta más adecuada para una pérdida de peso permanente [baja en proteína, baja en hidratos de carbono, alta en grasas (buenas) y hortalizas en grandes cantidades]. Te dice qué alimentos alcalinos específicos debes comer y qué alimentos y bebidas ácidos debes evitar, y te presenta el plan «casa de la salud™» para comer con un pH equilibrado.

Hablando en términos generales, conseguirás adelgazar, mantener el peso y estar sano con una dieta que sea relativamente baja en hidratos de carbono y proteínas; rica en grasas buenas y saludables; y que se concentre en una amplia variedad de verduras. Debes comer alimentos orgánicos, sin procesar, naturales e integrales. Las comidas rápidas y procesadas son todas ácidas, como, por ejemplo, las envasadas, las fritas y las preparadas en el microondas. Y te interesa que la mayor parte de tu comida esté viva de verdad. La comida viva (cruda) es rica en electrones. Todo esto mantendrá tu cuerpo alcalino, lo cual te mantendrá sano y en tu peso ideal.

Comida rápida: engordas con rapidez

El director de cine Morgan Spurlock sorprendió al público en el Festival de Cine de Sundance de 2004 con la película *Súper engórdame*, que relataba su dieta de treinta días comiendo alimentos de McDonald's. Ganó 12 kilogramos, su colesterol se disparó y su hígado comenzó a fallar. Pero, en realidad, no necesitábamos que el señor Spurlock nos dijera todo esto, ¿verdad? Ya sabemos que la cada vez más prevalente obesidad de los estadounidenses está íntimamente relacionada con las comidas rápidas.

Poco después de proyectarse la película del señor Spurlock, McDonald's anunció que reduciría la cantidad de patatas fritas de tamaño gigante y de sus bebidas a finales de año. Pero no creo de ningún modo que reducir el tamaño de las raciones vaya a reducir las cinturas de los estadounidenses. Tal vez se ingiera menos cantidad, pero la comida seguirá siendo ácida en todo momento. Si comemos alimentos ácidos, ricos en protones, como ésos, nunca estaremos satisfechos porque no estaremos proporcionando al cuerpo lo que realmente necesita, y terminaremos comiendo cinco veces más de lo que precisamos. Sólo con alimentos alcalinos, ricos en electrones, el cuerpo obtiene realmente lo que necesita, y de esa forma quedará satisfecho.

Tu cuenta bancaria de energía

Piensa en tu organismo como en una cuenta bancaria. Cuando comes alimentos alcalinos y ricos en electrones estás ingresando un depósito en tu cuenta y haciendo una inversión en tu salud, condición física, energía, vitalidad y peso. Y cuando ingieres alimentos ácidos y saturados en protones estás sacando energía de la cuenta. A un nivel más básico, si no hay cantidad suficiente en la cuenta para permitir la retirada de efectivo, tendrás problemas. Si sacas demasiado, tu cuerpo tendrá que luchar por mantener un equilibrio positivo (equilibrio de pH). Cuando tu cuenta esté completamente vacía de electrones, estarás muerto. Para mantener un buen equilibrio, de forma que siempre tengas suficiente energía disponible para sacar a medida que lo necesites, debes limitar la cantidad que sacas e ingresar bastantes depósitos (en forma de alimentos verdes, bebidas de verduras y grasas buenas). Trataremos las cosas que hacen que salgan electrones de tu cuenta, pero antes comenzaremos con las mejores opciones en lo relativo a los depósitos.

🖉 Ginger

En mi cuarenta y ocho cumpleaños decidí que estaba enferma y harta de estar enferma y cansada, de tomar tantos medicamentos y de estar gorda, y también llegué a la conclusión de que por fin iba a efectuar algún cambio real en mi vida y sanar. Entré de lleno en el programa de la milagrosa dieta del pH sin mirar hacia atrás. Perdí 9 kilogramos en los doce primeros días. Después de dos meses, había bajado 15 kilogramos y había logrado mi peso ideal.

Mi dieta aún no es perfectamente alcalina, pero los cambios que he hecho en la forma de comer ya me han ofrecido resultados maravillosos. Tomo bebida de verduras, que llamo con cariño mi «agua de hierba del pantano», al menos tres veces al día, desayuno incluido. No siento tanta hambre a la hora del almuerzo, así que suelo tomar algunas hortalizas crudas y hervidas, o bien hummus y patatas fritas, con un poco de leche de soja. Para cenar —mi comida favorita— siempre tomo una enorme ensalada (tengo unas seis combinaciones que me gusta ir rotando para no aburrirme), a veces con un poco de pollo, gambas o tofu. Hago espaguetis, enchilada, pescado fresco, patatas nuevas, pizza de hortalizas. La lista es interminable, pero me aseguro de empezar con una ensalada realmente grande antes de comer una pequeña ración de estas cosas como acompañamiento. A veces me doy el capricho de tomar helado de soja o galletas de sésamo. Incluso como fuera muchas veces; en todos los sitios tienen ensaladas estupendas.

He perdido el gusto por la carne, el trigo, el azúcar y los refrescos. Sólo bebo agua destilada, unos cinco litros diarios. Y hago ejercicio durante cuarenta y cinco minutos, tres veces a la semana, además de caminar al menos una hora diaria y de empujar el cortacésped.

Aparte de la emoción de haber perdido todo ese peso —y sin tener la piel flácida—, reduje drásticamente la cantidad de insulina que necesitaba y, con la ayuda de mi médico, me deshice también de otros cuantos medicamentos. Ya no tomo vitaminas sin receta. ¿Quién las necesita si tengo mis hortalizas? También preciso dormir mucho menos que antes, aunque siempre tengo más energía de la que solía tener.

No ha sido fácil, pero tampoco ha sido tan duro. Creo en este programa, en parte porque siempre consiste en algo simple (incluso cuando no se pone fácil). Independientemente de lo que cueste, merece la pena estar sana, feliz y guapa.

Alimentos alcalinos

El núcleo central de este plan son los alimentos y bebidas verdes ricos en electrones y las grasas saturadas, y los puedes comer con total libertad. Esto te ofrece un amplio espectro de maravillosos alimentos entre los cuales elegir, y hacia el final de este capítulo encontrarás una lista más extensa de ellos. Aquí me limito a detallar sólo los más importantes.

Ácidos grasos esenciales

El capítulo 6 detalla los beneficios de las grasas buenas, por lo que aquí me gustaría sólo recomendar unos cuantos alimentos ricos en ellas, para que se conviertan en parte habitual de lo que comes.

Los aguacates son una extraordinaria fuente de grasas monoinsaturadas (80 %), así como de proteína (10-15 %) y diversos micronutrientes. Pero no tienen almidón y muy poco azúcar (sólo el 2 %). Los aguacates contienen catorce minerales, incluyendo hierro y cobre, que ayudan a la regeneración de los glóbulos rojos. Son densos en nutrientes y contienen más cantidad de una amplia variedad de nutrientes que muchas otras hortalizas y frutas. Los aguacates tienen más potasio que los plátanos, sin todo su azúcar. Son fuentes ricas en los fitoquímicos fitosterol –que inhibe la absorción de colesterol, y, por tanto, reduce su nivel– y glutatión, que tiene propiedades antiácido. Los aguacates son también una de las fuentes más ricas de luteína, que protege contra el cáncer y las enfermedades oculares. Un estudio de la Universidad de California–Los Ángeles muestra que los aguacates tienen el doble de vitamina E de lo que se pensaba, lo que les convierte en la fruta con mayor contenido en este potente amortiguador de ácido. Recomiendo comer al menos uno al día (una cantidad superior será excelente, y si tienes problemas de salud graves se recomienda tomar una cantidad de hasta tres a cinco).

Los cocos, especialmente los cocos verdes jóvenes, y el agua de coco son otra fuente excelente de grasas saturadas buenas. Los cocos son grasa en un 70 %, y el 90 % de la misma es saturada, mientras que el otro 10 % es monoinsaturada. Esas grasas saturadas han dado mala fama al coco recientemente. Pero lo cierto es que el coco natural y los aceites de coco prensados en frío son buenos para tu salud. Sólo cuando el coco se calienta, se procesa y se hidrogena es cuando las grasas saturadas se convierten en grasas trans, que son perjudiciales. (Por tanto, rehoga los alimentos antes, y añade los aceites, incluido el de coco, con el fuego apagado). Las grasas buenas del coco natural integral en realidad ayudan a reducir el colesterol y a prevenir la arteriosclerosis, en lugar de aumentarlos, como decían los argumentos que hemos mencionado. El coco se compone de proteína en un 15 %, y es una proteína completa.

Las investigaciones muestran que comer coco no genera un aumento del colesterol, una mayor probabilidad de enfermedad cardiovascular, ni una tasa de mortalidad superior. Los habitantes de las Islas Polinesias con una ingesta elevada de aceite de coco no presentaban efectos perjudiciales, pero cuando algunos grupos emigraban a Nueva Zelanda y tenían menos aceite de coco en su dieta, sus niveles de colesterol total y colesterol malo se incrementaron, a la vez que sus niveles de colesterol bueno descendieron. Cuando se añade leche de coco sin azúcar, o aceite de coco, a una dieta americana estándar, muchos estudios muestran que no hay ningún cambio en los niveles de colesterol, mientras que otros hacen patente un descenso. Las ratas alimentadas con una dieta rica en aceite de cártamo tenían un nivel de colesterol seis veces superior que las alimentadas con aceite de coco.

La leche de coco, que se elabora licuando la carne blanca de la fruta, es muy parecida a la leche humana en lo relativo al pH y al contenido en grasa y nutrientes. Es una fuente excelente de fósforo, calcio y hierro. Proporciona dulzor natural sin una cantidad excesiva de azúcar. Hay que tener cuidado de tomar una leche de coco natural y sin azúcar que no esté llena de aditivos y conservantes.

El agua de coco, extraída directamente del hueco que hay en el centro de la fruta, tiene el mismo pH que la sangre humana y es parecida a ella en lo que respecta a su estructura molecular. De hecho, se utilizó durante la segunda guerra mundial para las transfusiones en lugar de plasma sanguíneo, cuando no había sangre disponible.

Incluye agua o leche de coco en tus aliños de ensalada, y consulta el capítulo de recetas para obtener muchas otras ideas sobre cómo utilizar el coco. Cuando elijas aceite de coco, asegúrate de que sea prensado en frío.

El pescado fresco es rico en omega-3, proteína y numerosos nutrientes. Igual que cualquier proteína animal, no contiene fibra y forma ácido en tu cuerpo cuando se digiere, por lo que no debes comerlo todos los días. Pero los beneficios de las grasas buenas que contiene lo convierten en un alimento importante para incluirlo en tu dieta. Debes asegurarte de que sea totalmente fresco: recién capturado y sin olor «a pescado». Y debe proceder de aguas no contaminadas. El salmón, la trucha, el atún, la lubina y el pargo están entre las mejores opciones.

Los aceites de semillas como el lino, la borraja, el cáñamo y el aceite de primavera son ricos en grasas poliinsaturadas buenas. Asegúrate de que sean aceites prensados en frío, ya que el calor destruye los nutrientes.

Hortalizas de color verde

Las hortalizas cubren la inmensa mayoría de necesidades de tu cuerpo: vitaminas, minerales, fibra, e incluso micronutrientes como la proteína y las grasas. Algunos de sus componentes menos conocidos son igual de esenciales para una buena salud.

La clorofila, que da a las plantas verdes su color característico, ayuda a la sangre a distribuir oxígeno por todo el organismo. Yo la llamo «la sangre de las plantas», porque la clorofila es muy parecida a la sangre humana tanto en sus componentes químicos como en su estructura molecular, y sólo un átomo central diferencia a sus moléculas. Las hojas verdes son especialmente ricas en clorofila.

Los co-factores metabólicos son lo que tu cuerpo utiliza para toda su actividad química. Hay miles de co-factores, cada uno con sus propiedades y funciones, y comer una amplia variedad de hortalizas permite proporcionar al cuerpo varios de ellos. Los co-factores también ayudan a la digestión. El calor altera estos co-factores, razón por la que es importante tomar cruda la mayor cantidad posible de hortalizas. Cuando cocines las hortalizas, cuanto menos lo hagas, mucho mejor.

Los fitonutrientes dan a algunas plantas sus colores amarillos, naranjas y rojos. Ayudan a neutralizar los ácidos, actúan como antioxidantes y permiten al cromo unirse al azúcar para proporcionar energía, junto con otras funciones propias de los co-factores.

Es imposible equivocarse si se eligen hortalizas de color verde como pepino, apio, lechuga, los que hemos expuesto aquí y todos los incluidos en la extensa lista que hay poco antes del final de este capítulo. Para ofrecer sólo un par de ejemplos de los beneficios que te esperan, mencionaremos **el brécol**, una estupenda fuente de vitamina C; unos 375 gramos contienen aproximadamente la cantidad diaria recomendada. También contiene folato, vitamina A, hierro, potasio, vitamina B_6, magnesio y riboflavina, sustancias que tu cuerpo necesita. El brécol es una buena fuente de fibra, y ayuda a equilibrar los niveles de azúcar en sangre, reduce el colesterol, fortalece el sistema inmunitario y sirve para controlar el peso. Igual que todas las hortalizas de color verde y amarillo, tiene un pH entre 7,5 y 8.

Las espinacas son tan buenas para ti como para Popeye. Son ricas en vitamina A, folato, hierro, magnesio, calcio, vitamina C, riboflavina, potasio y vitamina B_6. Son una buena fuente de fibra y ayudan a controlar los niveles de azúcar en sangre. Las espinacas ayudan a reducir la presión sanguínea y el colesterol, mejoran la digestión, aumentan la inmunidad y también ayudan a perder peso. Además, tienen un pH entre 7,5 y 8.

Elige siempre hortalizas frescas y orgánicas. Cómelas preferiblemente crudas, y cuando las cocines, hazlo durante un período de tiempo lo más breve posible y a no más de 48 ºC, si es posible (las enzimas sobreviven hasta ese punto).

Comer fuera de casa

Este plan va contigo dondequiera que vayas. Actualmente puedes pedir una ensalada prácticamente en cualquier sitio, incluso en restaurantes de comida rápida. En establecimientos más refinados, deja que los aperitivos constituyan entre el 20 y el 30 % de tu plato, y pide, además, una buena ensalada. Pide lo que quieras; la mayoría de los restaurantes se adaptarán a tus gustos y te prepararán un plato de hortalizas hervidas o eliminarán algún ingrediente específico. Para simplificar las cosas, utiliza la palabra «alérgico» (por ejemplo, «soy alérgico a las setas; por favor, no las añada al sofrito»).

Si vas a viajar en avión, llama con antelación para pedir una comida totalmente vegana, y de esa forma tendrás algo que podrás comer (y llévate una botella grande de bebida de verduras, ya que volar deshidrata mucho).

En general, convierte en un hábito tener siempre a mano un pequeño tentempié. Esto te ayudará a evitar tener hambre y a caer en la tentación de comer alimentos ácidos, que evitarías si no tuvieras tanta hambre o si tuvieras una alternativa alcalina a tu disposición).

Los brotes no siempre son verdes, pero son prácticamente el mejor alimento que puedes comer. Repletos de vitaminas, minerales y proteínas completas (y muy digeribles), son también ricos en enzimas, ácidos nucleicos y vitamina B_{12}, la cual es difícil de encontrar en las fuentes vegetarianas. Las semillas se vuelven más alcalinas cuando germinan. Y hay una explosión de nutrientes a medida que lo hacen. El ácido fólico aumenta un 600 % en el momento en que germinan, por ejemplo, y la riboflavina en aproximadamente un 1.300 %. No te limites a los conocidos brotes de alfalfa y judías, e incluye en tu dieta brotes de lentejas, brécol, garbanzo, semillas de sésamo, semillas de girasol, trigo sarraceno, trigo, soja y muchos más. Prueba a germinar por ti mismo, lo cual puedes hacer con prácticamente cualquier tipo de judía, grano o semilla.

Otros alimentos alcalinos

Hay muchísimos alimentos alcalinos entre los cuales puedes elegir, como podrás ver cuando llegues a la larga lista que hay al final de este capítulo, pero en este momento me gustaría describir sólo algunos de los mejores (en términos de beneficios, pero también de utilidad).

Los limones, las limas y los pomelos son muy bajos en azúcar (3 % o, 3 % y 5 %, respectivamente). Aunque son químicamente ácidos, tienen un efecto alcalinizante cuando se metabolizan en el organismo. Exprime un poco en tu agua a lo largo del día, para ayudar a mantener el delicado equilibrio del pH del cuerpo.

Los tomates también tienen muy poco azúcar (el 3 %) y, cuando se comen crudos, son muy alcalinizantes. Sin embargo, cocinados se vuelven ligeramente ácidos para el metabolismo. Son ricos en vitaminas, así como en una sustancia llamada licopeno, que hace que sean de color rojo. El organismo no la sintetiza, aunque sí la necesita. El licopeno ha atraído mucho la atención por su efecto protector contra el cáncer de próstata. También amortigua los ácidos.

Los cereales buenos son los cocinados al vapor y germinados, y también los integrales. La quinoa y el trigo sarraceno crudo, por poner sólo dos ejemplos, son ricos en proteínas y constituyen fuentes excelentes para coronar una comida a base de verduras y grasas buenas.

Sal. Puede sorprenderte bastante descubrir que en este plan recomendamos la sal igual que lo hacemos con las grasas. Pero el sodio, en su estructura cristalina, es un elemento fundamental que te mantiene alcalino. Tus células necesitan estar bañadas en agua con sal. La sangre sana es salada –casi tan salada como el océano–, y las sales alcalinas que contiene se utilizan para neutralizar los ácidos de la sangre. La sal es importante para mantener activo el metabolismo. El metabolismo es la producción de energía cuando el agua alcalina rica en electrones se transfiere de una célula a otra, un proceso que se logra gracias a la concentración en sal de las células. El agua siempre pasa desde una célula con menor concentración de sal (potencial energético) a otra con una concentración mayor (potencial energético), ya que el cuerpo busca equilibrar el pH.

Probablemente culpes a la retención de líquidos de parte de tu exceso de peso y, a su vez, culpes de esa retención a una cantidad excesiva de sal. Pero tu cuerpo retiene líquido porque está deshidratado, para diluir los ácidos. Cuando retienes líquido, es una señal de que el sodio se está convirtiendo en potasio dentro del organismo para equilibrar el pH, y en realidad necesitas más agua y sales alcalinas, como la sal marina (hay muchas marcas disponibles). El problema es que mucha gente suele añadir demasiada sal en su dieta, y del tipo inadecuado. Echamos sal a prácticamente todo lo que preparamos, y después ponemos el salero en la mesa para añadir más aún. Prácticamente todos los alimentos preparados y procesados son extremadamente salados. La sal de mesa y la que se añade a casi todos los alimentos procesados están muy procesadas, lo cual destruye su potencial eléctrico. No tiene energía procedente de los electrones. Por tanto, aunque en realidad necesitas reducir la cantidad de sal que se suele añadir, precisas una *buena sal*, sal cristalina y alcalina, rica en electrones. Recomiendo al menos 3 o 4 gramos diarios.

 Pamela

He tenido sobrepeso la mayor parte de mi vida. He probado docenas de dietas, he perdido peso y después lo he recuperado casi inmediatamente. Durante los últimos años no he podido perder nada de peso, a pesar de todo lo que hacía. Pesaba 170 kilogramos, tenía dolor de articulaciones y estaba siempre cansada. Con cincuenta y siete años, sabía que era simplemente cuestión de tiempo que me ocurriese algo grave de verdad. Tengo tres preciosos nietos a los que quiero ver crecer.

Así que, cuando me informé sobre la dieta alcalina para perder peso, decidí probarla. Perdí 5 kilogramos en los ocho primeros días, comiendo el 80 % de mi alimentación a base de hortalizas. Fue en ese momento cuando decidí cambiar de verdad mi estilo de vida. Después de sólo un mes tomando la bebida de verduras con gotas de pH, tenía más claridad mental y menos dolor en las articulaciones, y mi nivel de energía había mejorado en gran medida. Después de doce semanas había perdido 25 kilogramos. Ahora, después de veintidós semanas, he perdido 70 kilogramos. He notado otros beneficios: mi cabello tiene un color más oscuro y muestra unos rizos naturales, por ejemplo. He podido comprarme ropa nueva, dado que ya no tengo que esconder mi grasa, y ahora puedo llevar ropa normal, al pasar de una talla para personas obesas a una mediana.

Utilizando las recetas de Shelley Young he dado clases de «no cocina», demostrando a la gente lo bueno que puede ser comer alimentos crudos. Mi nieta de nueve años me pregunta si lo que come es saludable. Intento guiarla para que elija bien. Y ahora sé que estaré viva para ver ese premio a medida que vaya creciendo.

Alimentos ácidos

Es mejor evitar los alimentos que son ácidos en sí mismos, o que tienen efectos ácidos en el organismo cuando se digieren, si quieres alcanzar tu peso ideal y luego mantenerlo. Ten cuidado con los siguientes alimentos ácidos.

Proteína animal

El consumo de proteína animal, incluidos la carne roja y los lácteos, se ha relacionado con un mayor riesgo de enfermedad cardiovascular (y un mayor riesgo de morir a causa de ella) y de cáncer. (Las dietas a base de hortalizas examinadas en el mismo estudio no mostraron tales incrementos).

Además, comer **carne** estimula la liberación de insulina –una liberación incluso mayor que la propia de la pasta o las palomitas–, por lo que no podrás evitar los peligros de las fluctuaciones del azúcar en sangre simplemente evitando los hidratos de carbono. Los seres humanos no pueden digerir completamente la carne, y a medida que pasa por nuestro sistema digerida parcialmente, daña las vellosidades intestinales y genera una mala producción de sangre, y, por tanto, una mala producción de células orgánicas.

Hay muchas razones para evitar los alimentos de origen animal, no sólo porque se trate de un alimento *muerto*. Anatómica y fisiológicamente, los seres humanos no somos carnívoros ni omnívoros; estamos diseñados para la absorción lenta de los alimentos vegetales complejos y estables. Por eso tenemos sistemas digestivos largos y complicados, en lugar de los intestinos cortos y simples de los comedores de carne, diseñados para un tiempo de tránsito mínimo. Tenemos una flora intestinal distinta de la de los verdaderos carnívoros. No tenemos los dientes y las mandíbulas que en otros animales tienen la función de cortar carne.

Son las levaduras lo que causa el envejecimiento de la carne, para que tengan el sabor y la textura finales deseados. Todas las carnes envejecidas «adecuadamente» para el consumo humano están fermentadas parcialmente, y, como tales, penetran en ellas los ácidos y microformas que generan ácidos. Especialmente en Estados Unidos, los animales son engordados con hormonas, y sus residuos y ácidos se acumulan en la grasa. La ingesta de carne roja se ha asociado con un mayor riesgo de padecer cáncer de colon, y el consumo de grasa animal se ha relacionado con los cánceres de próstata, mama y otros.

La carne de cerdo está repleta de ácido; los cerdos no tienen sistema linfático para eliminarlos del cuerpo, así que los ácidos metabólicos se limitan a almacenarse en sus tejidos, la carne que comes.

Igual que prácticamente toda la carne criada en Estados Unidos, la carne de cerdo tiene unos niveles altos de contaminación por bacterias, levaduras y hongos, y por los productos de desecho y ácidos asociados. Esto se debe a que los cereales con que se alimenta a estos animales se almacenan a largo plazo en silos, que suelen estar contaminados con hongos. Las condiciones de los mataderos tampoco suelen ser suficientemente higiénicas para proteger de la contaminación adicional. Las investigaciones muestran que la mayoría de las micotoxinas de la carne toleran el calor, por lo que el proceso de cocción no te protegerá de ellas.

No hará falta mencionar que debes intentar evitar todas las carnes procesadas, especiadas y ahumadas, como las salchichas, los perritos calientes, la carne envasada, los embutidos, el jamón, el beicon, el pastrami y la lengua o los pies adobados.

El pollo, según la Unión de Consumidores, el grupo que publica *Consumer Reports*, tiene un 42 %o de probabilidad de contaminación por *Campylobacter jejuni* y un 12 % de probabilidad de contaminación por *Salmonella enterides*, cifras que confirma el Ministerio de Agricultura. Si necesitas otro motivo para no comer grandes cantidades de pollo o pavo, piensa que no orinan, lo que significa que en su lugar absorben su propia orina ácida en su tejido cárnico. Las grandes ingestas de carne de ave se han asociado con un aumento del riesgo de padecer cáncer de colon.

Un huevo contiene más de 37.500.000 microformas patológicas. Puedes ver los efectos de un huevo sobre la sangre –una mayor cantidad de bacterias y levaduras– unos quince minutos después de comerlo, y las células sanguíneas pueden tardar hasta setenta y dos horas en limpiar el desastre. Se ha documentado que los huevos de pollos alimentados con cereales contienen ácidos. Comer huevos a un ritmo de al menos uno diario se ha asociado con un mayor riesgo de sufrir cáncer de colon.

Los productos lácteos, como, por ejemplo, la leche, el queso, el helado, el requesón y el yogur, tienen azúcares concentrados llamados lactosa. Esta lactosa se descompone en el cuerpo en forma de ácido láctico, que causa irritación e inflamación en los músculos, huesos y articulaciones. Una ingesta elevada de productos lácteos, especialmente queso y leche, se ha asociado con un mayor riesgo de sufrir cáncer de mama y de colon.

¿Cómo desarrollaré músculo sin grandes cantidades de proteínas?

Sé que muchos de vosotros vais a pensar: «Pero, comiendo así, ¿cómo voy a conseguir la proteína que necesito?». Tu verdadera preocupación debería ser si tú, como muchísimas personas, tomas demasiadas proteínas. El varón estadounidense medio come un 175 % más proteínas que la cantidad diaria recomendada, mientras que la mujer estadounidense media la supera en un 144 %. Estos datos proceden del Informe General de la Dirección de Sanidad sobre Nutrición y Salud, de 1988, lo que significa que el consumo era ése antes de que llegara la fiebre de las dietas altas en proteína. Todos los aminoácidos que necesitas para que tu cuerpo sintetice proteínas completas se encuentran en las fuentes vegetales.

Además, no necesitas proteínas para desarrollar músculo. Precisas una sangre sana. Y construyes una sangre sana con alimentos verdes ricos en electrones y grasas buenas, no con proteínas. Los animales más fuertes del mundo –los caballos, los gorilas y los elefantes– son herbívoros. Y puedes estar seguro de que no comen filetes ni toman batidos de proteína para desayunar.

¿Qué ocurrirá a mis huesos si no tomo lácteos?

Creo que me veo obligado a contestar a esta pregunta casi todos los días. Pero lo cierto es que Estados Unidos, Inglaterra y Suecia tienen la mayor tasa de osteoporosis del mundo y el nivel más elevado de consumo de leche. Las mujeres estadounidenses han tomado una media de un litro de leche diario durante toda su vida (contando la leche que se concentra en el proceso de elaborar queso, helado, yogur y leche), y, sin embargo, treinta millones de ellas tienen osteoporosis. Beber leche no evita la pérdida de masa ósea. Eso se debe a que la pérdida de masa ósea es fruto de una ingesta excesiva de proteínas. En 1986, la revista *Science* consideró a las proteínas dietéticas la causa más importante de osteoporosis. La publicación *The American Journal of Clinical Nutrition* explicó en 1995 que «las proteínas de la dieta aumentan la producción de ácido en la sangre, el cual puede ser neutralizado por el calcio que se extrae de los huesos». Un estudio publicado en *Journal of Nutrition*, en 1981, descubrió que duplicar la ingesta de proteína supuso duplicar la pérdida de calcio. Y un estudio de 1979, publicado en *American Journal of Clinical Nutrition,* descubrió que incluso una persona que tome 1.400 miligramos de calcio al día puede perder hasta el 4 % de su masa ósea cada año con una dieta rica en proteínas. La clave no es seguir bebiendo leche por el calcio (tomar más y más proteínas cada vez), sino reducir el exceso de proteínas de la dieta, de forma que el organismo no necesite extraer calcio de los huesos para neutralizar los ácidos metabólicos, lo cual los debilita.

Edulcorantes

El azúcar es un factor importante de producción de ácido en el organismo, y también uno de los más destacados en la obesidad. Y los estadounidenses ingieren unos veinte millones de kilogramos cada semana.

Cuando comes azúcar, la cantidad extra que no se utiliza como energía se fermenta en forma de ácidos, como el acetilaldehído, una neurotoxina y un ácido láctico que, si no se elimina, puede causar descomposición y convertirse en etanol en el hígado, el cual contribuye también a la descomposición celular. En cambio, mis investigaciones muestran que una dieta baja en azúcar dará como resultado un cuerpo bajo en ácido.

Tienes que vigilar el azúcar blanquilla, por supuesto, así como todas las otras formas de azúcar: miel, sirope de arce, azúcar moreno, melazas, sirope de maíz y varias más. Todos los hidratos de carbono simples se metabolizan en el cuerpo igual que el azúcar, por lo que también debes eliminar la harina, el arroz blanco, la pasta, etc. Todos ellos pueden, igual que el azúcar, causar un rápido aumento en el azúcar en sangre. Comprueba siempre los azúcares en las etiquetas de los alimentos; están presentes en la mayoría de los alimentos envasados, incluso en algunos de los que tal vez no sospecharías. ¡Otra buena razón para elaborar tú mismo lo que comes!

Los edulcorantes artificiales como el aspartamo, la sacarina y la sucralosa se descomponen en el organismo en forma de ácidos potencialmente mortales. Por ejemplo, cuando ingieres aspartamo, uno de sus ingredientes, el alcohol metílico, se convierte en formaldehído, una neurotoxina y un conocido carcinógeno. Pero eso no es todo. A partir de ahí se convierte en ácido fórmico, el mismo material que utilizan las hormigas rojas cuando atacan. Y se trata sólo de un ingrediente de solamente uno de los edulcorantes artificiales.

El aspartamo es especialmente perjudicial en lo relativo a la obesidad. El componente ácido del que el edulcorante toma su nombre (ácido aspártico) es estructural y funcionalmente muy cercano al ácido glutámico presente en el glutamato monosódico, que a su vez puede contribuir a ganar peso.

Si debes tomar algún edulcorante, son más seguras las plantas estevia y achicoria, disponibles en los establecimientos de productos dietéticos.

Cacahuetes

Los cacahuetes son muy ácidos y contienen más de veintisiete levaduras y hongos. La primera vez que escribí esto enumeré los veintisiete, y me ocuparon unas seis líneas de texto. ¡No los comas! (Y eso incluye la mantequilla de cacahuete).

Maíz

El maíz contiene veinticinco hongos distintos, incluidos varios carcinógenos reconocidos.

Levadura

Debes evitar tanto la levadura de panadería como la de cerveza, así como las levaduras «nutricionales», junto con todos los alimentos que contengan levaduras, como la cerveza, el vino, el pan y otros productos de horno. Comer levadura en cualquiera de sus formas puede estimular el sobrecrecimiento de microformas en tu organismo y aumentar sus residuos ácidos tóxicos. Lee las etiquetas con cuidado para asegurarte de que todos los alimentos, condimentos y aderezos estén libres de levaduras.

Alimentos fermentados y malteados

Incluyen la salsa de soja, el vinagre, el *miso*, la mayonesa, el *tamari*, el *tempeh*, las aceitunas y los pepinillos, así como los condimentos habituales con uno o más de ese tipo de ingredientes, como, por ejemplo, la mostaza, el ketchup, la salsa para filetes, los aliños para ensaladas, la salsa para pepinillos y el chile en polvo. Todos son ácidos, o se convierten en ácido en el organismo, y son fermentados por hongos. La salsa de soja, por ejemplo, tiene un pH de 4,45. Asimismo, debes eliminar los productos malteados, que también son fermentados por hongos (y contienen un alto nivel de azúcar) y son ácidos.

Alcohol

El alcohol está fermentado y es ácido. Te hará engordar. Simplemente piensa en la «barriga cervecera» y en el hecho de que la cerveza (incluso la «light» o la «baja en hidratos de carbono») tiene un pH de aproximadamente 4,5. Las sangrías son, incluso, peores; además de todos los edulcorantes que contienen, su pH es de 2,84.

Todo el alcohol es un producto de desecho elaborado por bacterias o levaduras. Además, el hígado puede convertir el alcohol en otro producto de desecho tóxico, el ácido acetilaldehído.

El daño que puede originar el abuso del alcohol es bien conocido, por supuesto, pero el ácido que contiene daña incluso en pequeñas cantidades.

Cafeína

Un miligramo de cafeína, inyectado directamente en el torrente sanguíneo, puede matarte. Así que en treinta mililitros de chocolate con leche hay suficiente para matar a seis personas, y en una taza de café suficiente para acabar con doscientas más. Eso debería hacerte reflexionar para eliminar ese adictivo veneno de tu dieta, pero también quiero señalar que la cafeína deshidrata. Necesitas estar totalmente hidratado para lograr y mantener tu peso ideal, y nunca estarás hidratado si sigues tomando cafeína.

Contenido en cafeína

Chocolate con leche (30 g)	6 mg
Cola (lata de 330 ml)	36 mg
Analgésico que contiene cafeína	64 mg
Bebida energética (lata de 330 ml)	71,5 mg
Té (taza de 200 ml, ligero)	20 mg
Té (taza de 200 ml, fuerte)	110 mg
Café (taza de 200 ml, ligero)	65 mg
Café (taza de 200 ml, fuerte)	200 mg
Comprimido de cafeína	200 mg

Café

Incluso sin tener en cuenta la cafeína, el café no es bueno para ti. El café con crema y azúcar tiene un pH de 4,0, es decir, 1.000 veces más ácido que el agua destilada. Si lo tomas solo es un poco mejor, con un 5,09, y si es descafeinado ligeramente mejor, con 5,22. Pero el ácido es el ácido, y a estos niveles nada servirá para tener un cuerpo sano. Si no estás convencido aún, ten en cuenta esto: las investigaciones han mostrado que las células cancerosas pueden vivir indefinidamente en el café.

Té

De nuevo, aunque lo tomes descafeinado (que, igual que el caso del café, sigue conteniendo algo de cafeína), la acidez de la bebida debería alejarlo de tu menú: el té rojo normal tiene un pH de 2,79, y el verde de 4,6.

Refrescos

En primer lugar, la mayoría de los refrescos están repletos de azúcar y otros edulcorantes, y eso debería bastar para que dejes de beberlos. Y si no están repletos de azúcar y sirope de maíz, entonces están llenos de edulcorantes artificiales que también deberías evitar. En segundo lugar, muchos refrescos tienen cafeína, otra razón para evitarlos. Sin embargo, incluso los que no tienen cafeína son también malos, debido a la acidez. Los refrescos con gas están saturados de protones, con un pH aproximadamente 3,00-10.000 veces más ácido que el agua destilada. Las bebidas isotónicas están entre las peores: son más ácidas incluso que la cerveza, igual que la mayoría de los refrescos. La bebida limón/lima de Gatorade, por ejemplo, tiene un pH de 2,95. Incluso el agua de soda, o soda sin azúcar, edulcorantes artificiales ni cafeína, contiene ácido carbónico, y tiene un pH unas 2,5-50.000 veces más ácido que el agua destilada.

Uno de los componentes clave de la cola es el ácido fosfórico, que tiene un pH de 2,5. Eso es lo bastante fuerte para disolver una uña en cuestión de cuatro días. Para transportar el sirope de cola concentrado, los camioneros deben llevar el distintivo de material peligroso reservado para los materiales altamente corrosivos. En tu cuerpo, el ácido fosfórico extrae calcio de tus huesos, lo que lo convierte en un factor destacado del importante aumento de la osteoporosis.

Los estadounidenses toman una media de 165 litros de refrescos cada año, un aumento del 131 % respecto a finales de la década de 1970. Actualmente, el 46 % de los niños de entre seis y once años beben refrescos todos los días. No es de extrañar que estemos tan gordos. Estamos vertiendo ácido a nuestras gargantas en grandes cantidades.

Esto ya es suficientemente malo por sí solo, pero recordemos que, cuantos más refrescos tomemos, menos cantidad beberemos de lo que es bueno para nosotros. La Asociación Nacional de Refrescos registró que los estadounidenses compraron y bebieron cuatro veces más refrescos que agua.

Aunque diéramos la vuelta a esa proporción, seguiríamos teniendo problemas. Dado que hacen falta veinte partes de bicarbonato para neutralizar una parte de ácido carbónico (que está presente en las sodas), tendrías que beber veinte tazas de agua alcalina para contrarrestar una sola taza de refresco, de dieta o normal, con cafeína o sin ella. Y más agua, además, para contrarrestar los ácidos procedentes de otras fuentes.

Producto	pH
Sunny Delight	2,81
Gatorade	2,95
Coca-Cola	2,51
Coca-Cola Light	2,97
Cola de Vainilla Light	2,95
Red Bull Energy	3,26
Twin Lab Ultra	2,83
Ripped Force	3,22
Snapple	2,83
Power Bars	2,93
Seven-up	3,25

Hidrátate sólo con agua alcalina

Debes proporcionar al cuerpo la hidratación que necesita tan sólo con agua alcalina. No caigas en la tentación de tomar algunos sustitutivos propuestos, como las bebidas isotónicas, que son todas ácidas y sólo crearán la necesidad de más agua en el organismo. Tener sobrepeso es una característica distintiva de estar deshidratado o de intentar hidratarse con líquidos ácidos. Por el lado contrario, hidratarse con agua alcalina de calidad es el primer y más importante paso para lograr tu peso ideal.

Chocolate

Tiene azúcar, cafeína, teobromina y metilbromina, dos ácidos muy tóxicos. Te hace engordar. No lo necesitas.

Fruta

La mayoría de las frutas contienen mucho azúcar, y, por tanto, a pesar de los nutrientes que también contienen, es mejor evitarlas. Las piñas tienen un 28 % de azúcar; los plátanos, un 25 %; los melones de piel lisa, un 21 %; las manzanas, un 15 %; las naranjas, un 12 %; las fresas, un 11 %; y las sandías, un 9 %; y son sólo unos cuantos ejemplos. Todo ese azúcar mantendrá tu cuerpo ácido. No perderás peso, ni lo perderás rápidamente, ni mantendrás lo perdido, si comes frutas con un alto contenido en azúcar. (Como comprobarás en la lista completa de alimentos que ofreceremos, algunas frutas son mejores que otras, y verás que recomiendo algunas allí y en la sección anterior sobre alimentos alcalinos).

Mi investigación demuestra que un vaso de 250 mililitros de zumo de naranja fresco tiene suficiente azúcar para generar un entorno ácido en el cuerpo y anular hasta la mitad de la actividad de los glóbulos blancos, lo cual reduce la función del sistema inmunitario durante un período de entre tres y cinco horas. El zumo de manzana también era ácido para las células sanguíneas debido al elevado contenido en azúcar. He descubierto que, cuando prohíbo a mis clientes las frutas con azúcar, sus glóbulos rojos ya dejan de unirse, lo cual les causaba problemas circulatorios, y sus glóbulos blancos se vuelven más activos y sanos. Los clientes empiezan a perder peso porque reducen la acidez de su sangre.

Setas

Las setas de todas las clases –shitake, portobello, blancas, silvestres– deben evitarse. El motivo es que son hongos. Otra razón es que son ácidas cuando se digieren.

Glutamato monosódico

El ácido glutámico del glutamato monosódico es, en primer lugar, un ácido. Los estudios con animales demuestran que puede causar lesiones cerebrales y trastornos neuroendocrinos, lo cual genera, en los animales que lo ingieren, una marcada obesidad. Una búsqueda reciente en la base de datos Medline, de la Biblioteca Nacional de Medicina, utilizando las palabras clave «obesidad y glutamato monosódico» generó 143 referencias, con títulos como «Obesidad inducida por glutamato monosódico en ratones» (en la revista *National Institute of Animal Health Quarterly*), «Lesiones cerebrales, obesidad y otros trastornos en ratones tratados con glutamato monosódico» (en la revista *Science*), y «La inducción de obesidad en roedores por medio de glutamato monosódico» (en *British Journal of Nutrition*). Es correcto: cuando los científicos quieren estudiar la obesidad, una técnica muy popular es utilizar glutamato monosódico para engordar a los ratones con los que trabajan. Como dice el título de un artículo en concreto, una inyección de glutamato monosódico es suficiente para causar estragos en un animal.

No hay ninguna razón real por la que los humanos debamos ser distintos. Y la proporción de alimentos procesados y envasados que contienen glutamato monosódico va en aumento. Las comidas rápidas, las bajas en grasa y sin grasa, las envasadas y las congeladas suelen contener ácido glutámico. Siguiendo la típica dieta americana, tendrás garantizado que recibirás una buena dosis de glutamato monosódico y ácido glutámico. Si quieres deshacerte de la grasa, vas a tener que librarte de este «ingrediente secreto» que ayuda a engordar y a mantenerte gordo.

Elige tus alimentos

La tabla siguiente divide los alimentos que se comen normalmente en seis categorías que van desde los muy alcalinos hasta los muy ácidos. Para una pérdida de peso con éxito y saludable, elije tus alimentos principalmente entre los que son moderadamente o muy alcalinos; hazlo y de inmediato comenzarás a perder peso y otros síntomas asociados con el exceso de acidez. Evita los alimentos ácidos. Elimina por completo de tu dieta cualquier cosa que sea muy ácida, y limita los alimentos de las categorías ligera y moderadamente ácidos a no más del 20 % de tu dieta. Si quieres asegurarte de perder peso y de perderlo con rapidez, a la vez que te mantienes sano, no caigas en la tentación de tomar alimentos ácidos.

ALCALINOS – Ricos en electrones		
Los mejores	**Mejores**	**Buenos**
Altamente alcalinos	**Moderadamente alcalinos**	**Ligeramente alcalinos**
Judías y legumbres (no almacenadas) — nueces de soja, lecitina	judías de lima judías de soja (*edamame*) judías blancas soja granulada (judías de soja cocinadas y molidas)	lentejas harina de soja tofu
Bebidas — agua alcalina		agua destilada
Condimentos — Sal no refinada con minerales	pimienta roja cayena ajo jengibre cebolla	hierbas la mayoría de las especias
Grasas (elige las prensadas en frío)		aceite de oliva aceite de borraja aceite de coco aceite de aguacate aceite de linaza aceite de primavera lípidos marinos aceite de hígado de bacalao

ÁCIDOS – Ricos en protones		
Malos	**Peores**	**Los peores**
Ligeramente ácidos	**Moderadamente ácidos**	**Altamente ácidos**
seitán garbanzos judías arriñonadas judías negras		
	zumo de fruta, natural	alcohol licor zumo de fruta con azucar cerveza té café vino
curry en polvo	ketchup nuez moscada vainilla sal de mesa mayonesa	mostaza vinagre sirope de arroz salsa de soja glutamato monosódico mermelada jalea levadura malta cacao algarroba
aceite de girasol aceite de pepitas de uva aceite de colza	margarina mantequilla suero de mantequilla aceite de maíz	

ALCALINOS – Ricos en electrones		
Los mejores	Mejores	Buenos
Altamente alcalinos	Moderadamente alcalinos	Ligeramente alcalinos
Fruta		lima limón pomelo coco cerezas
Cereales, no almacenados		quinoa trigo sarraceno escandia
Carne roja, carne de ave y pescado		

ÁCIDOS – Ricos en protones		
Malos	**Peores**	**Los peores**
Ligeramente ácidos	**Moderadamente ácidos**	**Altamente ácidos**
ciruela dátiles frescos cereza grosella nectarina melón cantalupo	naranja plátano piña melocotón sandía melón de piel lisa mango manzana arándano higo fresco zarzamora mora caqui guayaba chirimoya albaricoque papaya mango mandarina grosella grosella silvestre uva arándano fresa frambuesa	fruta seca fruta en conserva
mijo gacha tritical amaranto	arroz moreno trigo arroz salvaje arroz blanco avena pan blanco galletas pan integral pan de cereales integrales pan de centeno	cebada maíz centeno salvado de avena
pescado de agua fría, salvaje (no de vivero)	pescado del océano, salvaje (no de vivero)	marisco pescado criado en vivero carne de cerdo venado carne de vaca pollo carne de ave huevos vísceras

ALCALINOS – Ricos en electrones			
	Los mejores	Mejores	Buenos
	Altamente alcalinos	Moderadamente alcalinos	Ligeramente alcalinos
Leche y productos lácteos	leche materna humana		leche de cabra
Frutos secos			almendra
Hortalizas con raíces		remolacha rabanillo jengibre	colinabo rábano picante nabo zanahoria
Semillas	calabaza		sésamo comino hinojo alcaravea
Edulcorantes			estevia achicoria

ÁCIDOS – Ricos en protones		
Malos	**Peores**	**Los peores**
Ligeramente ácidos	**Moderadamente ácidos**	**Altamente ácidos**
leche de soja leche de arroz leche crema		quesos curados requesón helado yogur queso de soja queso de cabra suero lácteo caseína (proteína láctea)
nueces de Brasil avellanas nueces pacanas	nueces	pistachos cacahuetes anacardos
		patatas (almacenadas)
girasol lino		
		edulcorantes artificiales sacarina aspartamo azúcar blanquilla azúcar de remolacha sirope de maíz melazas caña de azúcar seca zumo de caña sirope de malta de cebada fructosa azúcar sirope de azúcar moreno sirope de arce miel

ALCALINOS – Ricos en electrones		
Los mejores	**Mejores**	**Buenos**
Altamente alcalinos	**Moderadamente alcalinos**	**Ligeramente alcalinos**
Hortalizas verduras brotes diente de león brotes de soja pepino hortalizas de mar col rizada perejil	tomate aguacate judías verdes acedera espinacas ajo apio repollo lechuga pimientos col silvestre brécol endivia rúcula hojas de mostaza quimbombó	coles de Bruselas guisantes espárragos alcachofas consuelda coliflor calabacín ruibarbo ajo puerro berro cebolletas colirrábano

Resumen

Teniendo en cuenta todo esto, ¿qué vas a comer? La clave consiste en conseguir que la base de todas las comidas sean los alimentos verdes ricos en electrones y las grasas poliinsaturadas. Estos son los alimentos que construirán una sangre sana y que mantendrán la alcalinidad de tu cuerpo. Llena entre el 60 y el 80 % de tu plato con ellos, con cantidades menores de cereales, judías, soja, pescado y hortalizas cocinadas. Nuestros cuerpos están diseñados para que funcionen con un combustible repartido en esta proporción, alcalino en aproximadamente el 80 %.

Por tanto, piensa en tu comida ideal como algo a base de una ensalada grande, con alimentos cocinados o menos alcalinos de acompañamiento. Pero no pienses en esa ensalada como si fuera un aburrido montón de lechuga iceberg y tomate. Con las recetas de este libro para guiarte, pronto descubrirás la variedad casi infinita disponible para el inventor de ensaladas creativo. Utilizando diversos colores, texturas y sabores, disfrutarás de platos deliciosos y satisfactorios siguiendo este plan. Sólo los aliños pueden llevarte de un país a otro del mundo; debi-

ÁCIDOS – Ricos en protones		
Malos	**Peores**	**Los peores**
Ligeramente ácidos	Moderadamente ácidos	Altamente ácidos
		Setas

do a los aceites saludables que contienen, a los aderezos concentrados y al sabor, deberías considerarlos una parte importante de tu comida. Experimenta con distintas hierbas y especias. Utiliza las recetas de este libro como un trampolín para tus propias creaciones, mezclando y ajustando, sustituyendo un ingrediente por otro, añadiendo o eliminando productos a medida que vayas progresando. Presta atención a cómo dispones la ensalada. Disfrutamos de la comida con todos nuestros sentidos, no sólo con el gusto, y la presentación forma parte de lo que hace que cualquier comida determinada resulte atractiva.

A medida que tus papilas gustativas y tu sistema se acostumbren a esta forma de comer, perderás el apetito por los alimentos ácidos. Cuanto más ácido estés, más ansiarás tomar alimentos ácidos. Pero, cuanto más alcalino comas, más alcalino estará tu cuerpo, más energía tendrás, y más ansiará tu organismo esa energía y esa comida alcalina. Cuanto mejor te sientas, mejor entenderás cómo los alimentos ácidos te perjudican, hacen que estés cansado y enfermo, y simplemente ya no querrás tomarlos. No querrás sentirte de la forma en que ellos te hacen sentir. Y la energía que conlleva comer de esta manera permitirá que estés más activo, el otro pilar clave de cualquier plan de adelgazamiento. Por último, dado que estarás aportando a tu cuerpo todo lo que necesita, y justo eso, precisará una ingesta menor en general, y comerás menos de modo natural sin hacerlo conscientemente y sin llegar a sentirte insatisfecho.

A medida que pongas en práctica los principios alcalinizantes de este libro, verás cómo baja la cifra de tu báscula hasta donde quieras que esté, y cómo permanecerá ahí. Además, tendrás más energía y una salud radiante que nunca antes habrás experimentado. También tendrás mejor aspecto, y no sólo debido a la pérdida de peso: el brillo de tu buena salud será evidente. Los buenos hábitos alimenticios son vitales no sólo para seguir vivo, sino también para vivir bien.

✏ Mark

Hace años que siento que soy terriblemente adicta a los dulces y las golosinas. He probado muchos planes dietéticos distintos para intentar librarme del peso de más que tenía. Hace poco he empezado a sentir un ardor estomacal con cierta frecuencia. Probé el «yoga caliente», que me ayudó bastante con el ardor. Pero en realidad empecé a ganar peso porque aún sentía ansia por los dulces y pensaba que me podía permitir caer en la tentación gracias al yoga.

Afortunadamente, encontré el plan de vida de la milagrosa dieta del pH. Ese es el único programa que de verdad tiene sentido para mí. He perdido los 6 kilogramos que necesitaba perder. Y me siento mucho más vital.

Actualmente preparo la comida con entusiasmo. Nunca antes había cocinado de verdad ni me había interesado por el tema. Pero tan sólo la semana pasada he hecho hummus y salsa, e incluso platos más complicados. Me encanta el aspecto de las ensaladas que preparo. ¡Qué colores tan bonitos!

Hice una «limpieza» que duró una semana, y durante ese tiempo di tres clases de yoga de noventa minutos. La combinación fue sorprendente. En la tercera clase, el quinto día de la limpieza, mi mejora en el yoga fue notable. Hacía posturas que una semana antes me parecían imposibles de lograr. Me cuesta creer por mí mismo que un cambio dietético me convertiría en más flexible, pero eso es exactamente lo que ha sucedido.

Capítulo 9

Suplementos básicos

Para mí, un paisaje no existe por sí mismo, ya que su aspecto cambia en cada momento; pero el ambiente que lo rodea le da la vida, el aire y la luz, que varían continuamente [...] para mí, es sólo el ambiente de alrededor lo que da a los objetos su verdadero valor.

Claude Monet

Incluso con una dieta muy buena, los suplementos son una herramienta importante para perder peso. En cierto modo, son como una póliza de seguros contra las deficiencias nutricionales. Tu dieta tal vez no sea tan buena como tú crees que es. La calidad nutricional de los alimentos ha disminuido considerablemente en las últimas décadas, ya que los suelos están exhaustos y carecen de vitaminas, minerales y oligoelementos. Muchos alimentos se procesan mediante procedimientos que les roban gran parte de su valor nutricional. Los alimentos que se cocinan pierden más nutrientes aún. La única forma de asegurarte de obtener todas las vitaminas, minerales y micronutrientes que necesitas es tomando suplementos. Este capítulo detalla cómo contribuir a una pérdida de peso saludable, natural y permanente con un programa básico de nueve suplementos diarios que te asegurará aportar a tu cuerpo toda la nutrición que necesita para mantenerse sano, alcalino y delgado. Por supuesto, igual que sucede con el ejercicio y los cambios dietéticos, antes de comenzar con cualquier suplemento nuevo debes consultar con tu profesional de la salud.

Bebe tus verduras

Comer verduras es dar un paso en la dirección correcta, pero beberlas es mejor aún. Mezclar un poco de «polvo verde» en agua de buena calidad te ayudará a mantener un cuerpo altamente alcalino como ninguna otra cosa. El polvo verde es un nutriente muy concentrado, y con cada cucharadita obtienes los beneficios de kilogramos de hortalizas, hierbas, hojas y plantas. El polvo verde es rico en electrones. (Puedes comprobar que, si utilizas un cucharón de plástico para extraerlo de la botella, el polvo verde con carga negativa se quedará pegado al plástico con carga positiva, tal como hacen los polos opuestos). Es, por tanto, un potente neutralizador de ácidos.

 Steve

Tengo treinta y seis años y tengo tres hijos, y hasta que comencé a tomar la bebida verde pesaba 96 kilogramos de grasa. Después, en sólo dos semanas, perdí 4 kilogramos. Lo más impresionante fue la energía que gané, así como la capacidad de dormir bien. (Por si eso no fuera bastante, incluso he dejado de roncar). Me llevé esta nueva energía al gimnasio y empecé a entrenar. Después de doce semanas, había perdido casi 10 kilogramos de grasa y había ganado nuevo músculo. Actualmente peso 88 kilogramos y tengo el mejor cuerpo que he tenido desde que jugaba al fútbol en el instituto.

Mi mujer también ha estado bebiendo sus verduras y tiene un aspecto estupendo. Ya no fuma, no bebe café, ni toma cafeína, cosas que había hecho durante dos décadas. Siempre ha estado delgada, pero ahora su cuerpo está en buena forma, firme y sano. Puede decirse que brilla de salud.

El polvo verde puede proporcionar más de 125 vitaminas y minerales que se absorben fácilmente, junto con macronutrientes como aminoácidos (proteína) y fibra. (El polvo verde contiene fibra soluble e insoluble, aunque obtener una cantidad suficiente de fibra es una de las cosas que puedes dar por supuestas al seguir una dieta basada en los alimentos verdes). Otro ingrediente clave que aporta el polvo verde es la clorofila, la sustancia que hace que las plantas tengan color verde y que las ayuda a absorber la luz. La estructura molecular de la clorofila es similar a la de la hemoglobina, la sustancia de los glóbulos rojos que les proporciona su color rojo y les ayuda a trasportar oxígeno. Se diferencian en el centro del átomo, donde la hemoglobina tiene hierro y la clorofila magnesio. La clorofila ayuda a tu sangre a repartir oxígeno por todo el cuerpo, lo cual fortalecerá tu sangre y las células de tu organismo.

Los polvos verdes varían en los tipos y cantidades específicos, así como en la proporción de nutrientes que contienen, dependiendo de los ingredientes incluidos. La etiqueta del producto que busques podría decir «hierba de cebada» o «hierba de trigo túrgido» en letra grande, aunque estés buscando una combinación de hierbas. Tendrás una buena cantidad para elegir en la tienda de productos naturales de tu localidad. La tabla siguiente te da una idea de los mejores ingredientes que hay que buscar cuando elijamos un polvo verde; no encontrarás todos, pero asegúrate de obtener varios de ellos. Lo único de lo que debes asegurarte es de que el polvo incluya varias hierbas. Todo lo bueno que puede afirmarse sobre las verduras se duplica en el caso de las hierbas, que son increíblemente densas en nutrientes. Por poner sólo un ejemplo, la hierba de trigo contiene vitaminas C, E y K, así como todas las vitaminas del complejo B, uno de los niveles más altos de vitamina A de todos los alimentos, y todos los minerales y oligoelementos identificados. Por no hablar de su 25 % de proteína.

También debes preguntar al fabricante para asegurarte de que el polvo verde está hecho por deshidratación con poco calor, y de que no está excesivamente procesado, para que los electrones no queden dañados o se pierdan. Y, por favor, asegúrate de que no incluyan algas, setas, levaduras o probióticos (denominados bacterias saludables); todos son, desgraciadamente, aditivos muy comunes, pero son acidificantes.

Ingredientes que hay que buscar en las bebidas verdes		
hoja de alfalfa	hoja de sello de oro	rosa mosqueta
aloe	hoja de col rizada	hoja de romero
polvo de aguacate	hierba de trigo turgido	salvia
hierba de cebada	lecitina	cola de caballo
betacaroteno	hierba de limón	corteza de olmo

Ingredientes que hay que buscar en las bebidas verdes		
hoja de mirtilo	raíz de malvavisco	hoja de hierbabuena
hoja de nuez negra	filipéndula	espinacas
hoja de arándano	hierba de avena	hoja de fresa
hoja de boldo	fruta de quimbombó	tomillo
brécol	hoja de papaya	hoja de tomate
repollo	perejil	cúrcuma
pepino	raíz de lapecho	berro
hoja de grama	hoja de pipermint	hierba de trigo
hoja de diente de león	hoja de plantago	corteza de sauce blanco
equinácea	hoja de frambuesa roja	hoja de gaulteria

Receta de pH

Mezcla una cucharadita pequeña de polvo verde en un litro de agua alcalina de buena calidad (*véase* capítulo 5), y toma cada día, como mínimo, un litro de la «bebida verde» resultante por cada 15 kilogramos de peso. Puedes añadir más polvo si quieres, especialmente si deseas desarrollar músculo.

 Lisa

En el transcurso de los años había recibido el asesoramiento de al menos veintiocho profesionales médicos. He pasado mi vida en los despachos de médicos, especialistas, quiroprácticos, fisioterapeutas, nutricionistas y acupuntores. Además, me gasté unos 30.000 dólares en tratamientos, terapias y suplementos, con la esperanza de encontrar algún alivio a mi dolor crónico, mis alergias y mi depresión. Probé muchas dietas distintas, incluidas la alta en proteína/sin azúcar, la de hidratos de carbonos complejos/sin proteína animal, la vegetariana, la vegana y la macrobiótica. Muchos enfoques me ayudaron, pero nunca me libré del dolor físico y emocional.

Hasta que probé la bebida verde. Mi cuerpo se volvió más alcalino y me libré de las toxinas que había en mi cuerpo, procedentes del estrés y una mala dieta. En un mes mi dolor se redujo un 85 %. Como beneficio añadido, perdí 7 kilogramos.

Dieciocho meses después nunca me había sentido mejor. Me encuentro libre del dolor, de los medicamentos con receta (había estado tomando tres), de los desequilibrios del azúcar y de los cambios de humor, del bajo nivel de energía y del aletargamiento mental. He pasado de una talla grande a una mediana, y también me siento libre al dejar de preocuparme porque no me podía poner los pantalones vaqueros.

Conseguir grasas

En lo que respecta a las grasas buenas (*véase* capítulo 6), una vez más, lo que obtengas en tu dieta es muy importante, pero probablemente no suficiente para unos resultados ideales. La mayoría de los estadounidenses, lo mismo que muchas otras personas, tienen bajos niveles de ácidos grasos omega-3. Y sus niveles de omega-3 y omega-6, que deberían estar presentes en una proporción más bien constante para funcionar bien, suelen ser inadecuados, lo que significa que no están obteniendo los nutrientes adicionales que necesitan para metabolizar correctamente las grasas, o que no obtienen las grasas en la proporción adecuada mediante sus dietas (o ambas cosas). Los suplementos de ácidos grasos omega-3 y omega-6, cuando se usan correctamente, pueden restaurar y mantener ese equilibrio en el cuerpo. Las grasas buenas ayudarán a tu cuerpo a neutralizar los ácidos y a eliminarlos del cuerpo, entre los numerosos beneficios expuestos en el capítulo 6. También te permitirán reducir tu apetito. Las grasas disparan el mecanismo de la saciedad, o de sentirse lleno, sin aumentar la acidez ni reducir tus reservas de energía.

Igual que tienes que elegir las grasas adecuadas, debes seleccionar los suplementos de grasas correctos. Para comenzar, debes asegurarte de que haya aceite fresco dentro de las cápsulas. Simplemente abre la botella y huele un poco. Si huele a rancio te darás cuenta enseguida. Asegúrate de que las cápsulas contengan cantidades adecuadas de las tres grasas omega-3 más importantes: ALA, EPA y DHA. Las tres deberían constituir al menos las dos terceras partes del producto. Los omega-6 LA, CLA y GLA deberían constituir un máximo de un tercio (*véase* capítulo 6). Y el suplemento debe aportar los co-factores nutricionales que aseguren un buen metabolismo de las grasas y unos niveles adecuadamente equilibrados de los ácidos grasos almacenados: un espectro completo de antioxidantes (otra palabra para «antiácido»), comenzando con las vitaminas C y E; las vitaminas B_3, B_6, B_{12}, ácido fólico y riboflavina; las vitaminas A y D; y los minerales magnesio y zinc. El fabricante debería poder proporcionar un análisis independiente para confirmar los niveles de todos los componentes nutricionales de sus suplementos.

Pescado o no pescado, ésa es la cuestión

Recomiendo que obtengas los omega-3 a partir de aceites marinos (pescado), que contienen omega-3 preformados. Puedes conseguirlos de fuentes vegetales, pero el cuerpo tiene que trabajar para convertirlos. Especialmente si tu sistema está debilitado, que supone un estrés que podrías evitar. En algunos casos, los aceites de pescado han demostrado que tienen un efecto más fuerte que sus equivalentes vegetarianos más cercanos (aunque, en otros, como, por ejemplo, para tratar los síntomas del síndrome premenstrual, el aceite de borraja supera a los aceites de pescado).

Receta de pH

Toma una (1.000 miligramos) cápsula de ácidos grasos omega-3 y omega-6 en una proporción de 1:3, entre seis y nueve veces al día, con agua alcalina o bebida verde.

Toma una cápsula (500 miligramos) de CLA al menos tres veces diarias.

Por último, tu suplemento debe proporcionar grasas esenciales omega-6 y omega-3 en la proporción adecuada, que la mayoría de expertos consideran que es 1:3, justo la que existe en el aceite de cáñamo. La mayoría de los estadounidenses tienen en sus cuerpos niveles de ácidos grasos esenciales almacenados que oscilan de 20 a 1 y de 30 a 1. Esto se debe a que los omega-3 no están presentes en la mayoría de los alimentos que comen habitualmente, mientras que los omega-6 son abundantes en la dieta típica. Siguiendo el plan de la milagrosa dieta del pH, conseguirás una cantidad equilibrada en tu comida, y hacerlo en tu suplemento es igualmente importante.

Te recomiendo que tomes entre media y una taza de un buen aceite todos y cada uno de los días. Como es muy difícil de hacer, hay que tomar suplementos.

Brotes de soja

Los brotes de judías de soja están repletos de vitaminas (incluida la B_{12}, tan difícil de encontrar en la comida vegetariana), minerales y enzimas. Los brotes de soja son también una excelente fuente vegetal de proteína. De hecho, el 41 % de su volumen es proteína, más que el pescado, la carne de cerdo, la carne de vaca, el pollo o el pavo. Y la proteína es completa –contiene todos los tipos de aminoácidos que tu cuerpo necesita para sintetizar todas sus propias proteínas–, una rareza entre las plantas.

Los brotes de soja proporcionan todos los beneficios de la soja, entre los que se encuentran reducir el colesterol, inhibir la aterosclerosis, equilibrar los niveles de azúcar y prevenir la osteoporosis y algunos tipos de cáncer. Pero los brotes, a diferencia de las judías de soja antes de germinar, son alcalinos y están llenos de electrones. También contienen isoflavonas, estrógenos vegetales que ayudan a equilibrar las hormonas humanas. Las isoflavonas son las que dan a la soja su bien merecida reputación de que sirven para aliviar los síntomas de la menopausia y del síndrome premenstrual. Al equilibrar el sistema endocrino y evitar que se produzcan demasiadas hormonas, los brotes de soja eliminan una forma de alimento necesaria para que crezcan las bacterias y las levaduras.

Al elegir un suplemento de brotes de soja, busca un producto deshidratado con poco calor.

✎ Michael

He padecido una serie de problemas de salud durante doce años. Tener sobrepeso es sólo una entre más de una docena de quejas, que van desde la artritis y la depresión hasta el reflujo gastroesofágico y las alergias. Fue la combinación de todo ello lo que me dejó tan incapacitado que no pude trabajar durante todo ese tiempo.

Todo eso cambió cuando empecé a tomar bebida verde con gotas de pH y brotes de soja en polvo. Pensaba que ya había pasado por todas las opciones disponibles, pero decidí hacer un último esfuerzo. Había probado muchos métodos naturales para aliviar los síntomas, pero nada había funcionado de manera eficaz a largo plazo. Puedo decir sin exagerar que todos mis problemas han desaparecido, con un 99 % de alivio. Es una recuperación con la que solamente podía soñar hace sólo un año. Tengo mucha energía, mi pensamiento es mucho más claro, puedo asimilar los detalles con mayor facilidad y estoy mucho menos estresado. Y he perdido 10 kilogramos.

Receta de pH

Toma una cucharadita pequeña de brote de soja en polvo al menos seis veces diarias, o cuando desees ingerir azúcar.

Gotas de pH

El agua realmente buena (destilada o ionizada, como explicamos en el capítulo 5) puede hacer maravillas por tu salud, como ya has visto, pero si deseas un verdadero milagro con el pH necesitarás añadir «gotas de pH» –clorito sódico–, bicarbonato sódico o silicato sódico. Mezclar alguna de estas sustancias en el agua no sólo elevará el pH, sino que también aumentará el nivel de oxígeno y de electrones. (Consulta el capítulo 5 para ver los beneficios para la salud del agua adecuada).

Puedes comprar silicato sódico o clorito sódico en tu tienda de productos naturales. Elige gotas de pH que se vean claras, no turbias, en la botella. Si las gotas se ven turbias se debe a que han perdido potencia.

Receta de pH

Añade dos o tres cucharaditas de bicarbonato sódico, o dieciséis gotas de clorito sódico al 2 %, a un litro de agua adecuada. Lo ideal es que lo añadas a toda tu agua, junto con el polvo verde.

 Bruce

Soy enfermero colegiado. Pesaba 128 kilogramos y tenía un nivel de colesterol de 225 antes de empezar este programa. Mis articulaciones me dolían y estaba siempre cansado. Era un desastre.

Cuando oí por primera vez que existía la milagrosa dieta del pH, era escéptico ante cualquier tipo de programa dietético; había probado dietas altas en proteína y muchas otras sin éxito. Pero empecé a utilizar la bebida verde, las gotas de pH, los brotes de soja y la arcilla montmorillonita, y en cinco meses perdí 25 kilogramos. Bajé seis tallas de pantalón. Mi colesterol se redujo a 185. Sólo un año después de empezar, estoy en 103 kilogramos y me siento muy bien. Las articulaciones ya no me duelen y me siento con más energía y concentración. Mis compañeros se han quedado sorprendidos con mi trasformación. Cuando me preguntan por la receta mágica responsable del cambio, siempre les digo que se trata de un cambio que trasforma tu vida y que necesita una fuerza interior para lograrlo.

L-Carnitina

La L-carnitina, que está presente de forma natural en el cuerpo, es de gran valor porque, llana y simplemente, quema grasa. Su tarea es unirse a los ácidos grasos y trasportarlos hacia las mitocondrias –las estaciones de energía de las células– para utilizarlos como combustible. También se une con los ácidos metabólicos. Una deficiencia hará que los ácidos se acumulen en el tejido graso y que perder peso sea más difícil. Los niveles bajos de L-carnitina pueden aumentar la ingesta de alimento. A la inversa, tomar L-carnitina promueve la pérdida de peso y la consecución de masa muscular magra, y reduce el IMC y el contenido en grasa corporal.

También limita el ansia por determinados alimentos y aumenta los niveles de energía (lo que permite que sea más fácil hacer ejercicio).

Un estudio examinó a pacientes con sobrepeso durante un período de doce semanas. Estos ingirieron una dieta baja en calorías y realizaron ejercicio moderado. A la mitad del grupo se le administró 2.000 miligramos de L-carnitina, mientras que los demás tomaron un placebo. Las personas que tomaron L-carnitina perdieron una media de 5 kilogramos, en comparación con sólo medio kilogramo del grupo placebo. Los porcentajes de grasa corporal también disminuyeron notablemente en el grupo de la L-carnitina. Asimismo experimentaron un descenso del colesterol, de los niveles de azúcar en sangre y de la presión sanguínea.

Receta de pH

Toma 200 miligramos de carnitina, seis veces al día

Garcinia Cambogia / HCA

El ácido hidroxicítrico, o HCA,[16] disponible como extracto herbal estandarizado del fruto de la planta *Garcinia cambogia*, no sólo reduce el apetito –lo cual disminuye la cantidad de comida que se ingiere–, sino que también inhibe la lipogénesis, el proceso mediante el cual el organismo produce y almacena grasa. Es especialmente bueno para reducir el exceso de ácidos procedentes del metabolismo de los hidratos de carbono complejos y de las proteínas de la dieta, con lo que limita la necesidad del cuerpo de almacenar estos ácidos en el tejido graso. Los ácidos se unen con el HCA y después se eliminan por el tracto urinario o los intestinos. Como ventaja adicional, dado que utilizamos estos hidratos de carbono y proteínas como energía, y los ácidos generados como producto de desecho de su metabolismo se unen después al HCA, gracias a él evitas la irritabilidad, la depresión y/o la fatiga que puede aparecer con los cambios drásticos en los niveles de azúcar en sangre, y experimentas un aporte más estable de energía entre comidas. Los investigadores han utilizado estudios de contraste radioactivo para demostrar que el HCA reduce la capacidad de almacenamiento de grasa del cuerpo hasta en un 75 %. También disminuye la producción de colesterol y de ácidos grasos. Estudios en animales muestran que el HCA reduce la conversión de hidratos de carbono en grasa ácida acumulada, suprime el apetito y produce pérdida de peso.

Más de treinta años de estudios en este país –y un uso desde la antigüedad en la India, de donde es originaria *Garcinia cambogia*– muestran que prácticamente no hay efectos secundarios ni evidencia de toxicidad del HCA en el cuerpo. Estudios publicados a lo largo de los años en una amplia variedad de revistas científicas, como, por ejemplo, *Lipids*, *The American Journal of Clinical Nutrition*, *The American Journal of Physiology*, *Physiological Behavior* y *The Journal of Biological Chemistry*, han demostrado, entre otras cosas, que utilizar HCA mejoró significativamente los resultados de las dietas, aunque la cantidad en la ingesta de comida no se vio afectada.

Además, sus efectos supresores del apetito no desaparecen, aunque el cuerpo desarrolle tolerancia a la mayoría de ese tipo de sustancias en sólo unos días. El HCA es seguro y eficaz, y ayudará al cuerpo, con el paso del tiempo, a reducir la grasa corporal acumulada, y aumentará los niveles de energía.

Este suplemento puede comercializarse como *Garcinia cambogia* o como HCA. Hay sólo disponibles unos pocos extractos comerciales de garcinia, y varían en términos de calidad. Busca un extracto de *Garcinia cambogia* con un contenido en HCA estandarizado, preferiblemente del 50 % o por peso de ácido hidroxicítrico puro y sal de calcio. En Estados Unidos existe el producto Citra-Max, de Health Corporation, que tiene el nivel más elevado de HCA; importan el polvo de *Garcinia cambogia* de la India. Algunos otros fabricantes miden sólo la acidez total del extracto, sin especificar la cantidad de HCA concreta.

Una vez tengas una buena fuente de HCA, asegúrate de tomarlo entre media hora y una hora antes de una comida. Debes dar a tu cuerpo tiempo para que absorba el HCA y que empiece a funcionar. Los estudios muestran que tomarlo con una comida, o incluso dos o tres horas después, no produce prácticamente ningún beneficio.

Receta de pH

Toma tres (660 miligramos) cápsulas, con un 50 % de su peso en HCA, entre treinta y sesenta minutos antes de un comida, al menos tres veces al día, o bien antes de cada comida.

Cromo

El cromo ayuda a que la insulina metabolice la grasa, a que convierta la proteína en músculo y el azúcar en energía. Incrementa la eficacia de la insulina, al mejorar su capacidad para manejar la glucosa (azúcar), con lo que regula los niveles de azúcar en sangre. El cromo también reduce el ansia por el azúcar y por los hidratos de carbono simples, y ayuda a mejorar la relación músculo-grasa en la composición corporal. Todo esto contribuye a facilitar el control del peso. El cromo tiene también otros beneficios, ya que influye en los niveles de colesterol, mejora la condición de las arterias y aumenta los niveles de energía combatiendo la fatiga.

Sin suficiente cromo, tu organismo no puede quemar adecuadamente el azúcar, lo cual llegará a producir hiperglucemia, hipoglucemia o diabetes. En el proceso, este azúcar sobrante fermentará en forma de ácido y se almacenará en la grasa corporal, y no dispondrás de energía suficiente. Con tu metabolismo en mal estado, y la producción de insulina en condiciones caóticas, ganarás peso con más facilidad, entre otros problemas.

El cromo resulta especialmente importante después de cumplir los treinta y cinco años. A medida que envejecemos, el cuerpo humano tiende a manejar peor el azúcar sanguíneo, y a las células les cuesta más absorberlo y quemarlo. En ese momento, la asistencia del cromo se convierte en esencial.

En un estudio publicado en *Nutrition Review*, en 1998, a 122 pacientes se les administró, o bien 400 microgramos (mcg) de picolinato de cromo al día, o bien un placebo. Después de noventa días, y después de ajustar la ingesta y el gasto de calorías, quienes tomaron cromo perdieron más peso (8 kilogramos frente a 1,75), masa grasa (7 kilogramos frente a 1,5) y porcentaje de grasa corporal (6,3 % frente a 1,2 %) que el grupo placebo. Un ensayo de la Fundación para la Investigación sobre Salud y Medicina también descubrió que las personas que tomaban cromo diariamente perdieron más grasa corporal y ganaron más masa muscular, durante setenta y dos días, que las personas que en el estudio tomaron un placebo.

La Academia Nacional de Ciencias recomienda una ingesta de cromo de entre 50 y 200 microgramos diarios, pero nueve de cada diez estadounidenses adultos no cubren ni siquiera el nivel mínimo, por ejemplo. Un estudio del Ministerio de Agricultura, de finales de la década de 1980, demostró que el varón estadounidense medio tomaba unos 33 microgramos diarios. Al menos superaba a la mujer media, que tomaba sólo 25 microgramos diarios, la mitad de la cantidad mínima recomendada. El cuerpo no logra asimilar muy bien el cromo de los alimentos: sólo obtiene entre el 1 y el 2 %. Nuestros alimentos tienden a ser más bajos en cromo de lo que eran antes, y tienen menos cantidad que en otras partes del mundo porque el suelo está exhausto, por lo cual ni el suministro de agua ni las cosechas contienen lo que sería deseable. Además, el refinamiento de los alimentos reduce su contenido en cromo, junto con otros nutrientes que también destruye. En términos generales, esta deficiencia es rara en algunos países, aunque es muy común en el mundo desarrollado.

Mientras tanto, los estudios muestran que las dosis útiles de cromo se encuentran sobre todo en el rango de entre 200 y 800 microgramos diarios. Para llegar a esa cantidad, los habitantes de la mayoría de países desarrollados necesitan tomar suplementos.

Busca un suplemento de cromo que esté unido o cubierto con niacina, en lugar de con levadura, como, por ejemplo, en el polinicotinato o el picolinato de cromo unido a aminoácidos. He descubierto que la forma más efectiva de cromo es el factor de tolerancia a la glucosa polinicotinato.

> ### Receta de pH
>
> Toma 200 microgramos tres veces al día. Lo ideal es que la mitad sea en forma de factor de tolerancia a la glucosa polinicotinato y la otra mitad en picolinato de cromo, que suelen encontrarse juntos en el mismo producto. Puedes también tomar la forma coloidal o líquida, poniéndote cinco gotas bajo la lengua, seis veces al día.

Tirosina

El aminoácido tirosina ayuda a enviar al cerebro la señal de que inactive el apetito, lo cual te ayuda a comer menos. Es también un precursor de tres importantes neurotransmisores, incluidas la adrenalina y las hormonas adrenales, que suelen encontrarse desequilibradas en las personas con sobrepeso. La tirosina produce una tasa metabólica normal o estándar, lo cual ayuda a perder peso. La tirosina permite reducir la grasa corporal.

Recomiendo la tirosina en forma de L-tirosina, ya que es mucho más biodisponible. Debes tomar la tirosina con el estómago vacío, de forma que no tenga que competir para su absorción y trasporte al cerebro con otros aminoácidos que hayas podido tomar. Siempre que se tome de esta forma, incluso una dosis modesta de tirosina, ingerida de forma regular durante un tiempo, puede tener un efecto notable.

Busca HCA formulado con cromo y L-tirosina, o L-tirosina en una fórmula conjunta con HCA y cromo. Soy partidario de reducir el número de pastillas que debes tomar utilizando suplementos combinados, cuando estén disponibles.

> ### Receta de pH
>
> Toma 500 miligramos una o dos veces al día. Puedes también tomar la forma líquida o coloidal, cinco gotas bajo la lengua, seis veces al día.

Arcilla

Y ahora, algo un poco menos convencional: la clave final de tu plan de adelgazamiento natural consiste en comer barro. En concreto, arcilla montmorillonita esmectita (procede de Montmorillon, Francia). Pero antes de que intentes asimilar la idea, es preferible explicar unas cuantas cosas.

Una arcilla adecuada proporciona a tu cuerpo una variedad sorprendente de minerales alcalinos, incluidos el calcio, el hierro, el magnesio, el potasio, el manganeso, el sodio, el azufre y el silicio, en proporciones naturales los unos respecto a los otros. Está muy cargada negativamente, llena de electrones disponibles para tu cuerpo. Además, puede atrapar y absorber muchas veces su peso en ácidos, reteniéndolos hasta que tu organismo pueda eliminarlos de forma segura, y evitando que se acumulen en la grasa corporal. De hecho, la arcilla montmorillonita, con su carga negativa, atrae y absorbe muchas impurezas del cuerpo con carga positiva, como, por ejemplo, toxinas y microformas, lo que permite al organismo eliminarlas también de un modo seguro. La arcilla proporciona varios beneficios, entre ellos una mejor digestión y excreción, una mejor circulación, una mayor calidad del sueño, más energía, alivio de la depresión y un sistema inmunitario más fuerte. Todo esto además de ayudar al organismo a perder peso, también lo mantiene de forma saludable.

La arcilla montmorillonita es la más común y más deseada entre las arcillas adecuadas para comer. Está disponible en la mayoría de los establecimientos de productos de salud. A veces, la arcilla viene formulada con otros ingredientes beneficiosos. A mí me gusta la combinación con aloe vera y aceite de pepitas de uva. No te dejes desanimar por la idea de que vas a comer arcilla; ésta tiene un sabor neutro y, tal como sucede con el tofu, absorberá el gusto de aquello con lo que la acompañes.

Receta de pH

Toma una cucharadita pequeña al menos tres veces al día. Puedes tomarla tal como viene, directamente del frasco, o verterla en 100–150 mililitros de agua.

Para obtener unos resultados óptimos, utiliza todos estos suplementos juntos. Se apoyan los unos a los otros, amortiguan los ácidos, funcionan como co-factores en diversas funciones biológicas y proporcionan los ladrillos constructores de la sangre y de las células del organismo. En resumidas cuentas, aportan todos los elementos necesarios para mantener un entorno alcalino en el organismo, tanto dentro como fuera de las células, y crean los cimientos adecuados para una pérdida de peso saludable y permanente.

Capítulo 10

Ejercicio físico

Llegarás a la tumba con todo tu vigor, como haces de cereal cosechadas en temporada

Job 5:26

Puedes quemar calorías con cualquier tipo de ejercicio, pero me gustaría comentar que no estarás haciendo ejercicio de un modo que te vaya a ayudar a perder peso de verdad, a no ser que sudes. El sudor es una de las maneras más importantes con las que el cuerpo elimina ácidos. Llevar al cuerpo al punto en que comienza a sudar promueve el bombeo del sistema linfático, que sirve para eliminar toxinas y residuos ácidos de los tejidos y fluidos del organismo, y los libera por la piel. La sudoración abre los poros para permitir que pasen los ácidos, tanto en forma líquida como en forma de gas. Tienes unos quinientos poros por cada centímetro cuadrado de piel. Esa cifra supone muchas vías para que los ácidos salgan, si les dejas espacio. Las toxinas en forma de gas también salen del cuerpo por los pulmones, ayudados por el mayor porcentaje de respiración cuando hacemos ejercicio.

Si no lo efectúas correctamente, el ejercicio puede en realidad hacer que tu cuerpo sea más ácido. Es cierto: el ejercicio puede hacerte engordar. A no ser que sepas hacerlo de la forma correcta. Aquí es donde entra en juego este capítulo. Aprenderás a hacer ejercicio para eliminar el exceso de ácidos a través de la sudoración y la respiración, a desarrollar músculos sanos y a asegurarte de que quemas el tipo correcto de combustible para facilitar todo este proceso de un modo eficiente y eficaz. No tiene por qué ser más complicado que caminar, pero aun así necesitas entender los beneficios del ejercicio –y cómo conseguirlos– para lograr que un tipo de ejercicio concreto te resulte útil. La segunda mitad de este capítulo contiene información sobre un programa específico –el entrenamiento de la milagrosa dieta del pH–, ideal para alcalinizar tu cuerpo, manteniéndolo sano y perdiendo peso.

No necesito decirte que el ejercicio es beneficioso para ti. Ni que debes consultar con tu profesional de la salud antes de comenzar cualquier programa de ejercicios. Poner tu cuerpo en movimiento y mantenerlo así evidentemente es bueno para tu corazón y, por supuesto, para tus músculos. Es bueno para tus huesos y tus articulaciones. El ejercicio ayuda a prevenir la diabetes. Reduce el estrés y mejora el estado de ánimo. De hecho, el ejercicio es vital para una buena salud y esencial para lograr y mantener un peso saludable. El ejercicio quema calorías, por supuesto (aunque no sea el objetivo principal, que es la sudoración). Además, no sólo aumenta tu metabolismo mientras estás activo, sino que también, al desarrollar músculo, acelera incluso tu metabolismo basal. El hecho clave sobre el ejercicio, a menudo olvidado, es que ayuda a mantener tu cuerpo en un estado de alcalinidad. Pero tienes que hacerlo correctamente, o, de lo contrario, tendrá el efecto opuesto.

Quema, querido, quema

Una de las cosas buenas (aunque no sea la principal) del ejercicio es que quema calorías. Cuanto más te muevas, más combustible quemará tu cuerpo. Este combustible puede proceder de los alimentos y de la grasa no deseada y acumulada en tu cuerpo. Cuanto más activo seas, más combustible necesitarás. Proporcionar a tu cuerpo la cantidad adecuada de combustible (calorías o, mejor dicho, electrones) es una forma de estar delgado. Si ingieres demasiadas calorías –especialmente calorías ácidas (protones)–, tu cuerpo almacenará, en lugar de quemar, el exceso de combustible. Cuanto más quemes (más activo seas) en relación con la comida que ingieres, más grasa acumulada quemarás en forma de energía.

Los músculos son los motores que queman el combustible. El ejercicio incrementa tu masa muscular, y cuanta más masa muscular tengas, mayor será la necesidad de combustible. Cuanto más músculo tengas, más combustible necesitarás y más quemarás, ya estés moviéndote o en estado de reposo.

✏️ Amy

Actualmente llevo un año consumiendo la bebida verde y estoy contenta de ver mejoras significativas en mi salud, mi actitud hacia mi cuerpo y mi perspectiva general de la vida. Mi peso ha estado siempre un poco por debajo de la media para mi altura, y con las verduras y los alimentos alcalinos perdí grasa corporal y gané masa muscular. Mi grasa corporal pasó del 16 al 6 %, pero mi peso no varió. Y lo más importante, he empezado a dejar de comparar mi cuerpo con el de todo el mundo. En lugar de eso, comparo mi «viejo yo» con mi «nuevo yo». Y soy capaz de entrenar con mucha mayor facilidad, y mejor. He dependido de un inhalador para el asma desde que tenía siete años de edad, y en mi vida de adulto tengo que interrumpir mi entrenamiento dos o tres veces para aplicármelo. Ahora ya no lo necesito en absoluto. También duermo mejor. Por último, he encontrado una nueva dimensión en mi trabajo como madre, como modelo a imitar para una alimentación e hidratación saludables.

Quemar el combustible adecuado, así como la cantidad correcta, es importante para perder peso. Utilizar grasa, en lugar de azúcar, como principal fuente de energía –especialmente durante el ejercicio físico– minimizará la acidez, y, por tanto, incrementará la energía, la fuerza y la resistencia. Quemar grasa produce una cantidad de energía seis veces mayor, y la mitad de ácido, que el azúcar o la proteína.

A medida que tu cuerpo va quemando sus reservas de energía –comida– para liberar energía en forma de electrones, se genera dióxido de carbono, que en realidad es una toxina (un ácido), y después se expulsa por los pulmones. Al menos eso es lo que ocurre siempre que obtengas una cantidad suficiente de oxígeno. Sin suficiente oxígeno, la producción de energía pasa de la respiración a la fermentación, lo que genera productos de desecho mucho más tóxicos, especialmente ácido láctico. Éste no puede expulsarse por la respiración; se expulsa a los tejidos circundantes. Cuando ocurre esto, experimentas dolor, irritación y/o inflamación.

Éste es el proceso exacto que mucha gente busca cuando hace ejercicio, por creer en el dicho «sin dolor no hay ganancias», tan común en el ámbito del entrenamiento físico y el culturismo. Es poco afortunado que tanta gente intente superar el umbral del dolor para desarrollar fuerza, tamaño y/o resistencia. Esto se debe a un motivo: se trata de una experiencia de dolor totalmente innecesaria. Y lo que es más importante, es seguro que tendrá exactamente el efecto opuesto al deseado. Hacer ejercicio de esa forma, que llevará a tu cuerpo a estar más ácido, nunca te permitirá estar delgado, fuerte y sano.

Además, es importante no hacer nunca ejercicio hasta el extremo del agotamiento (es decir, sentirte exhausto y tener molestias o dolor en tus músculos). El agotamiento propio del ejercicio puede ser generalizado o localizado en un músculo o grupo muscular específico. Cuando sientes esa sensación de quemazón en tus músculos es porque te estás excediendo. Tus músculos estarán agotados, tu cuerpo no estará obteniendo suficiente oxígeno y te estarás volviendo más ácido –en lugar de menos–, debido a tus esfuerzos. Entre los síntomas de que tu agotamiento se vuelve más serio están la opresión en la garganta, una visión periférica peor, mareos o vértigos y, en casos extremos, desmayos, debilidad o sentir que estás muriendo. Ciertas técnicas o tipos de ejercicio –incluyendo las carreras o la natación de largas distancias, el levantamiento de pesos excesivos y el spinning– pueden ser agotadores si no se realizan adecuadamente. Hacerlo de forma correcta significa no hacerlo nunca hasta el punto de agotamiento. Además, si haces ejercicio hasta sentir dolor, es un síntoma clave de que estás quemando azúcar en lugar de grasa, y acidificando tu cuerpo a medida que sucede tal cosa.

Síntomas de que estás exhausto, excediéndote en el ejercicio físico y/o quemando azúcar cuando realizas una actividad:

- Mareos
- Vértigos
- Pensamientos confusos
- Manos o pies fríos
- Hormigueo en las extremidades
- Estrechamiento de la visión periférica
- Se escucha la propia respiración
- Se inspira y se espira por la boca, en lugar de por la nariz
- Se siente desconexión respecto del entorno
- Sensación de quemazón en el cuerpo

- Incapacidad para mantener una conversación mientras se hace ejercicio
- El ceño está fruncido y tenso
- Se aprietan los puños con fuerza
- Los músculos están rígidos
- Sientes un nudo en la garganta
- Te sientes agitado o ansioso
- Tu sudor huele a amoníaco
- Dolor generalizado o localizado

Síntomas de que estás realizando ejercicio correctamente: de forma moderada y aeróbica, y quemando grasa durante la actividad:

- Sientes tranquilidad
- Sientes firmeza
- Te sientes conectado con el entorno exterior
- No sientes dolor
- Tienes una sensación de euforia
- Pensamientos claros
- Eres capaz de mantener una conversación
- Expresiones faciales relajadas y de alegría
- Visión periférica amplia
- Todos los sentidos están potenciados
- Inspiras y espiras por la nariz, no por la boca
- Respiración silenciosa y fácil
- Te sientes más flexible
- Sensación de estar «en la zona»

La clave para que el ejercicio saludable proporcione un ambiente interno alcalino consiste en lograr que sea aeróbico, libre de dolor y que queme grasa. Puedes elegir entre diversos ejercicios aeróbicos ligeros, como caminar, carrera ligera, natación, montar en bicicleta o, mi ejercicio favorito, como verás más adelante, dar botes. En caso de que apareciera el dolor, en el que sabes que estás quemando azúcar, debes detenerte inmediatamente y tomar una bebida verde o agua alcalina de calidad para recuperar la alcalinidad.

Sobre dar botes

Hay sólo una forma que yo conozca de asegurarse de que los 75 billones de células de tu cuerpo reciban el entrenamiento ideal todas a la vez, y es dando botes. Entrenar en un trampolín pequeño y bajo permite aplicar el peso y el movimiento a todas las células de todo el cuerpo, la forma más eficaz de ponerse más fuerte, más flexible, más sano y más delgado. Las células se expanden y se contraen con el movimiento vertical (arriba y abajo) de los rebotes sobre un trampolín. La aceleración y deceleración que se obtienen al botar generan cambios de presión dentro del cuerpo y una mayor cantidad de peso contra las membranas celulares, lo cual las estimula y las fortalece. Todo el movimiento proporciona una especie de masaje celular, que incrementa la circulación, abre los vasos sanguíneos y libera los bloqueos, mejora el drenaje linfático y fortalece las membranas celulares. Todo tu cuerpo, no sólo los músculos, se tonifica, se limpia y se fortalece, a un nivel celular, de dentro hacia fuera. Por eso Shelley y yo lo hacemos todos los días.

Dar botes es la forma de ejercicio más cómoda, metabólicamente efectiva y eliminadora de ácido que conozco. Fortalece todo el cuerpo, aumenta la circulación, mejora la digestión y la excreción, protege el corazón, ayuda al sistema endocrino y las glándulas adrenales, mejora el funcionamiento de la tiroides, alivia los problemas menstruales, fortalece los músculos, mejora la densidad ósea, libera el estrés, bombea el sistema linfático, promueve el crecimiento y la reparación de las células, potencia el sistema inmunitario, combate las enfermedades y revierte los síntomas del envejecimiento. ¿Qué más puedes pedirle al ejercicio?

Dar botes reduce los niveles de grasa corporal; reafirma las piernas, los muslos, el abdomen, los brazos y las caderas; aumenta la agilidad; mejora el equilibrio; aumenta la resistencia; e incrementa los niveles de energía. También mejora el rendimiento en otras actividades deportivas diversas. Y todo esto se consigue sin el estrés del impacto que conllevan muchas otras formas de ejercicio. Dar botes estimula el metabolismo, quema calorías eficazmente y, lo que es más importante, elimina ácidos por la piel y por los órganos excretores. Dar botes combate la obesidad.

Dar botes es la mejor forma que conozco de reducir la grasa corporal ácida y de reafirmar los tejidos corporales mediante un ejercicio aeróbico, todo a la vez.

Calorías totales gastadas por minuto de ejercicio sobre el trampolín de la salud

Peso corporal (kilogramos)	Calorías gastadas (minutos)				
	1	5	10	15	20
40	2,9	14,5	29,0	43,5	58,0
45	3,4	17,0	34,0	51,0	68,0
50	3,9	19,5	39,0	58,5	78,0
55	4,4	22,0	44,0	66,0	88,0
60	4,9	24,5	49,0	73,5	98,0
65	5,4	27,0	54,0	81,0	108,0
70	6,0	30,0	60,0	90,0	120,0
75	6,5	32,5	65,0	97,5	130,0
80	7,0	35,0	70,0	105,0	140,0
85	7,5	37,5	75,0	112,5	150,0
90	8,0	40,0	80,0	120,0	160,0

En el trampolín rebotas hacia arriba y hacia abajo contra la gravedad. Dado que no aterrizas en suelo firme, no hay impacto sobre las articulaciones. Al trabajar contra la constante presión gravitacional y alternar el hecho de no pesar nada en el punto más alto del salto y de tener el doble de gravedad en la parte más baja, dar botes produce una acción de bombeo que extrae los productos de desecho ácidos de las células y fuerza al oxígeno y otros nutrientes del torrente sanguíneo a entrar en ellas. Esto proporciona una serie de beneficios; a continuación se detallan algunos de los que son clave:

Dar botes es bueno para tu corazón. Puedes, por supuesto, lograr el ritmo cardíaco deseado mientras estás rebotando. El efecto aeróbico de dar botes suele superar el propio de correr. (Consulta la tabla anterior).

Además de eso, rebotar fortalece tu corazón de dos maneras. Mejora el tono y la calidad del músculo en sí mismo, y aumenta la coordinación de las fibras musculares a medida que expulsan sangre hacia fuera del corazón en cada latido. Dar botes puede también reducir los niveles de colesterol y triglicéridos al eliminar el exceso de ácido, y disminuir la presión sanguínea. Y permite al corazón latir con una frecuencia menor en estado de reposo, lo que significa que tu corazón funciona de modo fácil y eficiente. La práctica habitual de este ejercicio, al menos quince minutos, cinco días por semana, te protege de las enfermedades cardíacas.

Dar botes es desintoxicante. El movimiento que implica dar botes estimula el sistema linfático, lo cual ayuda a eliminar los desechos metabólicos del cuerpo y a librarte de las toxinas ácidas y de otros residuos segregados por las células. El sistema linfático no tiene su propia bomba, a diferencia del sistema circulatorio, que cuenta con el corazón. Hay sólo tres formas de mover el líquido a lo largo de los vasos linfáticos: la presión gravitacional, el masaje linfático y la contracción muscular generada por el ejercicio y el movimiento. Dar botes facilita las tres de manera eficaz.

Dar botes estabiliza el sistema nervioso. El ejercicio es una excelente forma de aliviar el estrés. Dar botes cuenta con el beneficio adicional del movimiento de rebote repetitivo, que puede llevar a un estado de relajación total similar a un trance. Puede ser meditativo o hipnótico. Consigues los beneficios no sólo mientras estás dando botes, sino que también continúa en toda tu forma de vida. Tendrás más resistencia al estrés ambiental, físico, emocional y mental. Mis clientes que practican esta forma de ejercicio me dicen que piensan mejor, trabajan más tiempo y aprenden más fácilmente. También dicen que se relajan más fácilmente, duermen mejor y se sienten menos tensos y nerviosos. Informan de que el ejercicio les proporciona energía y les llena de un sentimiento de bienestar.

Dar botes desarrolla los músculos. Dar botes permite a los músculos realizar todo su movimiento con el mismo grado de fuerza, la mejor forma de producir verdadera energía física, según el doctor James White, director de investigación de rehabilitación del departamento de educación física de la Universidad de California en San Diego. Dar botes mejora la coordinación de la trasmisión de impulsos nerviosos a las fibras musculares, lo que significa que los músculos pueden trabajar de un modo más eficiente y eficaz. Y aumenta el tono de las fibras musculares, lo cual genera fuerza muscular. Como señala el doctor White, rebotar también ayuda a aprender a equilibrar el peso adecuadamente, a ser consciente de la posición de tu cuerpo y a mejorar tu equilibrio, lo cual no sólo es bueno para ti en todos los sentidos, sino que también te permite utilizar la fuerza que tienes.

Todos estos beneficios están disponibles para cualquier persona que dé botes durante al menos quince minutos, por lo menos cinco veces a la semana. Prácticamente todo el mundo puede hacerlo. Es bueno para todas las edades, y es una forma de ejercicio que puedes disfrutar durante toda la vida. Dar botes puede adaptarse a tu nivel de forma física actual, y después ir progresando a partir de ahí. Controlas fácilmente la intensidad del entrenamiento, dependiendo de la intensidad con que rebotes y la altura a la que eleves tu cuerpo por encima de la colchoneta. Dar botes es seguro, cómodo y barato. Proporciona el efecto aeróbico ideal, sin agotarte ni quitar a las células el oxígeno que necesitan. Dicho en términos sencillos, es una de las formas más eficaces de movimiento conocida. Además, es divertida.

Dar botes frente a otras formas de ejercicio

La mayoría de las otras formas de ejercicio consisten en aplicar peso a músculos o grupos musculares específicos, pero dar botes implica todas las células de tu cuerpo a la vez, aplicando presión casi cien veces por minuto. Otras formas de ejercicio, incluyendo el levantamiento de pesas y muchos calisténicos como los fondos en suelo, las dominadas y las elevaciones de tronco, utilizan un movimiento ascendente y descendente repetitivo parecido al ejercicio de dar botes, pero estos ejercicios convencionales aíslan músculos o grupos musculares específicos. Esto, en primer lugar, obliga a emplear mucho tiempo para entrenar todo el cuerpo completo, y, además, estresa el cuerpo mucho más que dar botes, si se intenta lograr el mismo objetivo. También aumenta la posibilidad de lesión. Podrías obtener muchos de los beneficios de dar botes si saltaras a la comba, pero te arriesgarías a sufrir dolor de articulaciones y de espalda debido a que impactas sobre el suelo con toda la fuerza de tu cuerpo, ayudado por la gravedad. Además, saltar a la comba no bombeará el sistema linfático de la forma que lo hace dar botes. En general, rebotar es más eficaz, tanto para mejorar la condición física como para perder peso, que ir en bicicleta, correr o hacer una carrera ligera, de acuerdo con el doctor White, con la ventaja añadida de que produce muchas menos lesiones (tanto a corto como a largo plazo). Una investigación de la NASA determinó que rebotar es un ejercicio aeróbico un 68 % más efectivo que la carrera ligera.

Otra cosa que hace que dar botes sea diferente a la mayoría de las formas más habituales de ejercicio como correr, caminar, ir en bicicleta y levantar pesas es que incluye ejercicio isotónico, isométrico, calisténico y aeróbico, todo en uno. Te permite tonificar músculos específicos moviéndolos con una carga constante, como en el levantamiento de peso (ejercicio isotónico). Puedes aislar músculos o grupos musculares específicos para concentrarte en ellos generando contracciones musculares sin movimiento de la parte corporal implicada (ejercicio isométrico). Y puedes activar los músculos más grandes y más poderosos del cuerpo con movimientos pequeños, sutiles y precisos, aplicados de forma constante, para reafirmar y tonificar esas zonas (ejercicio calisténico).

Y todo esto lo haces aeróbicamente. Como verás en las descripciones e ilustraciones de las diversas técnicas de dar botes que ofrecemos a continuación, puedes trabajar todas las partes del cuerpo con este ejercicio, incluyendo los muslos, las rodillas, las caderas, los glúteos, la cintura, el estómago y los brazos. Rebotar, saltar, hacer una carrera ligera, dar patadas y hacer giros sin moverse del trampolín son actividades que suponen sostener el peso de todo el cuerpo y que fortalecen los músculos, el tejido conectivo, los ligamentos y los huesos. Cambiar el ángulo del cuerpo cambia el estrés sobre los músculos –inclinarse hacia atrás cuando empujas con las piernas pone más tensión en los músculos del estómago; inclinarse hacia delante cuando levantas las piernas después que tu cuerpo pone más estrés en los glúteos–, lo que hace que trabajen distintas células contra la gravedad, lo cual reafirma, eleva y tonifica los músculos e incluso los órganos y la piel. Además, quince minutos diarios es suficiente para que trabajen todas las células de tu sistema pulmonar-cardiovascular al máximo nivel posible.

Calorías totales quemadas:
dar botes frente a una carrera ligera

Calorías quemadas		
Peso corporal (kilogramos)	Correr 1,5 kilómetros (12 minutos a 8 km/h)	Dar botes (12 minutos)
45	47	58
47,5	49	60
50	52	63
52,5	54	65
55	56	67
57,5	59	70
60	61	72
62,5	64	75
65	66	77
67,5	68	79
70	71	82
72,5	73	84
75	75	86
77,5	78	89
80	80	91
82,5	82	93
85	85	96
87,5	87	98
90	89	100
92,5	92	103
95	94	105

Esta tabla procede de la investigación realizada por el doctor Victor L. Katch, Departamento de Educación Física, Universidad de Michigan en Ann Arbor.

El trampolín adecuado

El trampolín adecuado es simplemente un trampolín pequeño y bajo, con una colchoneta sujeta por muelles en espiral, unidos a una plataforma de acero con seis patas de 15 a 20 centímetros de altura. (Las patas con resortes permiten doblar y guardar fácilmente el trampolín). La mayoría son redondos, aunque los puedes encontrar rectangulares, cuadrados o poligonales. La superficie de salto suele ser de unos setenta centímetros de diámetro. En la mayoría de los modelos se puede añadir una barra estabilizadora adicional para cualquiera que necesite o quiera algo a lo que sujetarse para estar estable, para una mayor sensación de seguridad, mientras da botes. Estas barras se sujetan a dos de las patas del soporte y llegan aproximadamente hasta la altura de la cintura.

Los trampolines son bastante baratos, pero hay que tener cuidado, ya que los modelos de menor coste son poco más que juguetes. Dar botes en modelos mal diseñados, normalmente importados de Asia, puede ser perjudicial para los músculos, nervios, articulaciones y tendones del usuario. No tienen demasiado apoyo, y el excesivo impacto que conllevan no es muy diferente de aterrizar en el suelo. Igual que sucede con muchas cosas de la vida, obtienes aquello por lo que pagas. Si puedes permitírtelo, compra un modelo moderno en una tienda de artículos de deporte, unos grandes almacenes, una tienda de venta por catálogo o un establecimiento de productos de salud. Si se lo compras directamente al fabricante –si es posible–, probablemente te permitirá conseguir un precio mejor. (*Véase* sección de recursos). En cualquier caso, un buen trampolín costará menos que la cuota anual de la mayoría de los gimnasios. Y dura muchos años.

Una característica clave que hay que tener en cuenta es cómo está diseñada la red/colchoneta. El material no debe estirarse durante el aterrizaje –los muelles deben hacer todo el trabajo– y debe ofrecer un rebote firme. Una colchoneta de este tipo estará fabricada con el material llamado permatron, que tiene un acabado liso. El permatron es resistente a los rayos ultravioleta y no absorbe la humedad, por lo que no se romperá, como sucede con otros tejidos. La colchoneta debe estar cosida con 6.000 puntadas de hilo de nilón de buena calidad, con dos capas de fuerte cincha de polipropileno cosida alrededor del borde.

El soporte debe ser de acero pesado y estar sujeto a la colchoneta por treinta y seis muelles de diez centímetros de longitud, hechos de alambre de buena calidad, para hacer posible un rebote suave. Los muelles deben estar protegidos por una cubierta protectora. Los capuchones de los muelles impiden el desgaste del armazón. Las bobinas estrechas suelen durar más; las bobinas en forma de tubo que no recubren los muelles de baja calidad necesitan cambiarse frecuentemente. Ése es otro punto que debe considerarse: la sustitución de los muelles debe hacerse directamente con el fabricante; los distribuidores al por menor no suelen tenerlos. Las patas del trampolín deben plegarse fácilmente para poder guardarlo debajo de una cama o detrás de una puerta. Puedes comprar un trampolín de viaje; su armazón puede doblarse por la mitad y venir en un bolso para poder trasportarlo.

Ningún fabricante ha monopolizado el mercado de los trampolines de buena calidad. Un aparato que contiene todas las características de excelencia que he descrito aquí son los trampolines de la marca Needak Health, disponibles en distintos modelos: el original y más resistente, el trampolín de rebotes suaves y el modelo de viaje, y todos ellos vienen con una barra estabilizadora opcional que se sujeta fácilmente.

¿Cuánto es suficiente?

Un punto excelente del enfoque del plan de vida de la milagrosa dieta del pH sobre el ejercicio es que también debes preguntar: «¿Cuándo nos excedemos?». Una razón por la que este programa funciona para todo el mundo es porque cualquiera puede seguirlo. Eso incluye el componente relativo al ejercicio. Cualquier persona de cualquier nivel de habilidad puede empezar este programa y beneficiarse inmediatamente. Y dado que ocupa sólo quince minutos al día, puede adaptarse a la agenda de cualquiera. ¡Incluso a la tuya! Y no te conviene excederte en el ejercicio físico, por el riesgo de acidificar, en lugar de alcalinizar, tu cuerpo.

Este programa supone quince minutos diarios, cinco días a la semana, encima de tu trampolín, un programa completo para una condición física completa. Puedes hacerlo hasta siete días a la semana, y dos o tres veces al día –si así lo deseas–, aunque más de esa cantidad estarás haciendo un exceso de ejercicio. Si no haces ejercicio todos los días, los ácidos se acumularán en tus tejidos y ganarás peso. Para obtener un entrenamiento equivalente sin dar botes, recomiendo una caminata o una carrera ligera de entre treinta y cuarenta y cinco minutos, por un terreno ondulado. Sea cual sea el ejercicio que hagas, asegúrate de que sea aeróbico, útil y saludable. Debes llegar al punto en que comiences a sudar a los diez o quince minutos. Con el ejercicio de dar botes, estarás sudando en la mitad de ese tiempo, en la sección aeróbica del entrenamiento, aproximadamente entre el minuto cinco y el minuto diez. Tienes que sudar para obtener los máximos beneficios del ejercicio.

Todos estos períodos de tiempo suponen que estás ingiriendo una cantidad adecuada de comida (calorías/electrones) cada día. Si comes más de lo que deberías, tendrás que hacer ejercicio durante más tiempo para evitar que el exceso se acumule en los depósitos de grasa de tu cuerpo. Por eso encontrarás consejos contradictorios sobre qué cantidad de ejercicio necesitas. Los expertos no parecen ponerse de acuerdo sobre si deben, o no, tener en cuenta el profundamente arraigado hábito estadounidense de comer demasiado, cuando hacen declaraciones sobre qué cantidad de ejercicio es la ideal. Sin embargo, si sigues el programa dietético del plan de vida de la milagrosa dieta del pH, sé que tu cuerpo estará obteniendo el combustible que necesita –ni más ni menos–, y así podrás planificar tu entrenamiento en consecuencia.

Desarrollar músculo

Dar botes te fortalecerá, como dije antes. Recomiendo una serie adicional de ejercicios para trabajar músculos específicos. Un poco más adelante, en este mismo capítulo, comentaré cómo hacer los ejercicios, pero de momento sólo quiero explicar la técnica general y la teoría sub yacente. Voy a hacer eso porque, a no ser que entiendas de verdad el proceso, no creerás que puede funcionar.

Para un entrenamiento para el cuerpo completo, debes hacer: ocho ejercicios. Repite cada uno de los ocho ejercicios. En el momento en que el músculo esté totalmente flexionado, mantenlo durante al menos quince segundos (y no más de treinta). Vuelve a la posición inicial y continúa con el siguiente ejercicio. Haz esto tres veces a la semana, y eso es todo. Ocho ejercicios, una vez, para un total de aproximadamente dos minutos, y estarás listo. En realidad harás cuatro minutos, ya que tendrás que dar botes sobre el trampolín durante quince segundos después de realizar cada movimiento.

Por eso, este enfoque radical no sólo funciona, sino que lo hace mejor que cualquier otra técnica. La idea general consiste en estimular las contracciones y el flujo sanguíneo hacia los músculos específicos de los que quieras aumentar el tamaño y la fuerza. Flexionar el músculo genera un sitio cargado positivamente, y esto atrae sangre, que está cargada negativamente. Estas cargas opuestas generan circulación hacia el músculo que se está ejercitando. La creación de esta atracción electromagnética de sangre al músculo inicia el fortalecimiento y aumento de tamaño del músculo, ya que los glóbulos rojos se trasforman biológicamente en células musculares. Cuando se aplica peso o tensión a un músculo, éste aplica peso o presión contra las membranas celulares, lo que hace que aumente el flujo sanguíneo. Cuando la sangre llega al músculo, no sólo aporta oxígeno rico en electrones, sino que también empieza a convertirse en una célula embrionaria y después, gradualmente, en una célula muscular, de acuerdo con los principios de la nueva biología (expuesta detalladamente en el libro *La milagrosa dieta del pH*).

✎ Jeffrey

Tengo treinta y cinco años, y llevo haciendo este programa durante aproximadamente un año. Perdí 20 kilogramos en las doce primeras semanas. He pasado de 145 kilogramos a algo menos de 98; de una talla de pantalón grande a una mediana; de una talla de camiseta XXXL a una L. Me levanto lleno de energía y ya no tengo ningún bajón a primera hora de la tarde. Hago ejercicio y lo disfruto por completo. Y mis hijos también están comiendo muy bien.

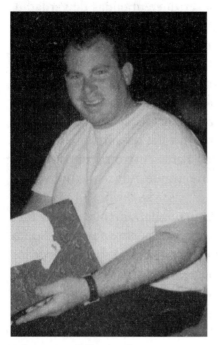

Jeffrey, antes

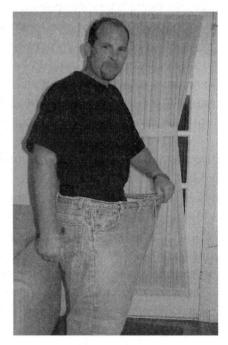

Jeffrey, después

Cuando me informé por primera vez sobre este programa, me quedé totalmente deslumbrado. Empecé de inmediato a hacer cambios pequeños y cómodos, y después comencé a utilizar la bebida verde con las gotas de pH. Antes de eso, mi dieta consistía en pizza, pasta, cerveza, refrescos con cafeína, hamburguesas enormes y comidas fritas de todo tipo. No conocía la palabra «hortalizas». Por supuesto, sabía que seguir comiendo de esa forma llegaría a acabar con mi vida, pero en mi vocabulario tampoco existía la palabra «dieta». Hacer cualquier tipo de esfuerzo por perder peso no estaba entre mis objetivos.

Todo eso cambió cuando descubrí algo nuevo que tenía sentido para mí. Actualmente estoy trabajando para cambiar mi salud a nivel celular. Cuando me llevo comida a la boca, a veces pienso: «¿Esto me ayudará o me perjudicará?» o «¿Esta comida me dará energía o me hará estar más pesado?». Son preguntas muy distintas a las del año pasado, cuando mis pensamientos eran más del tipo: «¿Pepperoni o salchichas?» o «¿Patatas fritas con qué más?».

Lo que permite que esta técnica sea tan eficaz es el hecho de que la sangre se acumula en el músculo durante un período más largo que si se moviera rápidamente, tal como se hace en el formato tradicional de entrenamiento de series y repeticiones. En consecuencia, el músculo no sólo se desarrolla mejor, sino con más rapidez. Sin embargo, es importante dar botes en el trampolín para eliminar cualquier ácido residual generado en este proceso, como se verá en las instrucciones siguientes.

El entrenamiento de los rebotes

En esta sección voy a explicar los ejercicios básicos que puedes hacer en tu trampolín. Al final del capítulo te diré cómo juntarlos todos y combinarlos con el levantamiento de peso antes descrito para crear el plan de ejercicios del plan de vida de la milagrosa dieta del pH. Los ejercicios aparecen aquí aproximadamente en el orden que debes hacerlos: primero el calentamiento y los estiramientos, después la parte aeróbica, y, por último, los ejercicios que trabajan músculos o grupos musculares específicos.

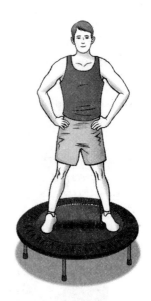

Rebotes suaves. Ésta es la forma en que debes calentar y que compone el movimiento que debes utilizar como transición entre otros ejercicios descritos aquí. Colócate en el centro del trampolín, con una separación entre los pies igual a la anchura de las caderas. Manteniendo la espalda recta, las rodillas ligeramente flexionadas y los brazos colgando a los lados o apoyados en las caderas, da botes hacia arriba y hacia abajo suavemente, sin que los pies se separen de la colchoneta. Los dedos de los pies y los músculos de los gemelos impulsan el movimiento.

Saltos con tijeras. Éste es un ejercicio en el que hay que elevarse, es decir, los pies deben separarse de la colchoneta al botar. También debería ser un movimiento que nos resulte familiar. Comienza en el centro del trampolín con los pies juntos y las manos a los lados. Salta hacia arriba y aterriza con los pies en los extremos de la colchoneta, a la vez que elevas los brazos por los lados, hacia arriba. Salta de nuevo y vuelve a la posición inicial. Este ejercicio es excelente para tus gemelos, cuádriceps, bíceps femorales, glúteos, abdominales, brazos y hombros.

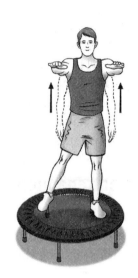

Golpecitos con el pie. Empezando desde un rebote suave, con los pies cerca de los bordes externos de la colchoneta, coloca todo el peso del cuerpo sobre una pierna y lleva la otra hacia el borde externo de la colchoneta, dando un pequeño golpe con el pie. Al mismo tiempo, levanta los brazos por delante del cuerpo, hasta que queden paralelos al suelo. Baja los brazos y después levántalos de nuevo mientras te cambias hacia el otro lado.

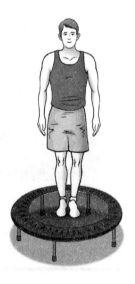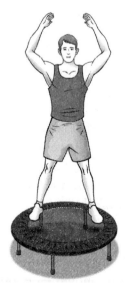

Curl de bíceps femoral y glúteos. Empezando por un rebote suave, coloca todo el peso del cuerpo sobre una pierna y levanta la otra por detrás, flexionada por la rodilla, intentando tocar con el pie en el glúteo. Al mismo tiempo, extiende los dos brazos por detrás de tu cuerpo, con las palmas mirando al cuerpo (un curl de tríceps inverso). Baja los brazos y la pierna y después repite con el otro lado. Inclínate ligeramente hacia delante cuando levantes la pierna por detrás. Asegúrate de sentir la tensión en tus glúteos y tus tríceps).

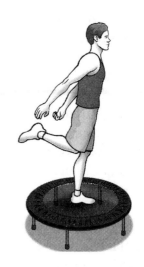

Caminar / carrera ligera. Este ejercicio aeróbico aumenta la circulación cardiovascular y linfática. Debe explicarse por sí mismo. Comenzando en el centro del trampolín, efectúa el movimiento de caminar, correr o esprintar, levantando las rodillas bien altas por delante de tu cuerpo. Procede a tu propia velocidad; no esperes a que el trampolín haga rebotar la pierna hacia arriba.

Empieza haciendo cincuenta rebotes de esta forma, y después progresa hasta cien, ciento cincuenta, y, por último, doscientos. Debes realizarlo durante unos tres a cinco minutos.

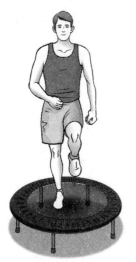 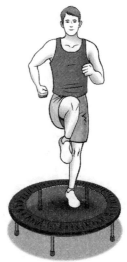

189

Variante: para obtener beneficios adicionales, esprinta lo más rápidamente que puedas durante veinticinco rebotes o quince segundos, lo que ocurra antes. Continúa con diez rebotes suaves. Ve aumentando gradualmente hasta cien rebotes con sprint, haciendo diez rebotes suaves después de cada serie de veinticinco. Este ejercicio constituye un entrenamiento óptimo para el sistema cardiovascular. Además, será un entrenamiento extremo para tus glúteos, bíceps femorales, cuádriceps, brazos y abdominales. Asegúrate de volver al rebote suave durante al menos quince segundos después de este o cualquier ejercicio isométrico o isotónico, a fin de eliminar cualquier acumulación de ácido láctico.

Mano a la rodilla. Corre suavemente, alternando golpecitos con la mano izquierda en la rodilla derecha y con la mano derecha en la rodilla izquierda. Este ejercicio ayuda a la coordinación y al equilibrio, a la vez que permite entrenar todo el cuerpo.

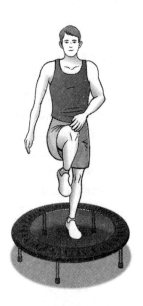

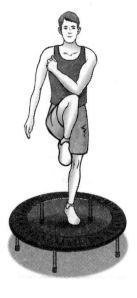

Codo a la rodilla. Da botes y levanta la rodilla derecha para que golpee con el codo izquierdo. Después da un bote con los dos pies antes de levantar la rodilla izquierda para que toque con el codo derecho. Sigue alternando ambos lados con un bote con los dos pies antes de cambiar de lado. Éste es otro ejercicio excelente para el equilibrio y la coordinación.

Mano al talón. Da un bote, lleva la pierna derecha por detrás del cuerpo y golpea en el talón con la mano izquierda. Da un bote con ambos pies y después haz lo mismo con el lado opuesto. Sigue alternando. Éste es otro ejercicio excelente para el equilibrio y la coordinación.

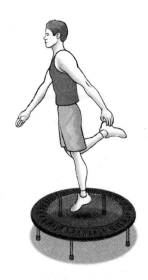

Rebote alto. Un ejercicio para todo el cuerpo. Empieza permaneciendo erguido de forma natural en el centro del trampolín. Flexiona las rodillas y utiliza los gemelos y los dedos de los pies para botar sobre la colchoneta (elevándote entre diez y veinticinco centímetros), y aterriza de nuevo en el mismo sitio. Puedes hacer este ejercicio con los brazos colocados a los lados del cuerpo o extendidos sobre la cabeza.

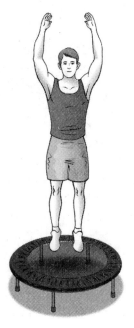 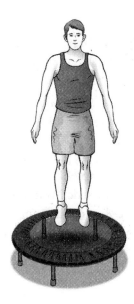

191

Sprints con las rodillas altas. Corre enérgicamente, levantando las rodillas lo más alto posible. Este excelente ejercicio aeróbico trabaja todo el cuerpo.

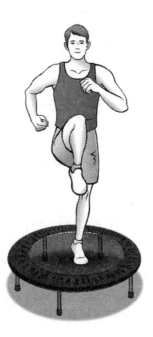

Curl de tríceps. Con los pies juntos y las rodillas ligeramente flexionadas, rebota suavemente sobre los metatarsos, inclinando el cuerpo hacia delante unos 10 grados, y haz un curl de tríceps inverso extendiendo los dos brazos por detrás del cuerpo, las palmas mirando hacia el cuerpo. Tus pies deben despegarse al rebotar. Este sencillo movimiento trabaja los gemelos, cuádriceps, bíceps femorales, glúteos, tríceps y abdominales.

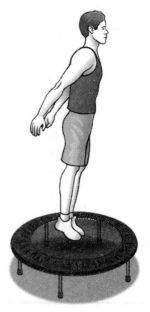

Remo con el cuerpo erguido. Este ejercicio trabaja el pecho, los abdominales, la parte superior de los brazos, los hombros, los gemelos, los cuádriceps, los bíceps femorales y los glúteos. Desde un rebote suave, echa todo el peso del cuerpo a un lado y levanta la otra rodilla hasta que el muslo quede casi paralelo al suelo, y después cambia de pierna: es básicamente un movimiento de marcha. Los brazos deben comenzar situados a los lados; después levántalos, con los codos hacia fuera, hasta que las manos queden frente al pecho, haciendo el gesto de remar. Vuelve a poner los brazos a los lados.

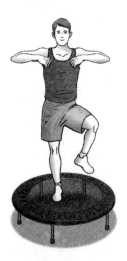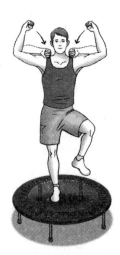

Si lo deseas, utiliza este ejercicio como parte de tu rebote de estiramiento antes de la parte aeróbica/cardio de tu entrenamiento.

Variante: utilizando los mismos movimientos de piernas, levanta los brazos sobre la cabeza y después baja los puños, con los pulgares hacia abajo, hasta los hombros, con los codos hacia fuera; vuelve a levantarlos para empezar, y así sucesivamente.

El lado a lado. Éste es un buen ejercicio para los muslos, las caderas y el estómago. Permanece de pie con los pies con una separación ligeramente mayor que la anchura de caderas y los brazos por delante del cuerpo, no completamente extendidos, con las manos a la altura de las caderas. Muévete de lado a lado dando rebotes suaves, cambiando el peso del cuerpo de un lado a otro en un movimiento rítmico y fluido.

Los principiantes deben mantener sus pies sobre la colchoneta; en versiones más avanzadas, los pies pueden despegarse de ella.

Es un excelente ejercicio de transición para hacer justo después del calentamiento con rebotes suaves.

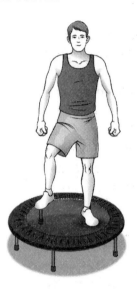

El slalom. Empieza en la parte central derecha de la colchoneta, con las piernas juntas y los pies paralelos, con los dedos apuntando hacia delante y hacia la izquierda. Da botes separando los pies de la colchoneta y cambia de posición de forma que aterrices en la parte central izquierda, con los dedos de los pies apuntando hacia delante y hacia la izquierda. Repite alternando ambos lados. Las rodillas y las caderas deben estar ligeramente flexionadas, como un esquiador. Toda la acción tiene lugar por debajo de las caderas, mientras la parte superior del cuerpo 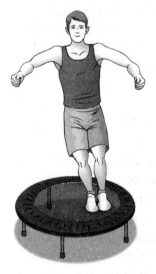 permanece prácticamente inmóvil, mirando hacia delante. Mantén la espalda recta y haz que el peso recaiga sobre los metatarsos. Este ejercicio es excelente para la coordinación y el fortalecimiento de los gemelos, los cuádriceps y los músculos del torso, especialmente las caderas. También aísla los bíceps femorales, los glúteos y los abdominales. Es una forma excelente de mejorar tu equilibrio. Si decides utilizar pesas de mano durante el ejercicio, agárralas como si fueran bastones de esquí.

La lavadora. Comenzando en la parte central del trampolín, rebota y gira las caderas y las piernas hacia la izquierda, y el pecho y los hombros hacia la derecha. El brazo derecho se extiende hacia el lado, a la altura del hombro, mientras el izquierdo, a la misma altura, se flexiona de forma que el puño quede delante del pecho y el codo apunte hacia el lado. En el siguiente rebote, cambia de posición de forma que las caderas y las piernas vayan hacia la derecha, y el pecho, los hombros y los brazos hacia la izquierda. Sigue alternando ambos

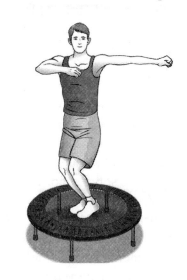

lados. Mantén la espalda recta y las rodillas ligeramente flexionadas. (Para reducir la intensidad, no levantes tanto los brazos). Este ejercicio trabaja los gemelos, los cuádriceps, los bíceps femorales, los glúteos, los abdominales, los hombros y los bíceps. Este movimiento es excelente para la cintura y para la digestión.

Levantamiento de rodilla hacia delante. Dando botes en el centro del trampolín, levanta una rodilla hasta la altura de la cintura, de forma que el muslo quede paralelo al suelo, mientras los brazos se mueven como si estuvieras sujetando una bandeja que fueras a romper con la rodilla levantada. Los principiantes deben mantener el otro pie sobre la colchoneta; los más avanzados deben dejar que el pie que sostiene el cuerpo se despegue de la colchoneta al rebotar. Este ejercicio trabaja gemelos, cuádriceps, glúteos, bíceps femorales, abdominales, pecho, brazos y hombros.

Rebote abdominal. Este ejercicio se centra en los glúteos y los abdominales. En cada una de las variantes que trabajan los músculos abdominales, en realidad rebotas sobre los glúteos, con las piernas sobre el suelo o en el aire.

Variante 1: para principiantes. Da botes con la espalda recta (perpendicular al suelo), las piernas dobladas, de forma que los pies apoyen toda la planta en el suelo, y las manos descansando sobre el borde del trampolín. Una vez que domines este movimiento, inclínate 45 grados hacia atrás, pero deja los pies sobre el suelo. Aumenta la dificultad levantando una pierna y después la otra, mientras das botes, y/o colocando las manos detrás de la cabeza.

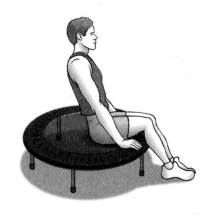

Variante 2: para avanzados. Siéntate en el centro del trampolín, inclínate hacia atrás hasta formar un ángulo de 45 grados y levanta las piernas hasta un ángulo de 45 grados, de modo que tu cuerpo forme una «V». Da botes sobre los glúteos sin tocar el trampolín con las manos, con los brazos colocados por delante, como si estuvieras sujetando las riendas de un caballo. Mantén la vista mirando

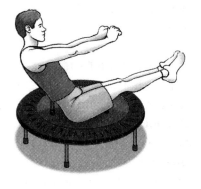

hacia delante para equilibrarte, y tensa los músculos abdominales superiores e inferiores cuando des botes. Ésta es una forma difícil, pero muy efectiva, de hacer este ejercicio. Aumenta la dificultad moviendo los brazos arriba y abajo (mientras aún «sujetas las riendas»).

Variante 3: mientras te encuentras en la posición en forma de «V», alterna las piernas, mientras rebotas de lado a lado, aterrizando alternativamente en el glúteo izquierdo y en el derecho. Rebota primero con una pierna recta y extendida, paralela al suelo o ligeramente elevada, y la otra flexionada y dirigida hacia el pecho. Después, mientras extiendes la pierna flexionada, encoge la pierna extendida; sigue alternando. Aumenta la dificultad haciendo un encogimiento de abdominales, llevando ambas piernas hacia el pecho, con las rodillas por delante, y después extendiéndolas por completo de nuevo, volviendo a la posición de «V».

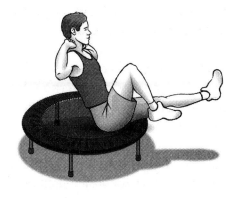

Entrenamiento con pesas

Si alguna vez has entrenado con pesas, estos movimientos (y la técnica) sin duda ya te resultarán familiares. Debes hacer una repetición de cada ejercicio. Una serie de una repetición. Ésta es la técnica de desarrollo de los músculos más eficaz y efectiva de todas las disponibles. Y es muy sencilla; incluso alguien que nunca antes haya agarrado una pesa puede hacerla. Y, además, hacerla no es tan fácil como parece.

Utiliza la máxima cantidad de peso que puedas sujetar en el punto de máxima resistencia, entre quince y treinta segundos. Si no puedes mantenerlo durante quince segundos, entonces baja de peso. Cuando puedas mantenerlo durante más de treinta segundos, aumenta el peso. No necesitas pesos muy pesados. Yo comienzo con 10 kilogramos en cada mano cuando trabajo mis brazos, por ejemplo. Tal vez descubras que necesitas diferentes cantidades de peso para los distintos ejercicios.

Después de realizar cada ejercicio, inspira profundamente por la nariz y espira por la boca. Después haz el rebote suave en el trampolín durante quince segundos para eliminar cualquier acumulación de ácido en el músculo que se ha trabajado.

Sentadillas con mancuernas. Este ejercicio trabaja los muslos. Ponte de pie con los pies con una separación ligeramente mayor que la anchura de los hombros y las puntas mirando hacia fuera. Cogiendo una mancuerna en cada mano, con los brazos a los lados del cuerpo y las palmas mirando hacia los muslos, flexiona tus rodillas hasta que los muslos queden paralelos al suelo. Mantén la espalda plana y la cabeza erguida. Mantén la posición un momento y después vuelve a la posición inicial, lentamente y con un buen control.

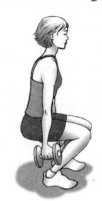

Zancadas inversas (con pasos hacia atrás). Este ejercicio trabaja la parte posterior de los muslos. Ponte de pie con los pies con una separación igual a la anchura de las caderas, con los brazos a los lados del cuerpo y con una pesa en cada mano. Da un paso hacia atrás y flexiona ambas rodillas, bajando el torso (manteniéndolo erguido) hacia el suelo, hasta que tu muslo delantero quede paralelo al suelo y el posterior esté perpendicular a él. Mantén la posición un momento, después levántate lentamente y vuelve a colocar los pies juntos.

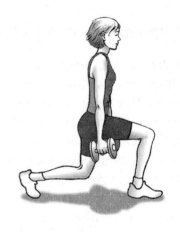

Press de banca con mancuernas. Este ejercicio trabaja el pecho. Túmbate en el suelo de espaldas o, mejor aún, en un banco para hacer press de banca. Con una mancuerna en cada mano (o utilizando una barra si la tienes), comienza con los brazos levantados y extendidos hacia el techo, con las manos con una separación un poco menor que la anchura de los hombros. Con un control muy estricto, baja las pesas hacia la parte superior del pecho, flexionando los codos hacia los lados. Haz una breve pausa y comienza a levantar de nuevo hasta que alcances el punto de máxima resistencia, aproximadamente a medio camino, con los codos todavía flexionados. Mantén la posición un momento. Después vuelve lentamente a la posición de inicio, con los brazos extendidos.

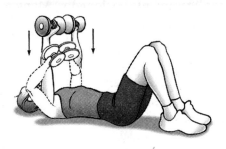

Remo con mancuernas a dos brazos. Este ejercicio trabaja la espalda. Siéntate en el suelo, inclinándote hacia atrás hasta formar un ángulo de 45 grados, con las piernas extendidas al frente, o flexionados por las rodillas y con los pies plantados en el suelo. Extiende los brazos por delante del cuerpo, en paralelo al suelo, a la altura de los hombros, con una mancuerna en cada mano. Las palmas pueden estar mirándose, o bien mirando al suelo.

Lleva la mancuerna hacia el pecho –debe retroceder un poco por detrás de la altura del torso– y mantén la posición. Vuelve a la posición inicial controladamente.

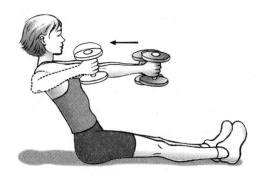

Elevaciones laterales de mancuernas. Este ejercicio trabaja tus hombros. Ponte de pie erguido, con los pies juntos. Agarra una mancuerna en cada mano, con los brazos a los lados y con las palmas mirando a los muslos. Levanta los brazos por los lados hasta que estén paralelos al suelo. Mantén los codos ligeramente flexionados. Mantén la posición y después baja los brazos lentamente y con control hasta la posición inicial.

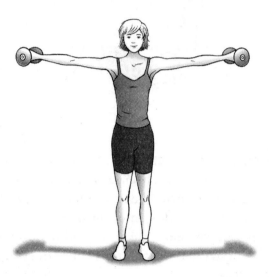

Curls con mancuernas. Este ejercicio trabaja los bíceps de tus brazos. Ponte de pie con los pies con una separación igual a la de las caderas, con una mancuerna en cada mano y los brazos colgando por delante del cuerpo, con las palmas mirando hacia delante, separadas del cuerpo. Manteniendo los codos apoyados en la cintura, lleva el peso hacia a-delante y hacia arriba, en un movimiento circular hacia el pecho. No utilices tirones bruscos ni tomes impulso para comenzar el movimiento; debe ser un movimiento

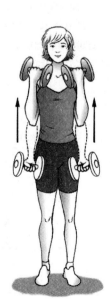

suave y continuo. Detente brevemente en la parte superior, desciende de manera controlada hasta que alcances el punto de máxima resistencia y mantenlo. Los músculos del brazo y del pecho deben estar tensos. Después vuelve poco a poco a la posición inicial.

Extensión de tríceps con mancuernas. Este ejercicio trabaja los tríceps de tus brazos. Ponte de pie con los pies separados e inclínate ligeramente hacia delante manteniendo la espalda recta y los brazos a los lados, con una mancuerna en cada mano. Las palmas deben mirar hacia atrás o, para notar una sensación distinta, hacia los muslos. Levanta los brazos extendidos directamente por detrás de tu cuerpo, apartándolos del cuerpo, lo más alto que puedas. Mantén la posición en la parte superior del arco y después vuelve lentamente a la posición inicial.

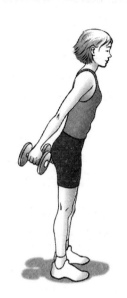

Elevación de talones de pie. Este ejercicio trabaja tus gemelos. Ponte de pie con los pies con una separación igual que la anchura de las caderas, con un peso en cada mano y los brazos extendidos a los lados. Eleva los talones apoyándote en los metatarsos, todo lo alto que puedas. Mantén la posición y después desciende lentamente hacia el suelo.

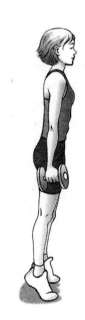

El entrenamiento del plan de vida de la milagrosa dieta del pH

El entrenamiento del plan de vida de la milagrosa dieta del pH tiene dos fases ligeramente distintas para hacer en días alternos.

1. Haz quince minutos en el trampolín cada día, o al menos cinco días por semana.
2. Tres veces por semana (días no consecutivos), añade los ocho ejercicios de levantamiento de peso.

Y el domingo descansa. Tu cuerpo también lo necesita.

Calentamiento. Comienza cada entrenamiento con un calentamiento.

- Haz el rebote suave durante dos minutos para aumentar el flujo sanguíneo y para que todo empiece a moverse, preparando tu cuerpo para el trabajo que se va a realizar.
- El ejercicio del golpecito con el pie y el de lado a lado son buenos para calentar.

Respiración

Si lo deseas, puedes añadir este ejercicio de respiración profunda a tu entrenamiento, con el objetivo de aumentar la alcalinidad de tu cuerpo. Comienza poniéndote de pie con los brazos a los lados del cuerpo. Levanta los brazos por los lados, sobre la cabeza, manteniendo las palmas mirando hacia arriba, hasta que lleguen a tocarse por encima de la cabeza. Inspira profundamente por la nariz mientras levantas los brazos hacia arriba y a los lados. Cuando alcancen la altura de los hombros, sigue inspirando, pero ahora por la boca, y sigue levantando los brazos hasta que las palmas se toquen por encima de tu cabeza. Cuando hagas esto deberías sentir el oxígeno entrar profundamente en tus pulmones. Deja que el aire salga por la boca, poco a poco, mientras los brazos vuelven a los lados del cuerpo. Tal vez quieras retener el aire contando hasta cuatro, mientras los brazos están por encima de la cabeza y los pulmones están llenos de oxígeno, antes de soltar el aire y bajar los brazos. Espirar por la boca prolonga la espiración y ayuda a liberar el aire que suele quedarse en los pulmones cuando respiramos superficialmente –un aire que contiene más dióxido de carbono ácido– y a reemplazarlo con aire fresco alcalinizante que contiene más oxígeno.

Puedes hacer este ejercicio respiratorio dentro o fuera del trampolín (aunque sólo cuenta como calentamiento si das botes mientras lo haces). Recomiendo que lo hagas todos los días, entre diez y quince veces. Iniciará el proceso de alimentar con oxígeno todo el cuerpo, y especialmente el cerebro, lo que aumentará la circulación y mejorará la función cognitiva, y te mantendrá alcalino y delgado.

Estiramiento. La siguiente fase es un estiramiento de dos minutos mientras haces un suave rebote con los pies colocados con una separación igual a la de la anchura de los hombros.

- Para el primer estiramiento, lleva ambas manos por encima de la cabeza y estíralas lo más alto que puedas. Inclínate a la izquierda y después a la derecha, durante veinticinco rebotes.

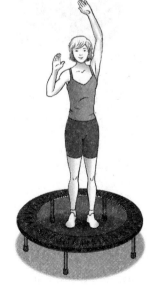

- En segundo lugar, estira tu brazo derecho por encima de la cabeza lo máximo posible, y después flexiónalo por el codo y lleva tu mano por detrás de la cabeza y el cuello. Utiliza la mano derecha para estirar el brazo izquierdo suavemente por detrás de la cabeza, reteniendo durante cinco segundos, o unos tres rebotes. Después cambia de brazo.

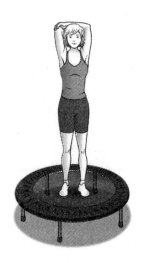

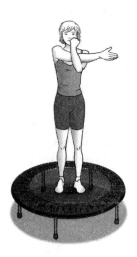

- Para el tercer estiramiento, extiende el brazo derecho cruzando por delante del pecho, tirando suavemente por la parte superior del brazo hacia tu cuerpo, con la mano izquierda. Mantén la posición durante unos cinco segundos, o unos tres rebotes. Haz lo mismo con el otro brazo. Para un estiramiento más avanzado, da patadas hacia delante o hacia atrás, alternando las piernas.

- Puedes también utilizar el remo con el cuerpo erguido, el salto con tijeras, el golpecito a un lado, el lado a lado y el curl de bíceps femorales y glúteos, como parte de tus dos minutos de estiramiento.

Pesas. El día que hagas los ejercicios de levantamiento de peso antes descritos, deben efectuarse a continuación. Puedes hacerlos en el trampolín o fuera de él, pero independientemente de esto, asegúrate de dar botes durante quince segundos entre cada ejercicio.

Trampolín. Todos los días (o al menos cinco veces por semana) debes realizar los ejercicios de trampolín descritos en este capítulo. También están divididos en dos partes. En primer lugar, la parte de acondicionamiento cardiovascular, seguida por la parte isométrica que trabaja músculos específicos (distintos del corazón).

1. Debes pasar cinco minutos concentrándote en los aeróbicos, corriendo, trotando o caminando sin moverte del sitio, y/o haciendo el bote alto, los sprints con las rodillas elevadas o los saltos con tijeras.

Trota o corre sin moverte del sitio durante al menos doscientos rebotes. Durante el tiempo que quede, combina otros ejercicios si lo deseas, progresando desde veinticinco rebotes de cualquiera hasta cien. Para cada ejercicio de rebotes isométrico, comienza haciendo una serie de veinticinco rebotes de cada uno, antes de pasar al siguiente ejercicio. Cuando hayas dominado eso, sube hasta cincuenta rebotes, después a setenta y cinco, y finalmente a cien. Intenta aumentar cada semana, de forma que, después de cuatro semanas, hayas llegado al total de cien, aunque puedes imponerte un ritmo distinto, si quieres o lo necesitas. Asimismo, tal vez estés preparado para más repeticiones de algunos movimientos antes que de otros, y no hay problema en ello. Siempre que estés dando botes durante quince minutos diarios, estarás obteniendo beneficios.

2. Pasa otros cinco minutos trabajando partes específicas del cuerpo, con una serie que incluye algunos –o todos– de los siguientes:

   - Levantamiento de rodilla hacia delante
   - Mano a la rodilla
   - Codo a la rodilla
   - Mano al talón
   - Sprints con las rodillas elevadas
   - Curl de bíceps femorales y glúteos
   - Curl de tríceps
   - Remo con el cuerpo erguido
   - Lavadora

- Slalom
- Ejercicios abdominales (pero déjalos para el final)

Si no puedes realizar todos los ejercicios en el tiempo estipulado y no quieres ir a un ritmo excesivamente rápido, haz los que incidan en las zonas de tu cuerpo que necesiten más trabajo. O los que creas que son más divertidos. No obstante, asegúrate de trabajar los abdominales en todas las ocasiones, con al menos veinticinco rebotes de cada variante que realices.

Vuelta a la calma. La fase final de cada entrenamiento es la vuelta a la calma haciendo el rebote suave durante un minuto. Éste es otro buen momento para efectuar el ejercicio de respiración profunda, si decides hacerlo.

El entrenamiento del plan de vida de la milagrosa dieta del pH, de un vistazo

- Calentamiento: dos minutos
- Estiramientos: dos minutos
- Levantamiento de peso: cuatro minutos (tres veces/semana)
- Rebotes aeróbicos/cardiovasculares: cinco minutos
- Rebotes isométricos: cinco minutos, incluyendo al final un rebote de abdominales durante veinticinco rebotes, por lo memos
- Vuelta a la calma: un minuto

Incrementa el programa

Una vez hayas dominado el entrenamiento básico del plan de vida de la milagrosa dieta del pH, hay un par de procedimientos con los que puedes aumentar la intensidad del entrenamiento. Son siempre opcionales; el programa básico es suficiente para que cualquiera se mantenga con un peso saludable. No obstante, para quienes deseen desarrollar sus músculos de forma más precisa, o ampliar la sesión, o simplemente efectuar un cambio de ritmo, a continuación ofrecemos algunas opciones:

Utilizar pesas sobre el trampolín. Puedes aumentar la resistencia utilizando pesas de mano o ancladas al tobillo, para cualquiera de las partes de tu entrenamiento de trampolín. La fuerza de la gravedad incrementa el peso multiplicándolo por 1,5 cuando haces contacto con la colchoneta, por lo que ésta es una forma muy potente de aumentar el tamaño y la fuerza de los músculos con rapidez. Pero tendrás que utilizar pesos muy ligeros. Comienza con pesos de medio kilogramo, aumentando (si quieres o puedes) hasta 1 o tal vez 1,25 kilogramos. Aunque progreses en algunos ejercicios, los pesos menores pueden seguir siendo lo mejor para otros. Yo suelo utilizar 1,25 kilogramos, por ejemplo, pero sólo medio kilogramo cuando hago saltos con tijeras. Si usas pesas en el trampolín, te recomiendo que empieces con pesas durante veinticinco rebotes al principio, subiendo en series de veinticinco, hasta que puedas hacer cien rebotes con las pesas. Si quieres aumentar el peso, hazlo gradualmente, y sólo después de dominar los cien rebotes con el peso original.

También puedes hacer tus ocho ejercicios de levantamiento de peso sobre el trampolín, si lo deseas, efectuando un suave rebote. Utiliza tus mancuernas normales para este propósito. Otra alternativa, si empleas mancuernas ligeras para la mayor parte de tu entrenamiento de rebotes, es no añadir peso extra de ningún modo y realizar todo el entrenamiento, cada día, en sólo quince minutos.

Saltos pliométricos. Esto implica incrementar la intensidad aumentando la velocidad. Es decir, haz lo que hacías, pero de manera más rápida. Esto te permite mejorar tu coordinación y tu agilidad, lo cual reduce el riesgo de lesión, además de intensificar tu entrenamiento aeróbico. Comienza haciendo uno o dos movimientos con rapidez en tu rutina habitual y domínalos antes de añadir más, uno a uno. Puedes empezar haciendo sólo rápidamente una parte de los rebotes de cada ejercicio, e ir progresando hasta hacer toda la serie de esta forma.

✏️ Ryan

Me sentía muy descontento con el aspecto de mi cuerpo, así que decidí participar en un concurso de acondicionamiento físico y pérdida de peso relacionado con un libro éxito de ventas. Puse mucha dedicación, pero no obtuve ningún resultado. Después me cambié al programa de la milagrosa dieta del pH y perdí 14 kilogramos de grasa, a la vez que gané 5 kilogramos de músculo, en sólo doce semanas. Conseguí ser uno de los ganadores de ese concurso, e incluso gané al campeón del año anterior. Todo ello sin carne roja, pollo ni bebidas de proteína, desarrollando músculo gracias a la sangre y construyendo sangre con alimentos y bebidas verdes.

Hacer ejercicio de modo seguro

Ya has aprendido el consejo de seguridad más importante en lo relativo a hacer ejercicio de forma segura, eficiente y eficaz: hazlo de manera que alcalinice –y no acidifique– tu cuerpo. Además, a continuación ofrezco algunos consejos básicos sobre integrar el ejercicio en tu vida, de una manera totalmente beneficiosa.

- Mantente hidratado. Necesitas más agua (o bebida verde) mientras haces ejercicio.
- Comienza lentamente y progresa poco a poco hasta cumplir todo el programa. Esto es en especial importante si no has estado activo, pero también es aplicable cuando ya lo eres, pero comienzas una nueva forma de ejercicio. Empieza con pesos menores e increméntalos poco a poco. Comienza con menos repeticiones y ve progresando. Primero haz sólo el rebote suave y progresa hasta llegar a saltos más complicados. O bien da botes durante períodos más breves hasta que estés preparado para los quince minutos completos.
- Utiliza la barra de apoyo siempre que estés haciendo un rebote nuevo o complicado, especialmente cualquier cosa que implique alejar tus piernas del cuerpo. A medida que ganes fuerza y equilibrio, descubrirás que no ya no necesitas la barra.
- Evita los entrenamientos en exceso rigurosos. Más no tiene por qué ser mejor.

- No hagas ejercicio cuando estés muy enfermo. A veces tu cuerpo necesita descansar más que hacer ejercicio. Cuando empieces a notar que vuelves a tener energía, ya puedes continuar con tu programa habitual, aunque necesites modificarlo temporalmente.
- Consulta con tu profesional de la salud antes de emprender este o cualquier programa de ejercicios.

Suda más, pesa menos

Si haces ejercicio moderadamente, pero no sudas o no sudas mucho, prueba las siguientes estrategias para conseguir que los ácidos salgan de tu cuerpo:

- Asegúrate de beber la cantidad de agua recomendada en el capítulo 5. Auméntala gradualmente si es necesario.
- Bebe al menos un litro de bebida verde, por lo menos treinta minutos antes de hacer ejercicio.
- Haz ejercicio con más frecuencia, o durante períodos más largos de tiempo. Haz treinta minutos, en lugar de quince, o sigue tu rutina de quince minutos dos veces al día. En general, una frecuencia mayor es mejor que entrenar más tiempo.
- Si no puedes hacer ejercicio, aun así puedes sudar: toma una sauna de calor seco por infrarrojos a 60 °C. Asegúrate de hidratarte con bebida verde. Este tipo de sauna es el mejor ejercicio pasivo que puedes hacer. Aumentará la circulación de la sangre, iniciará el movimiento de los fluidos linfáticos e incrementará la frecuencia cardíaca, como si estuvieras moviéndote. ¡Y sudarás!
- Cepíllate la piel diariamente para abrir los poros. Puedes hacer esto en la ducha, después de entrenar.
- Toma un baño con sales de Epsom para abrir los poros y eliminar toxinas ácidas.
- Sométete a un masaje linfático dos veces por semana para eliminar los ácidos de los tejidos, a través del sistema linfático.

Mi objetivo es conseguir que este programa sea igual de divertido que eficaz, y espero que disfrutes rebotando lo mismo que yo. Si no es así, elige alguna otra cosa que te interese; el ejercicio sólo funciona si lo haces de verdad. Algo de este programa que es estupendo es que obtendrás refuerzo positivo en cuanto observes que tu cuerpo empieza a tonificarse y reafirmarse, y que pierdes kilogramos a la vez que el exceso de ácido mediante una alimentación y un ejercicio correctos, con sólo quince minutos diarios.

Capítulo 11

Siete pasos para un peso ideal

El primer paso hacia el conocimiento es saber que somos ignorantes.

Lord David Cecil

El cuerpo tarda entre tres y cuatro meses en renovar todas sus células sanguíneas. Es decir, cada tres o cuatro meses tienes un conjunto completamente nuevo de células sanguíneas. En consecuencia, doce semanas siguiendo este programa es suficiente para reemplazar toda, o la mayor parte, de la sangre que ahora tienes por células sanguíneas totalmente sanas. Con una sangre sana llega un cuerpo sano, y un cuerpo sano no emplea los kilogramos de más. Vive la milagrosa dieta del pH para perder peso de forma saludable y ella cambiará no sólo tu peso, sino también tu vida. Para siempre. Serás, tanto metafórica como literalmente, una persona distinta tres meses después de este momento.

Decenas de miles de hombres, mujeres y niños han seguido el estilo de vida alcalino para perder peso y mantenerlo, y para estar sanos y fuertes. Tienes que experimentar en ti mismo la diferencia de cómo sientes, piensas y actúas, a fin de entender la profundidad del cambio que va a conllevar para ti.

Algunos lectores se lanzarán ahora mismo, lo cumplirán todo y verán resultados inmediatos. Si es un enfoque con el que te sientas cómodo –se trata de algo personal–, entonces te animaré a que lo sigas. Sin embargo, la mayoría de la gente se beneficiará con un cambio menor. Si perteneces a esta segunda categoría, entonces te recomiendo que efectúes gradualmente los seis primeros pasos que explico en este capítulo, de forma que cuando llegues al séptimo –que en realidad es, como comentaré después, el comienzo de tus doce semanas– estés completamente preparado para cumplir el programa al máximo. Ésa es la mejor fórmula que conozco para unos resultados totales que serán cien por cien permanentes. Tu vida cambiará con tanta seguridad dando un pequeño paso cada vez como lo hacen quienes primero saltan y después preguntan. Y es más probable que sea un cambio que se sienta como algo natural, al que serás fiel. Un cambio de por vida.

Así que este capítulo te enseña a ensamblar todas las piezas que hemos ido explicando en este libro: hidratar tu cuerpo, comer correctamente, hacer ejercicio de manera adecuada, tomar tus suplementos y limpiarte emocional, psicológica (objetivos) y espiritualmente (limpieza por dentro y por fuera). Después, por último, estarás listo de verdad para comenzar. Con el paso 7 comenzarás con una limpieza líquida, una transición hacia el programa total del plan de vida de la milagrosa dieta del pH, y un viaje hacia una persona nueva, delgada, sana y energética.

Paso 1. Hidrátate

Tu primer paso hacia el peso ideal debe ser, por todas las razones expuestas en el capítulo 5, hidratar completamente tu cuerpo. Ésta es una forma suficientemente sencilla de empezar: ¡bebe agua! Agua de calidad, por supuesto. Agua alcalina (con un pH de 9,5 o superior). Si no tienes una máquina purificadora de agua para hacer la labor, compra agua destilada y añádele bicarbonato sódico, clorito sódico o silicato sódico, tal como describimos en el capítulo 5.

Debes comprometerte a conseguir toda el agua que tu cuerpo necesite para estar sano y con un peso saludable. Para tal fin, tómate un minuto para calcular cuánta agua precisa, y planifica cómo vas a conseguirla. Registrar la cifra en el espacio que ofrecemos al final de esta sección te ayudará a establecer el buen camino y a seguirlo.

Necesitas todos los días un litro de agua alcalina por cada 15 kilogramos de peso. De este modo, una persona de 95 kilogramos necesita siete litros diarios, una persona de 68 kilogramos, cinco, y así sucesivamente. Anota tu ingesta de agua alcalina deseada en el espacio que hay al final de esta sección. Calcula cuánta agua bebes de verdad cada día, en este momento. Cuenta sólo el agua alcalina, no los refrescos, los zumos de fruta, el café u otros líquidos edulcorados, con cafeína o con gas. Anótala en el espacio que ofrecemos en la tabla correspondiente. Después calcula cuánta agua *adicional* debes beber cada día para lograr tu objetivo, y anótala también.

Ve aumentando la cantidad poco a poco hasta lograr tu objetivo. Te recomiendo que cada día aumentes un poco la ingesta de agua alcalina, en el transcurso de una semana. Divide por 7 la cantidad de agua que vas a añadir –la cantidad que aumentarás cada día, durante una semana, hasta que llegues a tu objetivo– y elabora un plan. Hazlo realidad: anótalo en la tabla. Llévalo contigo, o ponlo en algún lugar donde lo puedas ver con frecuencia. Después, llévalo a cabo.

Por ejemplo, si pesas 80 kilogramos, necesitas beber seis litros de agua alcalina y rica en electrones cada día. Si ya tomas una media de 2,5 litros diarios (que sería bastante adecuada para los típicos baremos estadounidenses), debes añadir 3,5 litros más. Dividido por 7, significa medio litro de agua diario a lo largo de la próxima semana. Bebe mañana 3 litros, pasado mañana 3,5 litros, el día siguiente 4, y así sucesivamente. Tu tabla tendrá un aspecto como éste:

	Cantidad de agua a añadir (litros)	Objetivo diario (litros)
Día 1	1/2	3
Día 2	1/2	3,5
Día 3	1/2	4
Día 4	1/2	4,5
Día 5	1/2	5
Día 6	1/2	5,5
Día 7	1/2	6

Si la cantidad que has calculado parece mucho para añadir cada día, puedes prolongar el período de tiempo que vas a tardar en lograr tu objetivo, hasta diez días o dos semanas, o a lo que consideres necesario. Si haces eso, tu progreso tal vez no sea tan rápido. Pero se trata de un plan para toda la vida, y tomarte el tiempo necesario para hacerlo correctamente, de un modo que te resulte cómodo, hará que sea más probable que lo sigas y que tengas éxito a largo plazo. Por supuesto, «gradual» tampoco tiene que ser para todos; si eres una persona decidida, pasa a beber la cantidad que te has propuesto como objetivo hoy mismo. Si tu cuerpo reacciona con excesiva fuerza, siempre puedes reducir y hacerlo de forma progresiva y lenta.

Soy consciente de que esto al principio parecerá una cantidad excesiva para beber. Y será un gran reto para la mayoría de la gente. Puede resultar útil programar tu ingesta, al menos al principio: un litro lo primero al levantarse por la mañana, otro a las 10 de la mañana, otro con el almuerzo, y así sucesivamente, a lo largo del día, con un litro final antes de irte a la cama. (Una vez más: comprométete a anotarlo). Debes tener a mano agua alcalina en todo momento. Una vez que empieces, descubrirás que, cuanta más agua proporciones a tu cuerpo, más agua necesitará y más agua querrás. Desarrollarás este hábito, y ya no tendrás que pensar mucho en él. Ansiarás tomar agua.

Si llegas a un punto en el que este plan deja de funcionar, en el que haya dejado de perder peso, pero aún no tienes el peso ideal, entonces lo primero que debes comprobar es tu nivel de hidratación. Cuando mis clientes dejan de obtener los resultados que desean, o se estancan, casi siempre se debe a que han dejado de hacer las cosas que daban resultado al principio. Lo más frecuente es que dejen de hidratarse por completo. Cuando vuelven a tomar toda el agua alcalina y rica en electrones que sus cuerpos necesitan, vuelven a perder kilogramos. En consecuencia, este primer paso en tu camino es también el primer sitio al que hay que volver si te desvías del mismo.

Cantidad de agua que debo beber cada día (objetivo): _____*litros.*

Cantidad de agua que actualmente bebo cada día: _____*litros.*

Cantidad de agua que debo añadir diariamente (restar a la cifra de la segunda línea la cifra de la primera línea): _____ *litros.*

Cantidad de agua que debo añadir cada día, a lo largo de la próxima semana (dividir la cifra de arriba por 7): _____ *litros.*

	Cantidad de agua a añadir (litros)	Objetivo diario (litros)
Día 1		
Día 2		
Día 3		
Día 4		
Día 5		
Día 6		
Día 7		

Paso 2. Come correctamente, por tu propio bien

El paso 2 consiste en ingerir alimentos orgánicos, integrales, naturales y no procesados, construyendo la dieta a base de hortalizas verdes y grasas saludables, como explicamos en los capítulos 8 y 6, respectivamente. Esto tal vez también quieras hacerlo poco a poco, dejando que tu cuerpo se acostumbre a la nueva energía que le estarás aportando, y librándote de los ácidos más lentamente, con menor probabilidad de sufrir los síntomas desagradables que pueden surgir al liberar toxinas. O bien puedes hacerlo de una vez, si ese es tu estilo; el consejo que ofrecí sobre llegar a la hidratación adecuada también es aplicable en este caso.

Para quienes prefieran el enfoque gradual, a este período lo llamo «transición». El proceso de transición lo explico con más detalle en el libro *La milagrosa dieta del pH*. El capítulo «transición» de ese libro recomienda doce pasos para eliminar los alimentos ácidos de tu dieta. Brevemente, son:

1. Modifica tu desayuno, deshaciéndote de los cereales, huevos, productos de pastelería, lácteos, zumos de fruta y café –alimentos que son ácidos todos ellos–, en favor de los mismos alimentos alcalinos que elegirías en otros momentos del día siguiendo este plan, especialmente hortalizas verdes.
2. Cubre las tres cuartas partes de tu plato, en cada comida, con hortalizas.
3. Aumenta la ingesta de alimentos crudos.
4. Elimina los postres con azúcar.
5. Elimina la carne.

6. Elimina los productos lácteos.
7. Reduce las levaduras.
8. Líbrate de la harina blanca.
9. Pásate del arroz blanco al integral.
10. Evita el azúcar añadido.
11. Come sólo frutas con bajo contenido en azúcar.
12. Revisa los condimentos que ingieres.

Con estos consejos específicos parece que todo lo que haces es eliminar cosas que puedes comer, pero si usas la información sobre los alimentos alcalinos del capítulo 8 y los menús y recetas del capítulo 12, encontrarás fácilmente alternativas alcalinas y saludables. Hay algunos alimentos, como el tofu, los cereales, las hamburguesas vegetales precocinadas o algunas comidas preparadas, que podrías utilizar más durante la fase de transición, pero llegará un momento en que los reducirás o eliminarás todos para que tu cuerpo se convierta alcalino.

 Pam

Cuando oí por primera vez que un amigo hablaba sobre el programa de la milagrosa dieta del pH, me pareció que tenía mucho sentido. Pero estaba segura de que nunca podría dejar el café, la carne roja y la cerveza. No obstante, iba a llevarme una gran sorpresa.

Sólo varios meses después decidí de verdad tomar el control sobre mi salud. Había muchísimas cosas relativamente pequeñas que, todas en conjunto, estaban perjudicándome, en especial el mal sueño, ojeras y bolsas bajo mis ojos, dolor articular en mis dedos pulgares, pie izquierdo y rodilla derecha, dolor ulceroso, calambres menstruales y TDA (trastorno por déficit de atención, para el que tomaba Ritalin). Me parecía que era demasiado, así que decidí probar la milagrosa dieta del pH. Creo que los pequeños cambios son menos traumáticos, y, por ello, más duraderos. Empecé a tomar tortitas en lugar de pan, mantequilla de almendras en lugar de mantequilla de cacahuete, y almendras crudas en lugar de tentempiés para picar. Eliminé los lácteos por completo. Los aguacates, que me encantan, se convirtieron en un alimento básico de mi dieta.

A medida que hacía estos pequeños cambios, noté pequeñas mejoras en el modo en que me sentía. Cuando empecé a encontrarme mejor, me resultó más fácil efectuar el cambio siguiente. Pasé de la carne roja a la blanca. Empecé a tomar tres litros de bebida verde al día. Después de sólo dos litros (el primer día), mi cuerpo empezó a sentir el deseo de comer verduras. Mi organismo sabía lo que era bueno para él. Para mi sorpresa, en tres días el café comenzó a tener un sabor demasiado amargo. Pasé de una cafetera llena de café cargado al día a media taza, y en unas pocas semanas había salido de mi vida por completo.

Llevo casi un año bebiendo verduras y me siento estupendamente. Todos mis problemas de salud han desaparecido, o al menos han mejorado de manera increíble. Incluso duermo por la noche, todas las noches, y ya no echo de menos el Ritalin. Sólo la ausencia de los dolores ulcerosos hace que todo este proceso haya sido valioso. Al ser testigos de los sorprendentes cambios de mi cuerpo, incluso mi marido y mis hijos (de seis y ocho años) están ahora bebiendo verduras y cambiando gradualmente sus dietas. Todo eso ya es bastante para casi hacerme olvidar que he perdido 12 kilogramos.

Paso 3. Ejercicio físico

El paso 3 conlleva hacer la clase correcta de ejercicio, en las cantidades adecuadas. Soy un fan de la actividad de dar botes, como el lector habrá podido ver en el capítulo 10, pero también existe la posibilidad de caminar, nadar, montar en bicicleta, levantar pesas, utilizar una máquina elíptica, o cualquier otro ejercicio que ayude a eliminar, a través del sudor, el exceso de ácidos de tu cuerpo. Sea lo que sea lo que elijas, hazlo al menos cinco veces por semana, durante como mínimo quince minutos (y un máximo de una hora), y asegúrate de que sudas. Asimismo, añade entrenamiento de fuerza a tu actividad aeróbica tres veces por semana (en días alternos). Sigue el programa descrito en el capítulo 10.

Aquí de nuevo, un plan escrito te ayudará a concentrarte en lo que necesita tu cuerpo y a comprometerte a hacerlo. Empieza anotando tus actividades físicas favoritas, y que sean cinco por lo menos. Prueba las que muevan tus músculos de forma que ayuden a tu sistema linfático y a que tu cuerpo sude. De ellas, rodea las que vayas a hacer (o mantener) como parte habitual de tu vida. Adhiérete a una que te apasione, o combínalas si te gusta la variedad. Por último, en la tabla de debajo o, mejor aún, en tu agenda habitual, marca al menos en los próximos treinta días cuándo, dónde y con quién harás estas cosas: concierta citas contigo mismo durante al menos cinco veces por semana y por un período de quince minutos (o hasta que empieces a sudar).

Mis cinco actividades físicas favoritas	¿Buena para la circulación linfática/sudoración?
1. _____	_____
2. _____	_____
3. _____	_____
4. _____	_____
5. _____	_____

Lunes	Martes	Miércoles	Jueves	Viernes	Sábado	Domingo

Igual que con cualquier nuevo programa de ejercicios, debes consultar con tu médico antes de empezar.

Paso 4. Toma tus suplementos

Una vez que hagas un seguimiento de lo que bebes y comes, la siguiente fase es añadir los suplementos ricos en electrones descritos en el capítulo 9.

Recomiendo que vayas aumentando gradualmente las dosis. Empieza con una cápsula, una vez al día, y aumenta hasta la dosis completa recomendada. En cuanto a la bebida verde, empieza añadiendo sólo un cuarto de cucharadita pequeña a cada litro de agua, y con el paso del tiempo aumenta la cantidad hasta alcanzar la cucharadita completa por litro. Si estás muy ácido al comienzo, prueba a alternar la bebida verde con agua pura alcalina con gotas de pH, en un principio, y ve aumentando hasta que todos los litros contengan polvo verde.

Toma suplementos en cápsulas con comida o bebida, al menos seis veces diarias, y suplementos coloidales líquidos bajo la lengua, *antes de* comer o beber.

 Cindy

Trabajaba demasiadas horas para una empresa multinacional, y el trabajo me hizo ganar 40 kilogramos en un período de tres años. Después pasé casi dos años de mi tiempo y gasté mucho dinero intentando perder ese peso con ayuda de médicos, el programa Weight Watchers, entrenadores personales, ejercicio exhaustivo y muchas alternativas más, sin éxito. Mi nivel de energía era en exceso bajo, mis hormonas eran un desastre y no me sentía bien psicológicamente. Fue entonces cuando me informé sobre la milagrosa dieta del pH para una pérdida de peso saludable. Tuve que llegar a la tercera semana del programa antes de empezar a perder peso, pero después perdí unos 10-15 kilogramos en las doce primeras semanas. En cinco meses perdí 30 kilogramos, comiendo alimentos alcalinos y utilizando los suplementos recomendados. Pero no hacía ejercicio. Perdía el peso de modo natural. Ahora tengo buena salud, mis hormonas son las adecuadas, tengo bastante energía y claridad mental, y la gente me dice que parezco diez años más joven. Toda esta experiencia ha implicado a toda mi vida a muchos niveles, más allá de la pérdida de peso.

Paso 5. Prepara tu entorno emocional

Ahora tienes localizados los componentes principales para cuidar de tu cuerpo físico, pero tu camino no estará completo a no ser que también cuides de tu mente, tu corazón y tu alma, tal como explicamos en el capítulo 7. Debes romper el círculo vicioso de pensamientos, emociones y acciones que acidifican tu cuerpo de la misma manera que el azúcar. Todo tu estilo de vida debe alcalinizarse, no sólo tu comida y tu ejercicio, sino también tus relaciones, tu espiritualidad y tu vida emocional. Límpiate emocionalmente, nutre tu espíritu, vuelve a conectar con tu verdadero yo. Tú en conjunto –no solamente tu cuerpo físico– debes cambiar.

Evalúa dónde te encuentras actualmente a nivel mental, emocional y espiritual. Igual que cualquier otra cosa que quieras lograr seriamente, debes hacer un plan para saber cómo vas a progresar en este ámbito, incluidos los objetivos específicos, un marco temporal y una agenda. Las estrategias expuestas en el capítulo 7 servirán para guiarte. Es un poco más difícil darte recomendaciones específicas para crear un «plan de acción» para este paso que para los demás, dado que todos necesitamos seguir nuestro propio camino. Definitivamente, no se puede hacer una propuesta que sirva para todo el mundo.

Mike

No comencé este plan con el objetivo de perder peso. Toco la batería, y un problema de codo de tenista, así como un dolor en mi pie y mi rodilla, amenazaban con poner fin a esta afición, después de cuarenta años. La mera idea de perder la capacidad de tocar me motivó para entrar en acción. No obstante, estaba muy gordo: casi 200 kilogramos. Perder peso no era mi objetivo específico; era simplemente lo que mi cuerpo decidió hacer una vez que estuvo sano y alcalino. Perdí 45 kilogramos en los cien primeros días. También perdí 30 centímetros de cintura. Experimenté un nivel completamente nuevo de energía en las primeras setenta y dos horas de programa, y después de dos semanas el dolor del codo y la rodilla habían desaparecido por completo. Me sentía más como si tuviera diecinueve años que con cuarenta y nueve.

Después seguí perdiendo peso. Me tuve que ir apretando cada vez más el cinturón, y me sobraba pantalón por todos los lados. Después de otros cuatro meses, perdí otros 40 kilogramos. Ahora peso sólo 107 kilogramos. Soy casi la mitad del hombre que solía ser. Y no pienso detenerme. Quiero ver lo lejos que puedo llegar en el objetivo de ser la persona más sana posible. Sé dos cosas con seguridad: (1) aún debo perder algo de peso y (2) éste es el plan que me permitirá conseguirlo. Lo que estoy haciendo funciona.

Me asombré por este tremendo éxito. Parece que ni siquiera hubiera necesitado tener fuerza de voluntad para conseguirlo. Siempre comía mucho, y en ese sentido no han cambiado muchas cosas. Sólo como la comida adecuada, alimentos alcalinos. Intento comer grandes cantidades de comida verde, y la mayor parte cruda: aguacates, brécol, pimientos, pepino, lechuga, espinacas. He eliminado la carne, los huevos, los lácteos y (en su mayor parte) los azúcares procesados de mi dieta. Aún como algunas galletas crujientes, pero nada de pan. Lo único difícil de dejar han sido los espaguetis.

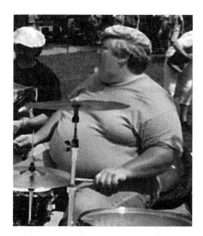

Mike, antes

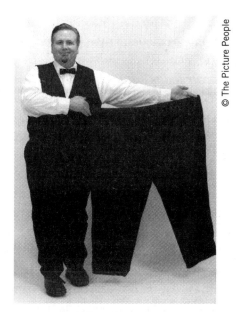

© The Picture People

Mike, después

Bebo entre cinco y siete libros de bebida verde todos los días. Cuando he terminado un litro, simplemente me echo otro. No bebo otra cosa excepto bebida verde. Y utilizo también los brotes de soja y la arcilla.

Después de los primeros meses también comencé un programa de ejercicios. [Durante la pérdida de mis primeros 45 kilogramos, todo lo que hice fue mi (bastante exigente) nuevo trabajo en la fábrica, que comencé al mismo tiempo que el programa]. Esta mañana he caminado 1,5 kilómetros por terreno ondulado, después he llegado a casa y he saltado diez minutos en mi trampolín, y, por último, me he puesto a recoger las ramas y los palitos que había en el césped de mi jardín.

He creado mi propia estrategia para llevar un control de mi salud y mi peso. Guardo los tickets de compra de la tienda de comestibles y los pongo donde todos pueden verlos. Lo que compro es lo que consumo. De esta forma soy muy consciente cuando elijo algo y lo echo al carrito, ya que se reflejará en los tickets. No estoy especialmente orgulloso de comprar algunas de las cosas de esos tickets. Pero ésa es la verdad, y creo que «la verdad nos hará libres». Me mantengo concentrado en el hecho de que soy responsable de este proceso.

Me aseguro de mantener mis niveles de estrés lo más bajos posible, y mi vida espiritual es una de mis prioridades. En cada acto de comunica-

ción con mi familia intento trasmitirles mi amor por ellos. He asistido a seminarios de desarrollo personal para ayudarme en mi tarea de definir y mantener mi compromiso con la realización personal, vivir sin miedo y abarcar todas las posibilidades que me ofrece la vida.

Gracias a todo esto tengo más autoconfianza, claridad mental y coordinación física, además de energía. Mi salud nunca había estado mejor en toda mi vida. Y sigo perdiendo peso y sintiéndome cargado de energía.

En general, la mejor forma que conozco de aproximarme al pleno conocimiento espiritual de mi yo es mediante la práctica diaria de la oración o la meditación. Hay que encontrar un lugar de paz y tranquilidad, aunque ese lugar se encuentre en tu propia mente, donde se pueda escuchar la voz de aquello que los pueblos de todo el mundo, a lo largo de la historia, han llamado por muchos nombres (yo, alma, espíritu, brahmán, Buda, naturaleza, Atman, conciencia de Cristo). Ahí es donde se puede obtener una renovada fuerza física, mental y emocional para una vida vivida con amor y alegría.

También tendrás que implicar a tu mejor yo emocional y psicológico para tener éxito en este programa. No es un programa complicado, pero cualquier cosa distinta de lo que suelas hacer no siempre va a ser una tarea fácil. Por ello, muestra tu mejor yo, en todos los sentidos. Y después utiliza algunas herramientas sencillas para tu propio beneficio. Comienza estableciendo objetivos y llevando la cuenta de tus progresos. Comprométete a seguir el plan. Hazte responsable de ti mismo.

Paso 6. Establece objetivos y anótalos

La mejor forma de asegurarte de que vas a llegar adonde te lleva un camino determinado es saber dónde te encuentras, en relación con dónde quieres llegar. Establece un objetivo relacionado con cuánto peso te gustaría perder (o qué peso sería el ideal), qué talla de pantalones quieres tener o qué talla de vestido quieres ponerte. El mejor modo de valorar los resultados que yo conozco es el índice de masa corporal (IMC) (*véase* capítulo 7). Las tablas que ofrezco a continuación te ayudarán a hacerte una especie de mapa, y, gracias a él, podrás llevar un control de tus progresos. No te obsesiones con la báscula –eso nunca ayuda– y, en cualquier caso, la manera en que te sientas es la mejor forma de valorar si este programa está funcionando. Adquiere el hábito de tomarte las medidas una vez por semana, y anótalas en las tablas cuando lo hagas. Elije un momento habitual para hacerlo, como, por ejemplo, los domingos por la tarde o los sábados por la mañana; lo que te resulte más cómodo. Siempre debes comprobar tu peso y medir también tu cintura, glúteos, caderas, muslos, pecho, brazos y cuello.

Mis medidas					
	Comienzo	Semana 1	Semana 2	Semana 3	Semana 4
Fecha					
Peso (kilogramos)					
Cintura (centímetros)					
Glúteos					
Caderas					
Muslos					
Pecho					
Parte superior de los brazos					
Cuello					

	Semana 5	Semana 6	Semana 7	Semana 8	Semana 9
Fecha					
Peso (kilogramos)					
Cintura (centímetros)					
Glúteos					
Caderas					
Muslos					
Pecho					
Parte superior de los brazos					
Cuello					

Mis medidas			
	Semana 10	Semana 11	Semana 12
Fecha			
Peso (kilogramos)			
Cintura (centímetros)			
Glúteos			
Caderas			
Muslos			
Pecho			
Parte superior de los brazos			
Cuello			

También recomiendo que te tomes la presión sanguínea y los valores de colesterol en sangre, del pH de la sangre, de la glucosa sanguínea, del pH de la orina, del pH de la saliva y el porcentaje de grasa corporal justo antes de empezar, y otra vez después de doce semanas. Si compruebas alguna de estas medidas con mayor regularidad, o si hay cualquier otro marcador, como la frecuencia cardíaca, que te midas normalmente, lleva un registro de todos tus resultados en tu diario, tal como aparece en la parte inferior.

	Antes	Después
Presión sanguínea		
Colesterol		
pH de la sangre		
pH de la primera orina de la mañana		
pH de la saliva por la mañana		
Glucosa sanguínea		
Grasa corporal		

Lleva un registro diario o una agenda de tus experiencias con el programa de la milagrosa dieta del pH. Eso te ayudará a hacer un seguimiento de lo que funciona mejor para ti, y de aquello en lo que necesitas trabajar, y ver si hay algo que precisas modificar en tu enfoque. Resulta de ayuda que mantengas tu compromiso contigo mismo, y que veas, punto por punto, qué resultados obtienes, tanto tangibles (kilogramos y centímetros perdidos) como intangibles (energía y estado de ánimo). A continuación ofrecemos un ejemplo; en el apéndice del libro incluimos un diario en blanco para que lo copies y lo vayas completando.

Registro diario

Fecha: 1 de enero

Horas dormidas: 7

Niveles de energía, en términos generales: no demasiado altos, y descendieron hacia las 3 de la tarde

Estado de ánimo general: regular; tuve una discusión con mi jefe

Marcadores de salud diarios (opcionales): 110 de glucosa sanguínea a las 8 de la mañana, y 95 a las 11 de la mañana; frecuencia cardíaca en reposo: 85

Ejercicio: Baile con música

Duración: 20 minutos

Agua alcalina: _____ litros

¿Cuántos litros fueron de bebida verde (con polvo verde y gotas de pH)? _____

¿Cuántos litros tenían brotes de soja? _____

Suplementos:

Omega-3 y omega-6: 1 (500 miligramos) cápsula, seis veces al día, con comida o bebida verde

L-carnitina: 1 (200 miligramos) cápsula, seis veces al día, con comida o bebida verde

Garcinia cambogia o HCA/cromo/tirosina: 1 cápsula combinada de 500 miligramos, seis veces al día, con comida o bebida verde

Arcilla: mezcla 1 cucharadita en 50-100 mililitros de agua templada y bébela al menos seis veces al día

Otros: limpiador del intestino, 4 (500 miligramos) cápsulas cada cuatro horas

Comida: (un día normal en que no se hace limpieza)

7 de la mañana: 1 litro de bebida verde con suplementos

8 de la mañana: batiod de aguacate (*véase* sección de recetas, bebidas y batidos)

9 de la mañana: 1 litro de bebida verde con suplementos

10:30 de la mañana: un tazón de gazpacho verde (*véase* sección de recetas, sopas)

Mediodía: 1 litro de bebida verde con suplementos

1 del mediodía: una ensalada verde grande con un trozo pequeño de atún salvaje

2:30 del mediodía: 1 litro de bebida verde con suplementos

4 de la tarde: un puñado de almendras remojadas

5 de la tarde: 1 litro de bebida verde con suplementos

6 de la tarde: mezcla de hortalizas hervidas, con brécol y pepinos, con aceite de oliva y trigo sarraceno hervido

7:30 de la tarde: 1 litro de bebida verde con suplementos

Emociones:

Sentimientos dignos de señalar. Incluye la conexión con lo que comes/bebes/tomas:

Discusión con el jefe. Tomar la bebida verde me ayudó a calmarme después.

Paso 7. Limpia tu cuerpo desde dentro hacia fuera

Ahora estás preparado para poner en marcha el reloj para tu programa de doce semanas. Considera este «último» paso como en realidad el inicio del ciclo. La verdadera milagrosa dieta del pH para perder peso comienza con una «limpieza» o «fiesta líquida» de dos o tres semanas, que describiré a continuación. Durante ese período, lo que elijas para comer y de suplementos será algo distinto a lo ya hemos descrito, aunque tu hidratación, ejercicio y trabajo emocional permanecerá igual. Una vez que hayas pasado esta fase, entrarás en el plan de alimentación alcalina que ya conoces, como el descrito en el capítulo 8. (*Véase* capítulo 12 para planes alimenticios que te guíen y te inspiren).

Una fiesta líquida es como una especie de limpieza general. Te permite el mismo tipo de renovación. Te posibilita eliminar muchísimos ácidos y toxinas que se habrán acumulado durante meses y años de vida no alcalina. Un cuerpo ácido no digiere adecuadamente la comida, y una limpieza ayuda a deshacerse de todos los alimentos y ácidos no ingeridos de tu sistema gastrointestinal.

Esto es lo que hay que hacer: come todo lo que quieras, con la frecuencia que desees, siempre que los alimentos sean verdes, ricos en electrones y en puré o en zumo. Asegúrate de incluir grasas buenas, como aguacates y aceites de oliva, linaza y pescado. Debes evitar por completo todos los alimentos ácidos mientras dure la fiesta líquida. Como es habitual, debes comer cosas crudas en la medida de lo posible. Esta infusión de energía alcalina no sólo librará a tu cuerpo de las toxinas y los ácidos acumulados, sino que también permitirá a tu organismo destinar a la curación toda la energía que de otra forma necesitaría para la digestión, y el proceso tiene lugar desde el interior hacia el exterior.

A medida que los ácidos salgan de tu cuerpo, puedes experimentar síntomas de desintoxicación, incluidas mala respiración, dolores musculares, rash cutáneo, congestión y síntomas de alergia o resfriado. Si es así, enhorabuena. La limpieza está funcionando. Llamo a esto una «crisis de curación». Pero sólo un pequeño porcentaje de personas experimentan estos síntomas, y suelen solucionarse con una hidratación completa. Si pasas gradualmente por las fases iniciales de este programa, es menos probable que tengas síntomas en este momento. Para dejar que tu cuerpo haga el trabajo que necesita durante este período, recomiendo todo el descanso y la relajación posibles. Puedes hacer ejercicio de bajo impacto (como dar botes), pero si estás cansado, debes descansar para permitir que tu cuerpo se limpie y regenere.

Por el lado positivo, la mayoría de mis clientes pierden entre 5 y 10 kilogramos durante la primera fase, a medida que los ácidos y los desechos salen del cuerpo junto con la grasa que los retenía.

Además, unas palabras de advertencia: mantente cerca del baño en casa, en el trabajo y cuando hagas deporte, puesto que los visitarás con mucha frecuencia. La mayor parte de la grasa unida al ácido se expulsará por los intestinos y el tracto urinario. También puede salir por la piel o la boca, lo cual producirá los efectos secundarios de rash cutáneo y mal aliento, o incluso por la vagina. Todo esto está bien. Eliminar los ácidos de tu cuerpo siempre es para bien, independientemente de la vía de salida y de las incomodidades a corto plazo. Hay pocas peores que orinar mucho para tener buena salud.

Si necesitas perder 20 kilogramos o menos, debes hacer la fiesta líquida durante los catorce primeros días de tu programa de doce semanas. Si tienes que perder más, continúa durante veintiún días. Debajo encontrarás planes dietéticos para la limpieza; simplemente comienza de nuevo el día 1 para continuar, o repite los días que más te gusten. Para el primer día te ofreceré el plan completo, incluyendo los suplementos, el ejercicio y las bebidas. Después de eso, los planes dietéticos básicamente van rotando las recetas que elijas para asegurarte de disfrutar de algo de variedad en tu programa. El resto de la agenda permanece igual todos los días.

Considera esto como una guía. Tal vez tengas que ajustar las horas para adaptarse a tu agenda diaria. Toma todos los suplementos tal como indicamos aquí, o sigue las instrucciones que se reflejan en sus botellas.

Día 1	
7 de la mañana (o al levantarse)	Bebe 1 litro de bebida verde (agua con gotas de pH y verduras en polvo), con zumo de limón fresco, si lo deseas. Opcional: añade 1 cucharadita pequeña de brotes de soja en polvo, o toma la soja inmediatamente antes de tomar la bebida verde.
7:30 de la mañana	Ponte 5 gotas de cromo coloidal bajo la lengua; o toma cápsulas de cromo a las 8 de la mañana, tal como indicamos.
7:35 de la mañana	Haz ejercicio durante 15 minutos, preferiblemente en un trampolín.
8 de la mañana	Bebe malta mentolada (*véase* sección de recetas, bebidas y batidos). Con el batido toma 1 (1.000 miligramos) cápsula de omega-3, 1 cucharadita de brotes de soja en polvo y 1 cucharadita de aceite de linaza prensado en frío (que puedes añadir a tu batido). Toma un laxante herbal suave (*véase* recuadro siguiente), 4 (500 miligramos) cápsulas. Toma 1 cucharadita pequeña de arcilla, disuelta en 100 mililitros de agua templada. Toma 1 (200 mg) cápsula de carnitina, 1 (500 mg) cápsula de *Garcinia cambogina*, 1 (200 mg) cápsula de L-tirosina y (si no has tomado ya la forma líquida coloidal), 1 (200 mg) cápsula de cromo.

Laxantes herbales

Dispondrás de una serie de alternativas de laxantes herbales suaves en el establecimiento de productos naturales de tu localidad. La combinación exacta que tomes no es importante, siempre que elijas algo natural y ligero, formulado en torno a una o más plantas limpiadoras del intestino, como la cáscara sagrada, las semillas de psilio, la corteza de raíz de nuez blanca, la raíz de ruibarbo o la raíz de regaliz.

Día 1 (continuación)	
9 de la mañana 12 del mediodía	Bebe 2 o 3 litros de bebida verde con polvo de brotes de soja (opcional).
12:00	Toma 4 (500 mg) cápsulas de laxante herbal suave con la última bebida verde de la mañana.
12:00 del mediodía	Lo mismo que a las 7:30 de la mañana.
1:00 del mediodía	Bebe sopa del jardín de Esther (*véase* sección de recetas, sopas) y toma los mismos suplementos que a las 8:00 de la mañana.
2-5 de la tarde	Bebe 1 o 2 litros de bebida verde, con polvo de brotes de soja opcional
4 de la tarde	Toma 4 (500 mg) cápsulas de laxante herbal suave con algo de bebida verde.
5:30 de la tarde	Lo mismo que a las 7:30 de la mañana.
6:00 de la tarde	Toma sopa de tomate y repollo (*véase* sección de recetas, sopas) y los mismos suplementos que a las 8 de la mañana, excepto el laxante.
7-9 de la tarde	Toma 1 litro de bebida verde o agua sola con gotas de pH y zumo de limón.
8 de la tarde	Toma 4 (500 mg) cápsulas de laxante herbal suave con un poco de bebida verde o agua.

Día 2	
Desayuno	Muesli de hortalizas (sin las almendras) (*véase* sección de recetas, sopas)
Almuerzo	Gazpacho Madrid (*véase* sección de recetas, sopas)
Cena	Sopa de pimiento rojo asado e hinojo (sin el tofu) (*véase* recetas, sopas)

Día 3	
Desayuno	Batido de aguacate (*véase* recetas, batidos)
Almuerzo	Sopa de hierbas (*véase* recetas, sopas)
Cena	Sopa de coliflor cremosa (*véase* recetas, sopas)

Día 4	
Desayuno	Sopa de hortalizas cremosa de Carol (*véase* recetas, sopas)
Almuerzo	Sopa de tomate relajante y refrescante (*véase* recetas, sopas)
Cena	Sopa de cebolla rica y cremosa (utilizar leche de almendras fresca en lugar de crema de coco) (*véase* recetas, sopas)

Día 5	
Desayuno	Batido de aguacate (*véase* recetas, batidos)
Almuerzo	Sopa TVP (tomate, verduras, pesto) (eliminar la patata) (*véase* recetas, sopas)
Cena	Sopa de espárragos Montana (*véase* recetas, sopas)

Día 6	
Desayuno	Caldo de limón y jengibre (añade verduras si lo deseas) (*véase* recetas, sopas)
Almuerzo	Sopa de aguacate a la menta (*véase* recetas, sopas)
Cena	Sopa de tomate fresco y albahaca (*véase* recetas, sopas)

Día 7	
Desayuno	Sopa de apio/coliflor (puedes usar brécol en lugar de coliflor) (*véase* recetas, sopas)
Almuerzo	Salsa de pomelo/aguacate (en puré) (*véase* recetas, salsas)
Cena	Menestra de verduras (*véase* recetas, sopas)

Día 8	
Desayuno	Sopa de pepino/coliflor (puedes usar brécol en lugar de coliflor) (*véase* recetas, sopas)
Almuerzo	Salsa de pomelo/aguacate (en puré) (*véase* recetas, salsas)
Cena	Menestra de verduras (*véase* recetas, sopas)

Día 9	
Desayuno	Crema de brécol (utiliza leche de almendras frescas o agua de coco en lugar de crema de coco) (*véase* recetas, sopas)
Almuerzo	Gazpacho verde (*véase* recetas, sopas)
Cena	Crema de calabacín (*véase* recetas, sopas)

Día 10	
Desayuno	Crema de espárragos (utiliza leche de almendras frescas o agua de coco, mezclada con la carne fresca de un coco tailandés, en lugar de crema de coco (*véase* recetas, sopas)
Almuerzo	Batido de aguacate (en puré) (*véase* recetas, batidos)
Cena	Sopa de hortalizas y almendras (*véase* recetas, sopas)

Puedes utilizar cualquier receta adecuada para la limpieza entre las que hay en el capítulo 12, o las de los libros *La milagrosa dieta del pH*,[17] o *La milagrosa dieta del pH para la diabetes*,[18] o bien recetas incluidas en los programas de limpieza de cualquiera de los libros, o cualquier bebida, batido o sopa que sea completamente verde y alcalino, y en forma de puré. Los planes dietéticos recomendados te dan una idea de las combinaciones que puedes considerar, pero, por favor, utiliza las recetas que más te gusten. Sea lo que sea lo que elijas, pasa todas las sopas y los batidos por la licuadora o por el procesador de alimentos.

Siempre come/bebe hasta que estés satisfecho, pero no lleno. Si en cualquier momento del día sientes hambre, puedes tomar más sopa, batido o bebida verde. O bien puedes preparar y beber zumo de verduras frescas (utilizando principalmente hortalizas verdes y evitando por completo las zanahorias y las remolachas durante la fiesta líquida debido a su contenido en azúcar). Revisa el capítulo de recetas y nuestros libros anteriores para ver las combinaciones de zumos recomendadas. Para unos máximos efectos alcalinizantes, mezcla una parte de zumo vegetal con diez partes de agua alcalina rica en electrones, y añade 5 gotas de pH.

Después de pasar catorce o veintiún días, debes acostumbrar tu cuerpo al proceso digestivo normal. Sigue tomando como primera comida del día una sopa, un batido o una bebida verde, durante un tiempo. Añade coco y aguacate a tus sopas y batidos. Para otras comidas, pásate primero a las sopas más consistentes, las mismas que has estado usando, pero no en forma de puré. Una vez tu cuerpo ya se haya ajustado a eso, pasa a las ensaladas, después empieza a añadir entre un 20 y un 30 % de alimentos –los menos alcalinos y cocinados– que cubran la porción menor de tu plato en cada comida.

Cuando pases a esta segunda fase, la cantidad de ácidos de tu cuerpo se estará reduciendo, y gran parte de lo que debía eliminarse ya se habrá eliminado. Se está formando tejido nuevo y sano sobre la base de la verdadera nutrición que estás proporcionando a tu cuerpo. Sentirás una fuerza y un rejuvenecimiento renovados. Entrarás en la tercera fase un poco después de terminar el programa completo de doce semanas, cuando hayas logrado tu peso ideal permanente y estés en el mejor estado de salud física, emocional y espiritualmente.

La parte más difícil de la fiesta de líquidos –y, de hecho, de todo este programa– es decidirse a empezar. Una vez que hayas iniciado el camino, comenzarás a experimentar el cuerpo sano, energético, fuerte –y delgado– con el que estás destinado a vivir, y nunca querrás volver al estado anterior.

Capítulo 12

Comamos

Aproxímate a la luz de las cosas. Deja que la naturaleza sea tu maestro.

Wordsworth

A pesar de lo fascinantes que puedan ser los fundamentos científicos de todo esto, cuando llega el momento de ponerse a la tarea, lo que realmente importa es «¿qué voy a comer?». Aquí es donde entra en juego Shelley. Su increíble creatividad en la cocina hace que este programa sea un placer, como descubrirás por ti mismo cuando empieces a probar las recetas de este capítulo. Esperamos que de este modo conozcas el arte de cocinar. Experimenta. Modifica. Y, lo más importante de todo, disfruta.

Unas cuantas de las recetas incluidas aquí han aparecido en nuestros libros anteriores. Creímos que algunas de las recetas básicas que utilizamos con mayor frecuencia serían importantes para tenerlas a mano al iniciar este programa. Por supuesto, puedes encontrar más recetas en esos libros cuando estés listo para ampliar tus conocimientos; hay también recetas disponibles en nuestra página web (www.pHmiracleliving.com).

Para que comiences este estimulante nuevo camino, Shelley te ofrecerá menús recomendados para los catorce días posteriores a la limpieza. No hay nada mágico en esas combinaciones; puedes cambiar los platos dependiendo de lo que tengas a mano o de lo que te apetezca comer. Siempre puedes sustituir cualquier plato por una buena ensalada. Estos menús están simplemente destinados a facilitarte la tarea de comer de este modo al principio. Considera estos menús como sugerencias, no

233

como obligaciones. A continuación ofrecemos las recetas de todos los platos mencionados. Siempre que comas alcalino, y comas hasta quedar satisfecho, y no atiborrado, conseguirás los resultados que buscas.

Día 1	
Desayuno	Batido súper verde de aguacate y hortalizas
Almuerzo	Delicia de repollo con tortitas de harina escandia
Cena	Salteado de pollo con hortalizas, con quinoa o trigo sarraceno hervidos Ensalada de verduras variadas con el aliño que se desee

Día 2	
Desayuno	Malta mentolada
Almuerzo	Ensalada del castillo de sueños
Cena	Conchas de *manicotti* a la escandia/quinoa con salsa marinara

Día 3	
Desayuno	2-3 panqueques de semillas con aderezo batido Sopa de jengibre con ajopuerro asado
Almuerzo	Ensalada de brotes de frijoles mungos y aguacate
Cena	Alcachofas rellenas con pesto

Día 4	
Desayuno	Sopa de pimiento rojo asado e hinojo Iostaditas de eneldo
Almuerzo	Ensalada oriental crujiente con aliño Tofu al horno
Cena	Pescado hervido y verduras en agua de coco

Día 5	
Desayuno	Barritas de Michael con leche de almendras y rosa
Almuerzo	Rodajas de berenjenas al horno con ensalada verde mixta Salsa Mil Islas
Cena	Salchicha de tofu (mexicana) Ensalada de pimiento y cebolla con aliño ranchero Casper

Día 6	
Desayuno	Ensalada de calabacín
Almuerzo	Montoncitos variados (a tu elección)
Cena	Lentejas vegetales mixtas Ensalada verde con aliño francés de ajo

Día 7	
Desayuno	Margarita de aguacate Trigo sarraceno crudo hervido
Almuerzo	Ensalada verde mixta grande con aliño para todos los usos de Esther
Cena	Calabaza cidra con pesto de semillas de calabaza Brécol hervido con aceite y limón Rodajas de aguacate y tomate

Día 8	
Desayuno	Caldo de jengibre y limón Fiesta abundante de Tera
Almuerzo	Ensalada de tofu y patata con flor de tomate Verduras combinadas con aliño ranchero K&L
Cena	Crema de brécol Ensalada con el aliño que se desee Galletas crujientes de brotes de lentejas

Día 9	
Desayuno	Muesli de hortalizas
Almuerzo	Tallos de hortalizas crudos variados, almendras remojadas Salsa *chipotle* del suroeste con especias Té de lavanda y menta
Cena	Filete de pescado a la crema de coco Ensalada con el aliño que se desee Quinoa hervida

Día 10	
Desayuno	Sopa de aguacate a la menta
Almuerzo	Trocitos de búfalo a la barbacoa Ensalada con aliño de limón y albahaca
Cena	Crepes de lechuga/repollo con salsa dulce y caliente

Día 11	
Desayuno	Crema de espárragos Galletas crujientes alcalinas y sabrosas
Almuerzo	Salteado de coles de Bruselas Hamburguesas de salmón feliz deliciosamente exquisitas
Cena	Hortalizas asadas con cajún Sopa TVP Ensalada de verduras con el aliño que se desee Barritas de Michael

Día 12	
Desayuno	Cuasi-tarta de manzana
Almuerzo	Tortita de pizza de Michael
Cena	«Patatas» de coliflor al ajo Salmón crujiente con especias y coco Salsa de crema de ajo asado y tomates secados al sol Ensalada con aliño para todos los usos de Esther

Día 13	
Desayuno	Batido de aguacate
Almuerzo	Sopa de albahaca y tomate fresco Verduras mixtas con salsa Mil islas
Cena	Salteado de *edamame* púrpura Ensalada con aliño de soja de sésamo

Día 14	
Desayuno	Batido de lima y limón
Almuerzo	Ensalada grande de verduras mixtas con aliño césar del suroeste Tortitas de harina escandia
Cena	Sopa del jardín de Esther Palitos delgados crudos

Recetas

Índice de recetas

Bebidas y batidos

Leche de almendras y rosas, 243
Batido o trocitos súper verdes de aguacate y hortalizas, 243
Batido de aguacate y coco, 245
Leche de almendras sedosas frescas, 246
Pizza de desayuno de George, 246
Té de lavanda y menta, 247
Té de limón y jengibre, 248
Batido de lima y limón, 248
Malta mentolada, 249
Batidos de coco y vainilla, 250

Sopas

Sopa de aguacate a la menta, 251
Sopa de hortalizas cremosas de Carol, 252
Sopa de apio / coliflor, 252
Sopa de pimiento *chipotle*, 253

Crema de espárragos, 254
Crema de brécol, 255
Crema de calabacín, 255
Sopa de coliflor cremosa, 256
Sopa del jardín de Esther, 257
Puré gourmet al estilo francés, 258
Sopa de albahaca y tomate fresco, 259
Sopa de hierbas, 260
Gazpacho verde, 261
Sopa de salsa helada, 262
Caldo de jengibre y limón, 263
Gazpacho Madrid, 263
Muesli de hortalizas, 264
Sopa de espárragos Montana, 265
Pipas de girasol a la cebolla con especias, 265
Sopa de cebolla rica y cremosa, 266
Sopa de jengibre con ajopuerro asado, 267
Sopa de pimiento rojo asado e hinojo, 267
Sopa de tomate relajante y refrescante, 268
Sopa de tomate y repollo con especias, 269
Sopa de lentejas y acelgas, 269
Sopa TVP (tomate, verduras, pesto), 270
Pesto de primavera, 271
Menestra de verduras, 271
Sopa de hortalizas y almendras, 272

Ensaladas

Ensalada de col alcalina, 274
Delicia de repollo, 275
Ensalada oriental crujiente, 275
Ensalada del castillo de sueños, 276
Ensalada de brotes de frijoles mungos y aguacate, 278
Ensalada de salmón Popeye, 279
Ensalada arcoíris, 280
Ensalada de repollo soba, 281
Ensalada tailandesa de verano, 282

Ensalada y aliño Sunshine, 283
Fiesta abundante de Tera, 284
Ensalada de tofu y patata con flor de tomate, 285
Ensalada de calabacín, 286

Aliños y salsas

Aliño ranchero Casper, 287
Salsa de enchilada *chipotle* y pimiento, 287
Aliño cremoso de cilantro y lima, 288
Aliño para todos los usos de Esther, 289
Mayonesa cremosa de Esther, 289
Aliño francés de ajo, 290
Mantequilla alcalina con hierbas, 290
Aliño de semillas de amapola caliente y dulce, 292
Aliño de semillas de amapola K&L, 292
Aliño ranchero K&L, 293
Aliño Mil islas K&L, 294
Aliño de limón y tomate, 294
Aliño de limón y albahaca, 295
Salsa holandesa básica, 295
Paté bernaise, 296
Aliño francés de la abuela, 298
Aliño de pipas de calabaza, 298
Vinagreta de limón básica, 299
Aliño de sésamo y soja, 299
Simplemente aliños de ensalada, 300
Ensaladas sencillas, 300
Pasta de untar de jengibre / pimienta, 301
Pasta de untar de *tahini* y judías, 301
Pasta de untar cremosa y suave, 301
Salsas de alcachofa al pesto, 302
Salsa de pomelo / aguacate, 302
Salsa *teriyaki* alcalina, 302
Salsa tailandesa de almendras, 303
Tazones de arroz *walla*, 303
Salsa *chipotle* del suroeste con especias, 303

Pasta para untar de tomates secados al sol, 304
Aliño de súper soja y algas marinas, 305
Salsa de tomate y albahaca, 305

Plato principal / acompañamiento

Pasta de alcachofa al pesto, 306
Alcachofas rellenas con pesto / variantes, 307
Brotes de judías asiáticas, 309
Margarita de aguacate, 309
Rodajas de berenjena al horno, 310
Tofu al horno, 311
Salteado de coles de Bruselas, 311
Filete de pescado a la crema de coco, 312
Hamburguesas de salmón feliz deliciosamente exquisitas, 312
Rollitos de huevo, 313
Mostaza caliente, 314
Hamburguesas de brotes de lentejas de Esther, 314
Quinoa española de Esther, 315
«Patatas» de coliflor al ajo, 316
Crepes de lechuga / repollo, 316
Montoncitos mexicanos con salsa de tofu, 317
Tortita de pizza de Michael, 318
Lentejas vegetales mixtas, 318
Salteado de *edamame* púrpura, 319
Ensalada de hortalizas con quinoa, 320
Hortalizas asadas con cajún, 321
Panqueques de semillas con aderezo batido, 322
Aderezo batido, 323
Pedro Shanghai, 323
Calabacín troceado, 325
Simplemente alcalino, 325
Calabaza cidra con pesto de semillas de calabaza, 326
Pesto de semillas de calabaza, 327
Tortitas de harina escandia, 327
Conchas de *manicotti* a la escandia / quinoa con salsa marinara, 328
Salsa marinara, 329

Salmón crujiente con especias y coco, con ajo asado y
    salsa de crema de tomates secados al sol, 330
Ajo asado y salsa de crema de tomates secados al sol, 331
Montoncitos, 331
Pescado hervido y verduras en agua de coco, 332
Salteado: pollo con hortalizas, 333
Capas de hortalizas de verano, 334
Tofu chino, 335
Musaka turca (guiso de berenjenas), 336
Paella de hortalizas, 338
Salmón asiático salvaje, 339

Tentempiés / postres

Cuasi-tarta de manzana, 340
Trocitos de búfalo a la barbacoa, 341
Tarta de zanahorias, casi de manzana, 342
Tarta de boda, 343
Crema de coco, 343
Tarta de zanahorias, 344
Masa crujiente de coco, 345
Glaseado y tarta de coco colosales, 346
Montoncitos con eneldo, 347
Barritas de Michael, 347
Galletas crujientes de Molly, 348
Galletas crujientes Morning Glory, 349
Delicias de pipermint, 350
Palitos delgados crudos, 350
Trocitos crujientes de hortalizas, 351
Placer de almendras de Sandy, 352
Galletas crujientes alcalinas y sabrosas, 353
Galletas crujientes de brotes de lentejas, 354
Caramelos de frutas ácidas y mostachones de frutas ácidas, 355

Bebidas y batidos

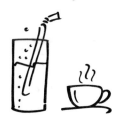

Leche de almendras y rosas

Receta de Shawnda Hansen
CANTIDAD: 500-600 ML

 1 taza de almendras crudas
3,25 tazas de agua pura
¼-½ taza de agua de rosas
¼ cucharadita de estevia en polvo
3 pizcas de nuez moscada

 Poner en remojo las almendras en 2 tazas de agua pura, en el frigorífico, durante toda una noche. En la licuadora, picar y mezclar las almendras y el agua. Añadir lentamente el agua pura y el agua de rosas restante. Incorporar la estevia y mezclar hasta que esté uniforme. Utilizar una estameña (paño fino) para colar la leche y eliminar la pulpa de las almendras. Verter en vasos y agregar una pizca de nuez moscada para acompañar.

Batido o trocitos súper verdes de aguacate y hortalizas

1 RACIÓN

Éste es, con gran diferencia, nuestro batido verde y fresco favorito. Es una forma excelente de obtener la nutrición concentrada del polvo verde y el polvo de los brotes de soja, y los beneficios añadidos de la gran mantequilla que nos ofrece Dios, el aguacate. El pepino y la lima actúan como refrescante para el cuerpo, y las grasas esenciales del aguacate y los brotes de soja aportan los elementos energéticos para que este batido sea algo que puedes quemar durante muchas horas. Nosotros hemos disfrutado de este batido para desayunar, almorzar, cenar o como un excelente tentempié en cualquier momento, así como en la fase de limpieza. Es una fantástica forma de que tus hijos tomen estos nutrientes. En verano, prueba los trocitos en forma de sabroso regalo helado.

1 aguacate

½ pepino inglés (orgánico y normalmente envuelto en plástico, si es posible)

1 tomatillo

1 lima (pelada)

2 tazas de espinacas frescas

2 cucharones de brotes de soja en polvo

1 cucharón de polvo verde

1 paquete de estevia

6-8 cubitos de hielo

Poner todos los ingredientes en una licuadora, a alta velocidad, y mezclar hasta que todo tenga una consistencia densa y uniforme. Servir inmediatamente.

Para los trocitos: verter en cubiteras o en pequeñas tazas de papel y congelar. Descongelar un poco, retirar el hielo y cortar y disfrutar del postre a medio congelar, si así se desea.

Variantes:

• Añadir 1 cucharadita pequeña de mantequilla de almendras, para que tenga sabor a frutos secos.

• Agregar leche de coco o leche de almendras sedosas frescas, para obtener un batido más cremoso.

• Preparar un postre helado formando capas de coco sin azúcar deshidratado y espolvoreando un poco de coco por encima.

• Utilizar un pomelo o un limón, en lugar de la lima, para obtener un sabor distinto.

• Añadir 1 cucharada sopera de jengibre fresco rallado.

• Utilizar algunos de los nuevos sabores de la marca Frontier que vienen embotellados en aceite (sin alcohol) para un nuevo y excitante toque de sabor.

Batido de aguacate y coco

1 RACIÓN

Este refrescante batido contiene licopeno en el pomelo rojo rubí. La combinación de la carne y el agua de un coco joven (tailandés) aportarán una esencia tropical. ¡Disfruta! Éste es uno de los batidos favoritos para cualquier momento, y lo servimos en nuestras reuniones del plan de vida de la milagrosa dieta del pH.

½ pepino inglés (si es orgánico, no lo peles ni le quites las semillas)

zumo de ½ pomelo rojo rubí grande

la carne y el agua de un coco tailandés joven

1 aguacate

1 taza de espinacas orgánicas frescas (opcional)

1 cucharón (cucharadita pequeña) de polvo verde

1 cucharón (cucharadita pequeña) de brotes de soja en polvo

1 cucharón de estevia verde cruda en polvo, o de estevia al gusto

½ cucharadita pequeña de sabor de vainilla

½ cucharadita pequeña de sabor de coco

8-10 cubitos de hielo

Poner el pepino, el zumo de pomelo y la carne y el agua de coco en la licuadora, y mezclar. Después agregar los demás ingredientes y el hielo, y mezclar rápidamente hasta que esté denso y cremoso. Servir inmediatamente.

Variante:

Espolvorear copos de coco deshidratado por encima, o formar capas en un vaso para postre helado alternando el batido y los copos de coco.

Leche de almendras sedosas frescas

4-6 RACIONES

 4 tazas de almendras crudas frescas

agua pura

una media de nylon blanca que llegue hasta la rodilla (para colar)

 Poner en remojo las almendras crudas durante toda una noche en un tazón de agua. Por la mañana, escurrirlas y llenar la licuadora con ellas hasta aproximadamente la tercera parte (2 tazas), y después añadir agua pura hasta llenarla. Mezclar a alta velocidad hasta obtener una leche blanca y cremosa. Tomar una media de nylon (yo utilizo una media de nylon que llega hasta la rodilla) y hacer pasar la mezcla a través de ella sobre un tazón o cazo, y dejar que escurra. Estrujarla con las manos para que pase toda la leche por el nylon. (Lo que quede en la media puede utilizarse en la ducha como una excelente crema exfoliante).

Obtendrás aproximadamente 1 litro de sedosa y bonita leche de almendras crudas, lista para usar en sopas, batidos o budines. Puedes diluirla con agua hasta obtener la consistencia deseada. La leche de almendras se mantendrá fresca aproximadamente tres días en el frigorífico. También puedes bebértela tal como está o añadir un poco de estevia para endulzarla.

Pizza de desayuno de George

Receta de Mary Jo y George Walter
1 RACIÓN

 ½ recipiente de licuadora de verduras tamaño baby combinadas (y brotes)

½-1 pepino

2 cabezas de ajo

trozos de ruibarbo finos de entre 5 y 15 centímetros

¼ cucharadita de aminoácidos líquidos

½ taza de cebolla, preferiblemente de la variedad Vidalia

60 ml de aceite de oliva virgen extra

½ taza de agua destilada

¼ cucharadita de mostaza seca en polvo

¼ de cucharadita de orégano

unas cuantas semillas de apio

sal no refinada y con minerales, y pimienta blanca para dar sabor

una pizca de pimienta cayena

 En la licuadora, a velocidad baja para empezar, mezclar todos los ingredientes. Aumentar la velocidad e incorporar hasta que quede uniforme.

Idea: el ruibarbo es un gran sustituto de los tomatillos en los batidos. Su cantidad en la mezcla puede ser del doble.

Té de lavanda y menta

Receta de Lisa El-Kerdi

Mejor en el concurso de recetas de la milagrosa dieta del pH, 2004

8 RACIONES

 1,5 tazas de hojas de menta frescas

½ taza de flores de lavanda frescas

8-10 tazas de agua pura hirviendo

estevia al gusto (opcional)

 En un cazo grande, poner la menta y la lavanda. Añadir agua hirviendo, cubrir y dejar en infusión durante 5-10 minutos, hasta que adquiera la intensidad deseada. Colar. Añadir estevia, si se desea, y más agua hirviendo si ha quedado demasiado fuerte. Puede servirse caliente o fría.

Infusiones: preparar este té como sabor para el agua mineral con gas reduciendo la cantidad de agua utilizada a 2 tazas. Prepararla de igual forma, filtrar y enfriar. Cuando esté lista para servir, verter agua mineral fría en vasos, añadir la infusión al gusto y disfrutar.

Té de limón y jengibre

Receta de Lisa El-Kerdi
1 RACIÓN

 1 trozo de raíz de jengibre del tamaño de un pulgar, pelado
1 rama de canela
cáscara de ½ limón
8 tazas de agua pura hirviendo
zumo de 1-2 limones
estevia al gusto (opcional)

 Poner el jengibre, la rama de canela y la cáscara de limón en un cazo. Verter agua hirviendo sobre las especias y dejar en infusión durante 10-15 minutos. Añadir limón y estevia (si se desea) antes de servir. Retirar las especias y servir, añadiendo más agua hirviendo, si ha quedado demasiado fuerte.

Variante:

Para un té de especias para el invierno, añadir ½ cucharadita de clavos y la cáscara de ½ naranja.

Batido de lima y limón

Receta de Donna Downing
1 RACIÓN

 1 aguacate, pelado y sin semillas
½ pepino inglés
1 lima, pelada
el zumo de 2 limones
1 coco joven (zumo y carne)
1 paquete de estevia
200 gramos de cubitos de hielo

En la licuadora, poner los ingredientes en el orden indicado. Mezclar lentamente al comienzo. Cuando el líquido se vaya mezclando, aumentar la velocidad a alta e incorporar hasta que quede uniforme y espumoso. Añadir más hielo para dar consistencia de sorbete. Servir inmediatamente.

Variante:

Agregar 1 cucharadita de verduras en polvo y 2 cucharaditas de brotes de soja en polvo para potenciar el valor nutricional del batido.

Malta mentolada

Receta de Matthew y Ashley Rose Lisonbee
2 RACIONES

 ½ pepino inglés

el zumo de 1 lima

el zumo de 1 pomelo

1 aguacate

1 taza de espinacas crudas

½ envase de leche de coco

1 cucharón (1 cucharadita pequeña) de verduras en polvo

2 cucharones (2 cucharaditas pequeñas) de brotes de soja en polvo

8-10 gotas de pH

2 ramitas de hojas de menta fresca, o utilizar ½ cucharadita de sabor de menta, sin alcohol

14 cubitos de hielo

 Mezclar todos los ingredientes en una licuadora y batir hasta lograr la consistencia deseada.

Consejo: utilizar cubitos de hielo para refrescar la bebida, o bien preparar para los pequeños unos sabrosos helados.

Batidos de coco y vainilla

Receta de Lisa El-Kerdi

Mejor en el concurso de recetas de la milagrosa dieta del pH, 2004

PARA 2 GRANDES O 4 PEQUEÑOS

 2 cocos blancos jóvenes

 Al menos 3 horas antes de servir, abrirlos y poner la carne y el agua de 1 coco en la licuadora. Si el coco tiene mucha agua y poca carne, añadir aceite de coco y copos para conseguir más densidad. Congelar en una cubitera o en vasos de plástico de 150 ml. Puede prepararse y congelarse con varios días de antelación. En el momento de la elaboración, o unas horas antes, abrir y mezclar el segundo coco. En ese momento, añadir los sabor deseados (*véase* variantes). Agregar estevia para dar sabor, si es necesario. Introducir en el frigorífico hasta el momento de servir. Sacar la mezcla helada de coco del congelador. Si se utilizan vasos de plástico, poner un minuto en un cazo de agua templada para que se ablanden. Añadir a lo que no se ha congelado y mezclar hasta que quede cremoso. Incorporar cubitos de hielo si es necesario. Verter en vasos, colocar la pajita y a disfrutar.

Los siguientes son añadidos adicionales y pueden utilizarse para crear sabores y texturas diferentes. Las medidas son generales y pueden modificarse a gusto de cada uno.

 ½-1 cucharadita pequeña de extracto de vainilla sin alcohol

½ cucharadita pequeña de extracto de almendras sin alcohol

1 cucharada sopera de algarroba en polvo

estevia al gusto, si se desea

1 cucharadita-1 cucharada sopera de aceite de coco

copos de coco seco sin edulcorar, al gusto

cubitos de hielo para aumentar la densidad (opcional)

Variantes:

- Batido de coco: simplemente, mezclar los cocos según se desee. Para un sabor más intenso a coco o un batido más denso, añadir aceite y copos de coco.

- Batido de vainilla cremosa: agregar vainilla al gusto.
- Batido de algarroba caramelizada: incorporar vainilla, almendras y algarroba.

~~~~~~

SOPAS

Sopa de aguacate a la menta

Receta de Ashley Lisonbee
6 RACIONES

3 cucharadas soperas de aceite de pepitas de uva o de oliva

6 cebollas verdes, troceadas

1 cabeza de ajo, machacado

4 cucharadas soperas de harina escandia

2,5 tazas de caldo de verduras

2-3 cucharaditas de zumo de limón

½ cucharadita de cáscara de limón rallada

⅔ taza de leche de coco

⅔ taza de crema de coco

1,5 hojas de menta, troceada

sal sin procesar y con minerales y pimienta, al gusto

2 aguacates, troceados en dados

1 taza de espinacas, picadas

ramitas de menta como aderezo

En un recipiente para sopa, calentar aceite de pepitas de uva o de oliva. Añadir cebolletas, ajo y harina escandia. Cocer a fuego lento. Agregar los ingredientes restantes, removiendo y mezclando bien. Incorporar al final los aguacates y las espinacas, removiendo suavemente. Servir y acompañar con ramitas de menta.

Sopa de hortalizas cremosas de Carol

Receta de Carol Murie

4 RACIONES

 ½ cebolla grande, troceada

⅛ de taza de aceite de coco

2 zanahorias medianas, troceadas

2 calabacines medianos, troceados

2 tazas de brécol

1 litro de caldo de verduras

1 patata, cortada en dados (opcional)

½ cucharadita de semillas de apio

1 cucharadita de comino molido

1 cucharadita de sal sin procesar y con minerales

1 cucharadita de especias

1 taza de leche de almendras

brotes frescos como guarnición

 Saltear la cebolla en aceite de coco hasta que esté transparente. Añadir las zanahorias, el calabacín y el brécol. Saltear durante 5 minutos hasta que esté tierno y crujiente. Agregar caldo, las patatas y los condimentos. Hervir a fuego lento hasta que las hortalizas estén tiernas (10 minutos o menos). Incorporar la leche de almendras y calentar. Al servir, añadir a cada tazón brotes frescos como guarnición.

Sopa de apio / coliflor

6-8 RACIONES

 1 cebolla, pelada y troceada

1 cucharada sopera de aceite (de oliva o de una mezcla de ácidos grasos esenciales)

1 manojo de apio troceado, reservando las hojas para la guarnición

1 coliflor troceada

1-2 litros de caldo de verduras

½-1 litro de leche de almendras

sal, pimienta y condimentos al gusto

 En un recipiente grande para sopa, rehogar la cebolla en un poco de aceite durante unos 5 minutos sin que se dore. En el procesador de alimentos, trocear el apio y la coliflor hasta obtener trocitos finos. Añadir la coliflor y el apio al recipiente y calentar hasta que estén tiernos. Agregar el caldo de verduras y la leche de almendras. Hervir a fuego lento durante 15-30 minutos, o no cocer si se desea. Hacer un puré con la mezcla de la sopa en la licuadora, hasta obtener una textura uniforme. Condimentar al gusto y servir caliente o frío.

Sopa de pimiento *chipotle*

Variantes: sopa del comedor de calabaza

Verduras y tofu con salsa de pimiento *chipotle*

Receta de Linnette Webster

Primer lugar, concurso de recetas de la milagrosa dieta del pH, 2004

Categoría de transición

El pimiento chipotle aporta un maravilloso sabor ahumado a este plato.

 2 calabacines, troceados en dados de 1 centímetro

1 cucharadita pequeña de aderezos italianos, si se desea

2 cucharadas soperas de aceite de oliva

1 cebolla, troceada

1 tallo de apio, troceado

2 cabezas de ajo, picadas

2 zanahorias, cortadas en dados de 1 centímetro

1 patata roja, en dados de 1 centímetro (opcional)

1 pimiento rojo, en dados de 1,5 centímetros

sal sin procesar y con minerales, al gusto

Opcional: 1 envase de tofu, sal sin procesar y con minerales para dar sabor, 1 cucharada sopera de aceite de oliva y 1 taza de agua pura.

Cortar el tofu en dados de 1,5 centímetros y añadir sal. En una sartén a fuego medio-alto, dorar el tofu en 1 cucharada sopera de aceite de oliva. Agregar agua a la sartén y mezclar bien. Reservar para usar en una sopa o en un plato de hortalizas. Dorar el calabacín y condimentar en aceite de oliva durante 2 minutos. Poner en la sartén y rehogar durante 2 minutos la cebolla, el apio y el ajo. Añadir las zanahorias y rehogar durante 2 minutos. Incorporar la patata y rehogar durante 4 minutos. Agregar el pimiento rojo y rehogar durante 2 minutos. Condimentar al gusto.

Crema de espárragos

Receta de Ashley Lisonbee
4 RACIONES

 2 cucharadas soperas de aceite de oliva

⅓ cebolla amarilla, troceada

2 cabezas de ajo, picadas

1 manojo de espárragos orgánicos, troceados

3,5 tazas de caldo de verduras, orgánico

180 ml de crema de coco, orgánica

2 cucharaditas soperas de sal mineral sin procesar

1,5 cucharaditas de mezcla de especias

½ cucharadita de cáscara de limón fresco, rallada

2 cucharadas soperas de zumo de limón (fresco)

 En un recipiente para sopa, calentar aceite a fuego medio. Añadir la cebolla, el ajo y los espárragos, y saltear durante 3 o 4 minutos, hasta que las hortalizas estén tiernas. Agregar el caldo de verduras y calentar durante 8-10 minutos. Bajar el fuego. Incorporar la crema de coco y los condimentos. Calentar 5 minutos más. Servir templado.

Crema de brécol

Receta de Ashley Lisonbee
4-6 RACIONES

2 cucharadas soperas de aceite de oliva

1 cebolla, troceada

2 tazas de brécol

1 cucharada sopera de aceite de pepitas de uva

4,5 tazas de caldo de verduras

$\frac{2}{3}$ de taza de crema de coco

$\frac{1}{16}$ cucharadita de pimentón, más una pizca para decorar

sal y pimienta al gusto

½ cucharadita de hierbas provenzales

2,5 tazas de aguacate, troceado

Trocear la cebolla. Pelar y picar fino el brécol. En un recipiente para sopa, calentar aceite a fuego medio-bajo y saltear ligeramente la cebolla y el brécol durante 5 minutos. Añadir el caldo de verduras y el brécol, y calentar a fuego lento durante 15 minutos. Retirar del fuego y dejar que la sopa se enfríe. En una licuadora, hacer puré la mitad de la mezcla de la sopa. Volver a verter en el recipiente de la sopa e incorporar. Añadir lentamente la crema de coco y remover hasta que se mezcle del todo. Agregar las especias y el aguacate troceado. Servir templado, con una pizca de pimentón.

Crema de calabacín

2-4 RACIONES

Ésta es una cremosa sopa estupenda para cualquier momento, y también mientras se está en fase de limpieza. La mezcla de especias permite que sea especialmente reconfortante para el cuerpo. Experimenta con distintos condimentos.

1 cebolla grande, troceada

3 calabacines, cortados en tiras de ½ centímetro de grosor

3 tomates maduros, cortados en trozos grandes

1-2 tazas de agua

1 aguacate

1 cucharadita de mezcla de especias

2 cucharaditas de sal con minerales y sin procesar

 Rehogar la cebolla en un recipiente para sopa hasta que esté blanda y casi transparente (de 3 a 5 minutos). Añadir el calabacín y seguir rehogando hasta que esté de color verde oscuro y un poco blando (3 a 4 minutos). Incorporar los tomates y rehogar entre 1 y 2 minutos más. Poner todos los ingredientes rehogados en la licuadora y agregar el agua y el aguacate. Mezclar a fuego fuerte hasta que esté cremoso y uniforme, y con la licuadora en funcionamiento, añadir el condimento y la sal al gusto. Servir inmediatamente.

Sopa de coliflor cremosa

4-6 RACIONES

Esta sopa queda muy cremosa; si no supieras los ingredientes, jurarías que contiene lácteos, pero es la combinación de la leche de almendras con la coliflor asada en puré y la raíz de apio lo que le da ese aspecto. Los trozos de hortalizas asadas hacen que parezca confeti. Reparte un poco de pimiento asado por encima y una pizca de especias para dar más color.

 1 coliflor

3 calabazas amarillas

4 calabacines

2 cebollas amarillas

2 envases de tomates cherry

½ raíz de apio

aceite de pepitas de uva

8 dientes de ajo

1 litro de leche de almendras sedosas

1 envase de caldo de verduras

 Colocar los trozos (del tamaño de un bocado) de hortalizas en bandejas de horno antiadherente y añadir un poco de aceite de pepitas de uva.

Asarlos hasta que estén ligeramente dorados. Mientras se asan las hortalizas, verter el litro de leche de almendras en la licuadora. Echar la leche de almendras en un recipiente para sopa. Después de que las hortalizas estén asadas, poner la coliflor, la mitad de las cebollas y la mitad de los trozos de apio en la licuadora. Añadir la leche de almendras y mezclar todo hasta que esté cremoso, y después volver a verterlo en el recipiente para sopa. En el procesador de alimentos, cortar las demás hortalizas hasta que estén troceadas o picadas, e incorporarlas a la sopa. Remover por separado. Añadir 1 envase de caldo de verduras y remover bien. ¡A disfrutar!

Sopa del jardín de Esther

Receta de Esther Andreas
Tercer puesto, concurso de recetas de la milagrosa dieta del pH, 2004
Categoría alcalinizante
4-6 RACIONES

Caldo:

3 tallos de apio

½ cebolla roja

1 diente de ajo pequeño

¼ de taza de zumo de limón

2 tazas de agua templada

3 cucharadas de aceite de oliva

1 cucharadita de salvia seca o 3 cucharadas soperas de salvia fresca troceada

½ cucharadita de sal con minerales y sin procesar

2 gotas de estevia

Mezclar todos los ingredientes hasta que adquieran una textura uniforme. Verter en un tazón grande.

Hortalizas para sopa jardinera:

Usar 3 o 4 de las siguientes hortalizas para obtener una sopa llena de color.

½ taza de pimiento rojo, troceado

¼ de taza de jícama, rallada

1 zanahoria pequeña, troceada

1 taza de calabacín, rallado

½ taza de chirivía, rallada

½ taza de coliflor, troceada

½ taza de brécol, troceada

1 aguacate

pimienta cayena o jengibre para dar sabor

Perejil fresco, cilantro, cebolleta y cebollinos para guarnición

Añadir las hortalizas que se desee al caldo, removiendo bien. Incorporar 1 aguacate, cortado en trozos del tamaño de un bocado. Probar y añadir un poco de pimienta cayena o de jengibre al gusto. Acompañar con perejil fresco, cilantro fresco, cebolletas o cebollinos.

Puré gourmet al estilo francés

Receta de Eric Prouty

Primer puesto, concurso de recetas de la milagrosa dieta del pH, 2004

Categoría alcalinizante

6 RACIONES

Éste es un puré alcalinizante y relajante. Yo suelo poner el doble de zumo de lechuga romana y lo licúo un poco más.

1 aguacate

2 tallos de apio

1 lechuga romana

1 tomate pequeño

1 manojo de espinacas

1 pepino pequeño, pelado

2 dientes de ajo

⅓ de cebolla

hierbas provenzales, al gusto

2 cucharadas de aceite de oliva

Utilizar un exprimidor que tenga accesorio para hacer puré. Convertir en puré todas las hortalizas y añadir la cebolla al final. Mezclar con hierbas provenzales y aceite de oliva.

Opcional: servir con brotes por encima. ¡A disfrutar!

Sopa de albahaca y tomate fresco

Receta de Ashley Lisonbee
4-6 RACIONES

 1 kg de tomates maduros

2 cucharaditas de aceite de oliva

1 cebolla dulce, troceada fina

1 tallo de apio, troceado fina

1 zanahoria, troceada fina

2 dientes de ajo, picados

1 cucharadita de hojas de mejorana fresca, o ¼ cucharadita seca

2 tazas de agua

4-5 cucharadas soperas de crema de coco, y una cantidad adicional para guarnición

2 cucharadas de albahaca fresca, troceada

sal con minerales y sin procesar y pimiento fresco picado, al gusto

 Cortar los tomates por la mitad. En el procesador de alimentos, cortarlos y después reservarlos. En un recipiente para sopa grande, calentar aceite de oliva. Añadir la cebolla, el apio y la zanahoria, y cocinar a fuego medio-bajo durante 4 minutos, removiendo de vez en cuando. Agregar los tomates, el ajo picado y la mejorana fresca. Cocinar durante 2 minutos. Incorporar agua y cocinar a fuego lento durante 15-20 minutos, hasta que las hortalizas estén tiernas. Apartar del fuego, dejando que la sopa se enfríe ligeramente. Utilizando el procesador de alimentos, mezclar la sopa hasta que esté uniforme. Volver a poner la sopa en el recipiente y calentar a fuego lento. Agregar la crema de coco y la albahaca troceada. Salpimentar con sal y pimienta. Servir la sopa en tazones. Poner una cucharada pequeña de crema en el centro de cada ración.

Sopa de hierbas

2-4 RACIONES

Esta sopa está totalmente cruda. Prefiero servirla bien fría los días calurosos. Acompáñala con una rodaja de limón o lima, y puedes incluso tomarla como si fuera un refrescante batido al lado de la piscina. El eneldo fresco cortado en trozos pequeños se parece a restos de hierba flotando en la sopa, y de ahí el nombre de *sopa de hierbas.*

2 pepinos ingleses, en zumo (preparado en el exprimidor, quitar toda la pulpa)

1 coco joven, agua (zumo) que sea clara, dulce y muy fresca

¾-1 taza de leche de almendras sedosa y fresca

1-2 cucharaditas de eneldo fresco, cortado en trozos pequeños (previamente presionados sobre la encimera con el borde romo de un cuchillo, a fin de romperlos y extraer el sabor)

Mezclar todos los ingredientes en un tazón y remover. La sopa debe estar uniforme, cremosa y sedosa, con un bonito color verde oscuro.

Variantes:

Utilizar entre 2 y 4 cucharaditas pequeñas de pimiento rojo deshidratado en polvo (preparado con antelación) para dar un toque dulce y espumoso adicional.

Pimiento rojo deshidratado en polvo:

Lavar, retirar la parte central y las semillas y trocear varios pimientos rojos (de aproximadamente ½ centímetro). Espolvorear sobre una hoja deshidratante y secar por completo hasta que se rompan con un crujido. Moler en forma de polvo fino en una licuadora o un molinillo de café. Es un sabroso polvo de guarnición que puedes añadir a las sopas, las ensaladas, los crepes y los sofritos. Consérvalo en una tartera (unos 3 meses).

Gazpacho verde

Receta de Eric Prouty

Primer puesto, concurso de recetas de la milagrosa dieta del pH, 2004

Categoría alcalinizante

4-6 RACIONES

Ésta es una receta que puedes preparar simplemente sin hierbas ni condimentos, o bien puedes reforzarla y hacerla más consistente con la adición de las hierbas. De cualquier forma, es una sopa maravillosamente alcalinizante y cargada de clorofila. Nuestra familia prefiere la versión más consistente.

Refrescante:

2 aguacates, cortados en trozos

¼ de taza de zumo de limón fresco

3 dientes de ajo

6 tomates, troceados

1 cogollo de lechuga romana, troceada

1 pimiento verde, troceado

entre 1 y 1,5 pepinos ingleses grandes (o 2 de tamaño medio), troceados

½ cebolla roja, troceada

Poner todos los ingredientes en el procesador de alimentos (con las cuchillas en forma de «S») en las siguientes combinaciones: mezclar el aguacate, zumo de limón y ajo hasta que esté uniforme, verter en un tazón. Mezclar los tomates y la lechuga romana hasta que esté uniforme, verter en un tazón. Mezclar los pimientos, los pepinos y la cebolla de manera que se puedan encontrar tropezones (aproximadamente ¼-½ centímetro, para aportar consistencia).

Versión consistente:

1,5 cucharaditas de albahaca

½ cucharadita de eneldo

¼ cucharadita de orégano

⅛ cucharadita de salvia en polvo

¼ cucharadita de sal mineral sin procesar

2 cucharadas soperas de aceite de oliva

Añadir las hierbas y la sal al aceite. Mezclar bien, después añadir al gazpacho y a disfrutar.

Sopa de salsa helada

Receta de Ashley Lisonbee
4 RACIONES

 1 cucharada sopera de aceite de pepitas de uva

1 pimiento naranja o rojo, cortado en trozos finos

1 pimiento verde, cortado en trozos finos

1 cebolla dulce, cortada en trozos finos

3 tomates maduros, troceados

1 cucharadita de chile en polvo

½ taza de agua

2 tazas de tomates maduros

sal sin procesar y con minerales y pimienta, al gusto

mezcla de especias, al gusto

cilantro fresco o 3-4 cebolletas, de guarnición

 En un recipiente para sopa, calentar el aceite de pepitas de uva a fuego medio. Añadir los pimientos y calentar, removiendo enérgicamente, durante 3 minutos. Incorporar la cebolla y cocinar durante 2 minutos más. Agregar los tomates y el chile en polvo; seguir calentando, removiendo frecuentemente, durante 1 minuto. Añadir agua y cubrir. Apagar el fuego y dejar que repose durante 4 o 5 minutos. Pasar la sopa a un tazón grande. En un procesador de alimentos, hacer puré los tomates. Añadirlos a la sopa. Agregar condimentos al gusto. Refrigerar hasta que esté fría y servir. Acompañar con cilantro fresco o cebolletas en trozos finos.

Caldo de jengibre y limón

Receta de Victoria's Gourmet

Galardón Profesional Victoria Frerichs, concurso de recetas de la milagrosa dieta del pH, 2004

4-5 RACIONES

 1 envase de caldo vegetal orgánico

⅓ de envase de agua

4 limones, cáscara y zumo

4 cucharadas soperas de jengibre fresco, finamente rallado

sal al gusto

 Mezclar el caldo y el agua. Llevar a ebullición. Añadir el zumo y la ralladura de los limones. Retirar del fuego y dejar en infusión como el té. Agregar el jengibre. Colar e incorporar sal al gusto.

Variantes:

½ envase de tofu extra-firme y ramitas de cilantro de guarnición.

Cortar el tofu en forma de dados y poner en tazones. Añadir el caldo caliente. Coronar la sopa con ramitas de cilantro. Servir templado o frío.

Gazpacho Madrid

6-8 RACIONES

 3 tomates

2 pepinos

1 pimiento rojo

1 pimiento jalapeño

1 litro de agua pura

3 cucharadas soperas de aceite de oliva

2 limones, exprimidos

1 cucharadita de comino

2 cucharaditas de sal sin procesar y con minerales

ajo, al gusto

263

tomate, apio, cebolla verde, pepino, pimiento rojo y aguacate de guarnición

 En el procesador de alimentos, mezclar todas las hortalizas. Añadir agua, aceite, zumo y especias. Incorporar bien de nuevo por partes, si es necesario. Servir frío, acompañándolo de ¼ de taza de hortalizas troceadas, a elegir.

Muesli de hortalizas

Receta de Eric Prouty

Primer lugar, concurso de recetas de la milagrosa dieta del pH, 2004

Categoría alcalinizante

1-2 RACIONES

 1 aguacate

1 pepino, pelado

1 taza de espinacas, troceadas

3 rábanos

10-15 almendras, húmedas

½ lima, en zumo

estevia al gusto

¼ de cucharadita de canela

 Cortar el aguacate y el pepino en dados. En el procesador de alimentos, hacer puré el aguacate, el pepino y las espinacas hasta que la mezcla esté uniforme. Cortar los rábanos en cuatro partes. Añadir, junto con las almendras, el zumo de limón, la estevia y la canela. Pasar brevemente por el procesador hasta obtener la textura que desee.

Sopa de espárragos Montana

Receta de Michael Steadman
Segundo lugar, concurso de recetas de la milagrosa dieta del pH, 2004
Categoría de transición
4 RACIONES

 1,5 tazas de agua filtrada
2 tazas de espárragos, ligeramente hervidos
⅛ de taza de agua de espárragos, templada
½ aguacate, pelado y troceado
2 cucharadas soperas de aceite de ácidos grasos esenciales
1 cucharadita de sal sin procesar y con minerales
2 cucharaditas de zumo de limón
1 cucharadita de pimienta limón
4 cucharaditas de cebolla, picada
1-2 dientes de ajo, picados
⅛ cucharadita de mezcla de especias

 Mezclar todos los ingredientes en la licuadora hasta que estén templados.

Variantes:
½ aguacate, cortado en dados
½ taza de espárragos, hervidos y cortados en dados
sal de hierbas y mezcla de especias, al gusto
pipas de girasol a la cebolla con especias (receta siguiente), al gusto

Pipas de girasol a la cebolla con especias

Receta de Michael Steadman

 1 taza de pipas de girasol (puestas en remojo durante una noche en agua purificada)
bebida de aminoácidos (opcional)
sal sin procesar y con minerales

cebolla en polvo

mezcla de especias o pimienta cayena

 Secar las pipas y colocarlas en la bandeja deshidratante. Remojar con bebida de aminoácidos (opcional). Espolvorear sal mineral, cebolla en polvo y una mezcla de especias o pimienta cayena (al gusto). Deshidratar durante 24-36 horas.

Sopa de cebolla rica y cremosa

Receta de Ashley Lisonbee
4 RACIONES

 ¼ de taza de aceite de oliva

3 cebollas, cortadas en trozos finos

1 diente de ajo, machacado

1 cucharadita de arrurruz en polvo

2,5 tazas de caldo de verduras

2,5 tazas de leche de almendras

sal y mezcla de especias, o pimiento machacado, al gusto

2-3 cucharaditas de zumo de limón o lima

1 hojita de laurel

1 zanahoria, cortada en dados pequeños

4 cucharadas soperas de crema de coco

2 cucharadas soperas de perejil, cortado para guarnición

 En un recipiente para sopa, calentar el aceite, la cebolla y el ajo a fuego lento durante 8-10 minutos, removiendo frecuentemente. Añadir el arrurruz y calentar, removiendo durante 1 minuto. Agregar el caldo de verduras, subiendo la temperatura hasta fuego medio, sin hervir. Incorporar la leche de almendras, remover y calentar durante 5 minutos. Añadir los condimentos, el zumo de cítrico y la hojita de laurel. Cubrir y calentar a fuego lento durante 15 minutos. Retirar la hojita de laurel. Agregar la zanahoria y dejar a fuego lento 2 o 3 minutos. Añadir crema de coco. Incorporar más zumo de limón o lima, o condimento, al gusto. Acompañar con perejil. Servir templado y disfrutar.

Sopa de jengibre con ajopuerro asado

4 RACIONES

1 cucharada sopera de aceite de oliva o de aceite de pepitas de uva

1 ajopuerro, limpio y cortado en rodajas de 0,8 centímetros

1 cucharadita de jengibre fresco, cortado en rodajas finas

1 taza de leche de almendras recién colada

2 tazas de caldo de verduras

½-1 cucharadita de sal mineral sin procesar

En un recipiente para sopa, poner un poco de aceite de oliva o de pepitas de uva. Agregar el ajopuerro y el jengibre y rehogar hasta que esté blandos y dorados por los bordes. Poner el ajopuerro y el jengibre en un procesador de alimentos. Picar hasta que tengan el tamaño de unos dados y volver a poner en el recipiente para sopa. Añadir la leche de almendras fresca, el caldo de verduras y la sal mineral sin procesar. Calentar y servir.

Variantes:

Incorporar pimientos asados troceados y ajo.

Sopa de pimiento rojo asado e hinojo

Receta de Lisa El-Kerdi

Mejor en el concurso de recetas de la milagrosa dieta del pH, 2004

8 RACIONES (DE 120 GRAMOS)

4 pimientos rojos grandes

1 hinojo pequeño

2 cucharaditas de aceite de oliva

½ taza de agua pura

1 envase tofu blando y suave

2 cucharaditas de sal con minerales y sin procesar, o al gusto

Cortar los pimientos por la mitad, retirar las semillas y colocar por la parte de la piel sobre una parrilla para dorar la piel. Cortar la parte superior de las cabezas de hinojo y reservar para la guarnición. Verter aceite de oliva y poner en la parrilla. Cuando la piel de los pimientos esté dorada y el hinojo esté ligeramente tostado, sacar de la parrilla y poner en un tazón, teniendo cuidado de no perder sus jugos. Cortar en rodajas finas el hinojo y colocar en un recipiente con ½ taza de agua pura. Llevar a ebullición a fuego lento. Pelar los pimientos quitando todos los trozos que hayan quedado negros y poner en el recipiente. Añadir agua justo para cubrir, y hervir a fuego lento hasta que esté blando. Mezclar por partes hasta que esté uniforme, y añadir el tofu a la última parte. Mezclar todo y agregar sal mineral al gusto. Servir caliente o frío. Cortar ramitas pequeñas de hinojo y coronar el plato. Servir con montoncitos con eneldo (*véase* sección de recetas de tentempiés).

Sopa de tomate relajante y refrescante

2 RACIONES

La combinación de tomates y aguacates frescos hace que esta sopa refrescante sea alta en licopeno y luteína.

6 tomates medianos, exprimidos y pasados por el colador (verter a través de un colador de malla fina o una media de nylon)

½ aguacate

¾ de taza de agua de coco fresca (asegurarse de que esté fresca, recién salida del coco)

1 pepino, en zumo

sal sin procesar y con minerales, al gusto

estevia (opcional)

Mezclar todos los ingredientes hasta que esté uniforme. Para que la sopa esté más dulce, añadir estevia al gusto.

Sopa de tomate y repollo con especias

Receta de Ashley Lisonbee
6 RACIONES

 1 ajopuerro

2 cucharadas soperas de aceite de pepitas de uva

1 diente de ajo, picado

1 cucharadita de jengibre fresco, picado

1 cucharadita de chile en polvo

3,5 tazas de caldo de verduras

2 tazas de repollo, troceado

2 tazas de caldo de sopa de tomate orgánico

1 taza de guisantes orgánicos

2 cucharadas soparas de pasta de tomate

½ cucharadita de sal sin procesar y con minerales

una pizca de pimienta roja, molida (opcional)

 Lavar por completo y recortar el ajopuerro, eliminando los extremos de las hojas y dejando unos 7,5 centímetros de hoja verde. Cortarlo en rodajas finas. Mezclar el aceite, el ajo, el ajopuerro y el jengibre en un recipiente para sopa y calentar durante 3 o 4 minutos, hasta que el ajopuerro esté tierno. Agregar el chile en polvo, mezclando bien. Añadir caldo de verduras, subir el fuego a medio, poner el repollo y calentar durante 5 minutos. Incorporar el caldo de sopa de tomate, los guisantes, la pasta de tomate y la sal. Calentar otros 3 minutos. Añadir una pizca de pimienta roja molida para dar un ligero toque a especias. Servir caliente y a disfrutar.

Sopa de lentejas y acelgas

Receta de Martha Germany
Mención de Honor, concurso de recetas de la milagrosa dieta del pH, 2004
4-6 RACIONES

 2 tazas de lentejas marrones, germinadas

6 tazas de agua

1 manojo de acelgas, rojas o verdes

2-3 dientes de ajo, molidos

1 manojo de cilantro

1 limón, exprimido, o 2 cucharadas soperas, al gusto

2 cucharaditas de sal sin procesar y con minerales

⅓ de taza de aceite de oliva

 Poner en remojo las lentejas durante toda la noche y dejar germinar durante 2 días. En un recipiente para sopa, poner las lentejas y el agua a hervir. Lavar y cortar las acelgas en trozos del tamaño de un bocado. Cuando las lentejas hiervan, añadir las acelgas por encima, bajar el fuego a medio, cubrir y dejar hervir durante 15 minutos. En una sartén pequeña, hervir ajo molido en una pequeña cantidad de agua. Lavar y cortar el cilantro. Añadir al ajo y hervir hasta que se ablande. Agregar a la sopa junto con el zumo de limón. Dejar hervir durante 5 minutos, añadir sal al gusto. Servir, incorporando a cada tazón 1 o 2 cucharadas soperas de aceite de oliva, al gusto

Variante:

Sustituir las 6 tazas de agua recomendadas por 2 tazas de caldo de verduras y 3 tazas de agua, añadiendo más líquido si es necesario.

Sopa TVP (tomate, verduras, pesto)

Receta de Carol Murie

6-8 RACIONES (de 240 gramos cada una)

 ⅛-¼ de taza de pesto de primavera casero (receta a continuación)

4 tazas de tomate, cortado en dados

2 tazas de judías verdes o amarillas, cortadas en trozos del tamaño de un bocado

1 taza de espárragos, cortados en trozos del tamaño de un bocado

1 cebolla, troceada

2 tazas de brécol, troceado

1 patata, cortada en dados

4 tazas de agua pura

1 cucharadita pequeña de sal sin procesar y con minerales

Cilantro fresco y pepino cortado en dados, como guarnición

Añadir todos los ingredientes, excepto la guarnición, a un recipiente para sopa. Hervir a fuego lento durante unos 10 minutos, hasta que las hortalizas estén ligeramente blandas. Para servir, agregar cilantro fresco y pepinos cortados en trocitos, como guarnición.

Consejo: para ahorrar tiempo, se puede congelar en cubiteras para un uso rápido en muchas recetas.

Pesto de primavera

 6 dientes de ajo

4 tazas de albahaca fresca, 1 taza seca

1 taza de perejil fresco

6 cucharadas soperas de frutos secos crudos (piñones, almendras, avellanas, calabaza) o de una mezcla de ellos

1 taza, o más, de aceite de oliva

1-2 cucharaditas de sal y de pimienta

2 cucharadas soperas de tomates secados al sol

 En el procesador de alimentos, cortarlos y después mezclar todos los ingredientes en una pasta espesa. Ya está listo para usar, tal como está o en recetas de sopa, como las anteriores. Introducir en el frigorífico.

Menestra de verduras

4 RACIONES

 2 zanahorias

2 tallos de apio

1 litro de caldo de verduras

1 repollo

1 pimiento rojo

1 cebolla

1 calabacín

1 calabaza de verano amarilla

aceite de lino, al gusto

bebida de aminoácidos, al gusto

pimienta cayena, al gusto

 Cortar las hortalizas. Cubrir las zanahorias y el apio con caldo de verduras en un recipiente para sopa. Cocinar a fuego lento hasta que estén tiernos y crujientes, y después añadir las demás hortalizas. No cocer en exceso. Servir caliente con aceite de lino, bebida de aminoácidos y pimienta cayena, al gusto.

Sopa de hortalizas y almendras

4 RACIONES

 3 tazas de almendras en remojo (se les puede eliminar la piel si se desea, o bien hacer leche de almendras [*véase* recetas, bebidas y batidos] si no se desea tener la harina de almendras en la sopa)

1-2 limones, exprimidos

1 diente de ajo

1 cucharadita de condimento de hierbas y ajo

1 litro de caldo de verduras

2 cucharaditas de tomate deshidratado en polvo

1 cucharadita de sal mineral sin procesar

½ cucharadita de sal de apio

pimienta negra o mezcla de especias, al gusto

¼ de cucharadita de pasta de curry

1 brécol, troceado

1 cebolla amarilla, troceado

2-3 tallos de apio, troceados

¼ de kilogramo de guisantes verdes frescos, recién sacados de la vaina

 Poner todos los ingredientes, excepto las hortalizas, en una licuadora, y mezclar hasta que esté uniforme. Añadir las hortalizas hervidas o rehogadas y servir caliente. Esta sopa es incluso mejor el día siguiente. Reservar en el frigorífico durante toda la noche para que se mezclen los sabores.

Recetas para usar durante una fiesta líquida o limpieza

(Puede utilizarse cualquiera de las recetas de limpieza de los otros libros sobre la milagrosa dieta del pH).

- Batido de aguacate y coco, p. 245
- Batido de lima y limón, p. 248
- Batido o trocitos súper verdes de aguacate y hortalizas, p. 243
- Batidos de coco y vainilla, p. 250
- Caldo de jengibre y limón, p. 262
- Crema de brécol, p. 255
- Crema de calabacín, p. 255
- Crema de espárragos, p. 254
- Gazpacho Madrid, p. 263
- Gazpacho verde, p. 261
- Leche de almendras sedosas frescas, p. 246
- Leche de almendras y rosas, p. 243
- Malta mentolada, p. 248
- Menestra de verduras, p. 271
- Muesli de hortalizas, p. 264
- Pizza de desayuno de George, p. 246
- Puré gourmet al estilo francés, p. 258
- Sopa de aguacate a la menta, p. 251
- Sopa de albahaca y tomate fresco, p. 259
- Sopa de apio/coliflor, p. 252
- Sopa de cebolla rica y cremosa, p. 266
- Sopa de coliflor cremosa, p. 256
- Sopa de espárragos Montana, p. 264
- Sopa de hierbas, p. 260
- Sopa de hortalizas cremosas de Carol, p. 252
- Sopa de hortalizas y almendras, p. 272
- Sopa de jardín de Esther, p. 257
- Sopa de jengibre con ajopuerro asado, p. 266
- Sopa de lentejas y acelgas, p. 269
- Sopa de pimiento *chipotle*, p. 253
- Sopa de pimiento rojo asado e hinojo, p. 267
- Sopa de salsa helada, p. 262
- Sopa de tomate relajante y refrescante, p. 268
- Sopa de tomate y repollo con especias, p. 268
- Sopa TVP (tomate, verduras, pesto), p. 270

- Té de lavanda y menta, p. 247
- Té de limón y jengibre, p. 248

Ensaladas

Ensalada de col alcalina

Receta de Sheila Mack
4-6 RACIONES

½ repollo verde, cortado en tiras

2 zanahorias medianas, cortadas en bastoncitos

½ cebolla roja pequeña, cortada en tiras finas

½ taza de perejil italiano, picado

Aliño:

1 taza de leche de coco (conseguirla fresca mezclando el agua y la leche de coco de un coco tailandés en una licuadora)

1 cucharadita de arrurruz en polvo para dar consistencia (si es necesario)

½ cucharadita de sal marina, o al gusto

¼ de cucharadita de semillas de apio

una pizca de pimienta cayena

2 cucharadas soperas de zumo de lima fresco

Poner, en primer lugar, los cuatro ingredientes en un tazón y mezclar. Mezclar la leche de coco y el arrurruz. Añadir los condimentos y el zumo de lima. Incorporar bien. Verter encima la preparación de repollo. Mezclar bien y a disfrutar.

Opcional: añadir un poco de estevia si se necesita un toque más amargo. Asimismo, dejar que el plato se enfríe y se asiente permite que los sabores se integren mejor.

Delicia de repollo

Receta de Linda Broadhead

Tercer puesto, concurso de recetas de la milagrosa dieta del pH, 2004

Categoría de transición

6 RACIONES

1 repollo rojo, troceado

2 cebolletas, sólo la parte blanca

½ taza de agua pura

1 cucharada sopera de aceite de pepitas de uva

2 cucharadas soperas de aceite de sésamo tostado

2 cucharadas soperas de aceite de oliva

una pizca de estevia

el zumo de ½ limón

¼ de cucharadita de sal sin procesar y con minerales

¼ de taza de cilantro, troceado

½ taza de piñones

2 cebolletas, las hojas

½ taza de quinoa cocinada

Rehogar la mitad del repollo troceado y las partes blancas de las cebolletas en agua y aceite de pepitas de uva, hasta que estén blandos. Mezclar los otros ingredientes, incluido el repollo restante. Incorporar con el repollo, que ya estará blando. Servir caliente o frío.

Ensalada oriental crujiente

Receta de Cristianne Casper

Tercer puesto, concurso de recetas de la milagrosa dieta del pH, 2004

Categoría de transición

4-8 raciones

Ensalada:

1-2 cogollos de lechuga, cortada en tiras

4 cebollas verdes, cortadas en dados

1 taza de almendras, remojadas y cortadas en dados

¼ de taza de semillas de sésamo

Aliño:

1-2 gotas de estevia líquida o 1 paquete de estevia

1 cucharadita de sal con minerales y sin procesar

½ cucharadita de pimienta

4 cucharadas soperas de zumo de limón

¼ de taza de aceite de sésamo

¼ de taza de aceite de pepitas de uva, o cualquier otro aceite que se desee

 Mezclar los ingredientes de la ensalada.

Añadir los ingredientes del aliño e incorporar con la batidora. Verter sobre la ensalada inmediatamente antes de servir.

Ensalada del castillo de sueños

Receta de Lisa El-Kerdi

Mejor en el concurso de recetas de la milagrosa dieta del pH, 2004

6-12 RACIONES

Usar 1 fondo de alcachofa por persona, para un primer plato, o 2 para un aperitivo. Si se utilizan envasadas, asegurarse de comprar fondos, y no corazones troceados.

Con las tijeras, cortar los medios tomates en tiras. Poner en una jarra de cristal con aceite de oliva de buena calidad. Esto debe hacerse una semana antes y conservarse en un armario fresco y oscuro.

 6-12 fondos de alcachofas, frescas (hervir a fuego lento hasta que estén tiernas) o envasadas

¼ de taza de zumo de limón

1 hojita de laurel, tallo de apio, cáscara de ½ limón

12 flores de calabaza, o 2 pimientos rojos y 2 amarillos, cortados en tiras

1-2 zanahorias gruesas, cortadas a lo largo y en forma de pez

0,5-0,75 kg de hojitas de lechuga

1-2 achicorias rojas, cortadas en tiras

0,5 kg de brotes de girasol

paté de frutos secos y ajo (*véase* recetas, aliños y salsas)

1 taza de tomates secos, cortados en tiras y remojados en aceite de oliva (*véase* receta)

2-3 aguacates, cortados

Aliño de limón y tomate:

 Escurrir y secar los fondos de alcachofa envasadas y rociarlas con zumo de limón para que se refresquen. Si se utilizan alcachofas frescas, cortar las hojas por la mitad. Poner en un recipiente con agua con sal y 1 hojita de laurel, 1 tallo de apio y la cáscara de medio limón. Llevar a ebullición a fuego lento, con el recipiente tapado, hasta que las alcachofas empiecen a estar tiernas (entre media y 1 hora). Sacar del recipiente, enfriar y retirar con cuidado las hojas y los restos de pelillos. Cubrir con zumo de limón. Puede cocinarse el día anterior y esperar al día de servir para quitar las hojas. Si se utilizan pimientos, cortar horizontalmente por la mitad y retirar las semillas antes de cortarlos en tiras verticales. Los pimientos también pueden asarse y se les puede quitar la piel antes de cortarlos. Preparar las zanahorias. Cortar tiras a lo largo con una peladora de verduras, juntar en montoncitos y cortar en forma de figuritas pequeñas de peces. Dejar en remojo en agua fría, en el frigorífico, antes de servir.

Banderas (opcional):

Trozo de 10 centímetros de papel de aluminio para envolver (opcional), pegamento de manualidades y palillos de dientes de colores (opcional)

Para hacer las banderas, cortar pequeños triángulos y cuadrados de papel de aluminio de envolver (2 banderas por persona). Combinar colores si es posible. Aplicar una capa fina de pegamento de manualidades a los palillos de colores (anchura de la bandera) y rodearlos con el extremo del papel de aluminio.

Disposición en forma de primer plato para ensalada

Colocar unas cuantas verduras en el centro del plato de ensalada para formar una especie de isla, y un pequeño círculo a un lado del plato para una isla de salón de té. Rodear la isla (principal) con una «pared» de achicoria roja cortada en forma de tiras. El primer plato tendrá un castillo con un salón de té. Colocar los brotes de girasol alrededor de la isla grande para simbolizar el agua. Colocar los fondos de alcachofa en el centro de la isla grande. Poner un montículo (aproximadamente ¼ de taza) de paté de frutos secos y ajo sobre la alcachofa, y un pequeño montículo para crear la torreta del castillo. Colocar la segunda base sobre el montículo del salón de té pequeño. Abrir con cuidado pétalos de flor de calabaza y colocarlos en lo alto del montículo, haciendo que se junten en la parte superior, y abrirlos en abanico alrededor de la base para crear la torreta. O bien, si se utilizan pimientos, poner tiras de pimiento rojo y amarillo de forma alternativa sobre ambos montículos, haciendo que se junten en la parte superior y abrirlos en abanico en la parte inferior para formar la torreta. Esparcir los «peces» de tomate, mojados en aceite, y los «peces de colores» de zanahorias sobre los montículos de brotes de girasol. Colocar el «puente» de rodajas de aguacate entre la isla del castillo y la isla del salón de té. Añadir aliño en la ensalada. Poner la bandera (opcional, *véase* nota) en lo alto de cada torreta. ¡A soñar!

Ensalada de brotes de frijoles mungos y aguacate

Receta de Marlene Grauwels
Primer puesto, concurso de recetas de la milagrosa dieta del pH, 2004
Categoría alcalinizante
4-6 RACIONES

 1 taza de brotes de frijoles mungos

1-2 aguacates, cortados en dados

1-2 tomates, cortados en dados

1 lima, exprimida

Albahaca fresca, al gusto

¼ de taza de aceite de oliva

sal de hierbas, al gusto

 Mezclar todos los ingredientes

Variante:

Añadir cualquiera de los siguientes alimentos, troceados: espárragos, jícama o tu favorito.

Ensalada de salmón Popeye

Receta de Maraline Krey

Primer puesto, concurso de recetas de la milagrosa dieta del pH, 2004

Categoría alcalinizante

4 RACIONES

 0,75 kg de filete de salmón (de agua fría, preferiblemente; el salmón es opcional)

1 limón

1 lima

120 ml de agua destilada

Ensalada Popeye:

0,5 kg de hojas de espinaca

½ taza de hojas de albahaca

1 taza de corazones de palma, cortados en dados

1 taza de zanahorias, cortadas en dados (opcional)

1 taza de apio, cortado en dados (opcional)

1 taza de tomate, cortado en dados (opcional)

1 taza de espárragos, cortados en dados (opcional)

Aliño para ensalada:

2 limas

60 mililitros de aceite de aguacate o de oliva virgen extra

pimienta molida

sal con minerales y sin procesar

30 g de semillas de lino

30 g de semillas de amapola

un puñado de piñones (opcional)

 Precalentar el horno a 205 °C. Poner el filete de salmón en una bandeja para hornear de cristal. En un tazón, exprimir el zumo de limón y lima, añadir agua y remover. Echar la mezcla sobre el salmón y dejar marinar durante 1 hora, dar la vuelta y marinar otra hora. (Si se tiene prisa, meter en una bolsa de plástico con cierre y dejar en remojo en el frigorífico durante media hora). Hornear el salmón en la mezcla de cítricos/agua durante 30 minutos, a 205 °C. En los cinco últimos minutos, poner bajo la parrilla para dorar, creando un efecto de cocción (para que estén los bordes crujientes). Para el aliño de ensalada: hacer rodar las limas por la encimera para que se ablanden antes de exprimirlas en un tazón; añadir el aceite, mezclar con pimienta y sal mineral, y después agregar las semillas de lino y de amapola, y los piñones opcionales. Para la ensalada: cortar las espinacas y la albahaca con unas tijeras de cocina (cortes del tamaño de hojas de espinacas baby) en un tazón de ensalada grande. Añadir todos los ingredientes troceados y después aliñar la ensalada. Reservar. Para servir, verter el aliño sobre la ensalada, remover, poner una ración abundante en cada plato y cubrirlo después. Desmenuzar el salmón y colocar los trozos sobre la ensalada.

Variante:

Puede servirse con la receta de guacamole rústico, que puede encontrarse en el libro de Shelley, *Back to the House of Health 2.*[19]

Ensalada arcoíris

8-12 RACIONES

¡Me encantan los colores de las hortalizas! La presentación de una comida alcalina bellamente dispuesta puede ser todo un arte! Además, comer un arcoíris de alimentos de colores potencia el equilibrio energético del organismo. Esta ensalada es la receta de ensalada básica que hago todas las semanas. El corte en tiras de las hortalizas permite mostrar todo su dulzor natural.

 1-2 lechugas de hoja verde, lavadas, secas, cortadas en trozos del tamaño de un bocado

1-2 lechugas de hoja de roble, lavadas, secas, cortadas en trozos del tamaño de un bocado

1 envase de hojas de espinaca baby orgánicas, lavadas

1 repollo verde, cortado en tiras

½-1 repollo rojo, cortado en tiras

3-4 remolachas, ralladas

4-5 zanahorias, ralladas

2-3 calabazas de verano, o calabacines, rallados

⅓-½ jícama, rallada

1 pimiento rojo, 1 amarillo y 1 naranja, cortados en rodajas

1-2 pepinos, en rodajas

1-2 envases (240 g) de brotes de pipas de girasol, o de brotes mezclados, al gusto

0,5 kg de guisantes verdes frescos, recién sacados de la vaina

1-2 cucharadas soperas de aliño de ensalada a elegir, por ración

 Llenar un tazón de ensalada grande con la lechuga, las espinacas y el repollo. Las mezclas de lechuga envasadas son muy frescas y orgánicas. Colocar las hortalizas ralladas sobre las verdes, comenzando por las de color más oscuro en la parte exterior, formando un medio círculo. Continuar la secuencia de colores del arcoíris, con las hortalizas en forma de media luna. Poner las rodajas de pimiento y pepino en la parte superior del plato. Añadir brotes y guisantes. Aderezar con el aliño y poner el aliño que ha sobrado en la mesa. O simplemente agregar especias al gusto, bebida de aminoácidos, un aceite saludable y zumo de limón fresco.

Ensalada de repollo soba

Receta de Ashley Lisonbee
8-10 RACIONES

 1 repollo, troceado

4 cebollas verdes, troceadas

2 cucharadas soperas de semillas de sésamo, tostadas

¾ de taza de almendras troceadas, tostadas

1 cucharada sopera de aceite de pepitas de uva

½ envase de tallarines *soba*, de trigo sarraceno

Aliño:

½ taza de aceite de pepitas de uva

zumo de 1 pomelo o lima medianos

3 cucharadas soperas de mezcla deshidratada de hortalizas

½ cucharadita de sal

una pizca de estevia, al gusto

Cortar el repollo en trozos del tamaño de un bocado y mezclar con las cebollas verdes. Poner las semillas de sésamo y las almendras troceadas en un recipiente con aceite de pepitas de uva y tostar ligeramente a fuego medio. Dejar que los tallarines y el agua hiervan durante 4-5 minutos. Retirar del fuego y cortar los tallarines en trozos de un bocado con tijeras de cocina. Mezclar el repollo, los frutos secos y los tallarines en un tazón. En un tazón aparte, incorporar los ingredientes del aliño y añadir a la ensalada. ¡A disfrutar!

Variante:

Añadir tofu con sabor al horno, si se desea.

Ensalada tailandesa de verano

Receta de Lisa El-Kerdi

Mejor en el concurso de recetas de la milagrosa dieta del pH, 2004

6-8 RACIONES

 1 calabaza cidra, al horno

3 cebollas verdes, incluida la parte superior, en rodajas finas

1 zanahoria, rallada

1 pimiento jalapeño, picado

1 pimiento rojo, cortado fino y a lo largo en cuatro partes

3 tazas de brécol, en trozos finos

2 tallos de apio, picado o cortado en trozos finos

2-3 tazas de guisantes capuchino, cortados en rodajas de 1,25 cm

4 cucharadas soperas de cilantro, sólo las hojas, troceado

4 cucharadas soperas de hojas de menta, troceadas (opcional)

½ taza de almendras fileteadas, remojadas y deshidratadas, si es posible

1 pepino inglés, pelado, sin semillas y cortado en dados

semillas de sésamo negro, más una cantidad extra para guarnición

brotes de girasol (para recubrir)

Aliño tailandés:

trozo de 5 cm de raíz de jengibre, pelado y cortado en rodajas

2 dientes de ajo grandes

1 cucharadita de pimienta roja molida (al gusto)

½ taza de bebida de aminoácidos

½ taza de zumo de lima

⅔ taza de *tahini* crudo

½ taza de mantequilla de almendras crujiente

½ taza de aceite de sésamo sin refinar, prensado en frío

2 cucharadas soperas de aceite de sésamo tostado

Hornear la calabaza la noche anterior hasta que esté ligeramente blanda, pero aún firme, aproximadamente entre 30 y 45 minutos. Retirar las semillas y las hebras con un tenedor. Introducir en el frigorífico. El mismo día de servir, preparar las hortalizas. Cuando esté listo para servir, mezclar la calabaza con los demás ingredientes y con suficiente aliño. Reservar los brotes y algunas semillas de sésamo negras para espolvorear por encima. Para el aliño, mezclar en primer lugar los tres ingredientes en un procesador de alimentos. Añadir la bebida de aminoácidos y el zumo de lima. Mezclar hasta que esté uniforme. Agregar el *tahini* y la mantequilla de almendras. Incorporar lentamente los aceites con la máquina en marcha. Introducir en el frigorífico hasta el momento de servir.

Ensalada y aliño Sunshine

Receta de Frances Parkton

Segundo puesto, concurso de recetas de la milagrosa dieta del pH, 2003

6-8 RACIONES

2 tazas de quinoa, cocinada

1 taza de calabacín, picado

2 tazas de brécol, picado

1 taza de cebolla, picada

1 pimiento rojo o naranja, picado

1 taza de piñones

1 cucharada sopera de aceite de sésamo tostado

sal al gusto

tomates, cortados al gusto

perejil, picado, al gusto

aliño Sunshine

2 tazas de pepino

2 tomates secados al sol

1 taza de cebollas, picadas

4 pimientos jalapeños, picados

1 taza de aceite de oliva

½ taza de aceite de aguacate

¼ de taza de mayonesa vegetariana (sin vinagre)

2 limas, exprimidas

2 cucharaditas de aliño mexicano

2 cucharaditas de sal de hierbas

½ cucharadita de pimienta cayena

2 cucharaditas de ajo, picado

 Mezclar todos los ingredientes, excepto el aliño, en un tazón.

Para el aliño, en una licuadora, comenzando a velocidad lenta, mezclar todos los ingredientes para el aliño, excepto los condimentos. Aumentar la velocidad para que quede uniforme. Agregar y ajustar los condimentos al gusto. Mezclar con la ensalada.

Fiesta abundante de Tera

Receta de Tera Prestwich

4-6 RACIONES

 1 brécol

1 coliflor

2 tallos de apio, cortados en rodajas

3 cebollas verdes

1 pimiento rojo

1 pimiento verde

1 pimiento naranja

1 bolsa (350 g) de *edamame* (judías de soja)

½ taza de aceite, opcional

½ diente de ajo, picado

¼ de taza de bebida de aminoácidos, o 1-2 cucharaditas de sal sin procesar

1 cucharada sopera de condimento de ajo

Mezcla de especias para guarnición

Cortar el brécol, la coliflor, el apio, las cebollas verdes y los pimientos. Mezclar todo. Cocer el *edamame* y añadir a la preparación. Agregar el aceite, el ajo picado, la bebida de aminoácidos y el condimento de ajo. Mezclar todo e incorporar a la preparación de especias como guarnición.

Ensalada de tofu y patata / con flor de tomate

Receta de Victoria's Gourmet

Galardón Profesional Victoria Frerichs, concurso de recetas de la milagrosa dieta del pH, 2004

1 tomate grande para cada ración

Tofu extra-firme envasado, cortado en dados (¼ taza por tomate)

Lavar los tomates. Cortar tres cuartas partes del tomate empezando por la parte superior (quitando la parte inferior del tomate), formando una «flor».

Aliño:

1 limón, exprimido

1 taza de aceite

1 envase de estevia

1 cucharadita de mostaza seca

apio, cortado al gusto

cebolla verde, cortada al gusto

eneldo, al gusto

mezcla de especias, al gusto

Poner el tofu en un cazo de cristal y escurrirlo. Formar capas con una rebanada de tofu y cuatro capas de servilletas de papel, una rebanada de tofu, servilletas de papel. Colocar un plato de papel encima, y sobre él latas o libros para añadir peso. Dejar toda una noche en el frigorífico. Cortar en dados como harías para una ensalada de patatas. Para el aliño, batir hasta que esté espeso, adecuando los condimentos. Añadir apio, cebolla y eneldo. Mezclar con el tofu. Dejar enfriar 3 horas. Agregar la mezcla de especias para dar sabor y color. Rellenar los tomates con el tofu y el aliño. Servir.

Ensalada de calabacín

Receta de Linnette Webster
Primer puesto, concurso de recetas de la milagrosa dieta del pH, 2004
Categoría de transición
4-6 RACIONES

 4 calabacines, grandes

1 taza de mezcla de pipas de calabaza, sésamo y girasol

1 taza de mijo o harina escandia

sal sin procesar, al gusto

1 cucharada sopera de aceite de oliva

 Cortar el calabacín en rodajas de 1,25 centímetros. En un molinillo de café, moler la mezcla de pipas, ¼ taza por cada vez. Mezclar las pipas molidas, la harina y la sal en un tazón. Cubrir las rebanadas de calabacín con la preparación. En una sartén, calentar aceite de oliva y después dorar el calabacín por los dos lados. Añadir una pequeña cantidad de agua, cubrir y rehogar 4 minutos. Extender por capas las rebanadas de calabacín en un tazón, con el aliño favorito. Cubrir y reservar en el frigorífico durante 24 horas antes de servir.

Aliños y Salsas

Aliño ranchero Casper

Receta de Cristianne Casper

Tercer puesto, concurso de recetas de la milagrosa dieta del pH, 2004

Categoría de transición

UN TOTAL DE 2 LITROS

1 litro de leche (de almendras, soja o sésamo)

1 litro de sucedáneo de mayonesa (*véase* receta en el libro de Shelley *Back to the House of Health*)[20]

¼ cucharadita de pimienta

2,5 cucharaditas de sal sin procesar

2 cucharaditas de sal de cebolla

½ cucharadita de ajo en polvo

2 cucharaditas de perejil, cortado

Mezclar todos los ingredientes con la licuadora. Introducir en el frigorífico durante media hora antes de emplearlo. Para un aliño más espeso, utilizar menos leche.

Salsa de enchilada *chipotle* y pimiento

Receta de Linnette Webster

Primer puesto, concurso de recetas de la milagrosa dieta del pH, 2004

Categoría de transición

3 tomates

½ cucharadita de pimienta de enchilada *chipotle*, molida

¹⁄₁₆ cucharadita de estevia

1 diente de ajo, picado

2 cucharaditas de sal sin procesar

agua hasta alcanzar la consistencia deseada

 Mezclar los ingredientes añadiendo agua suficiente para que la salsa esté un poco espesa.

Variantes:

- Servir como sopa. Añadir salsa a las hortalizas con el agua justa para alcanzar la consistencia deseada. Calentar para servir.
- Servir en una calabaza horneada (calabaza de pepitas doradas), cortar la parte superior, quitar las semillas y verter aceite. Hornear durante 30 minutos a 175 ºC.
- Servir como plato de hortalizas con salsa y tofu.

Aliño cremoso de cilantro y lima

Receta de Cristianne Casper

Tercer puesto, concurso de recetas de la milagrosa dieta del pH, 2004

Categoría de transición

UN TOTAL DE 2 TAZAS

 1 taza de sucedáneo de mayonesa

¾ de taza de leche de almendras frescas

½ pimiento jalapeño, sin semillas y cortado

1 taza de hojas de cilantro, envasadas

3 cucharadas soperas de zumo de lima

1 diente de ajo, pelado

½ cucharadita de sal con minerales y sin procesar

trozo de 1,25 cm de jengibre fresco, pelado, cortado

 Mezclar todos los ingredientes en la licuadora. Conservar en el frigorífico.

Aliño para todos los usos de Esther

Receta de Esther Andreas

Tercer puesto, concurso de recetas de la milagrosa dieta del pH, 2004

Categoría alcalinizante

UN TOTAL DE 1 LITRO

 1 manojo de cebollas tiernas o ¼ taza de cebollas blancas

1 taza de agua y 1 cucharadita de sal con minerales y sin procesar (o ½ taza de agua y ½ taza de salsa de soja cruda o de bebida de aminoácidos)

una pizca de pimienta cayena, al gusto

½ taza de zumo de limón

¼-½ envase de estevia, al gusto

3 cucharadas soperas de *tahini* crudo o de mantequilla de cáñamo cruda

1 cucharadita de jengibre

2 tazas de aceite de oliva

 Mezclar todos los ingredientes en la licuadora, a velocidad rápida, hasta que estén cremosos. Es excelente como salsa para la quinoa, el arroz, el arroz sarraceno o las hamburguesas de brotes de lentejas de Esther (*véase* recetas, plato principal).

Mayonesa cremosa de Esther

Receta de Esther Andreas

Tercer puesto, concurso de recetas de la milagrosa dieta del pH, 2004

Categoría alcalinizante

UN TOTAL DE 1 TAZA Y CUARTO

Reservar para beber la leche del coco utilizado en la receta

 2 cocos jóvenes y frescos (sólo la carne)

2 cucharadas soperas de zumo de limón

½ cucharadita de sal mineral sin procesar

¼ de cucharadita de mostaza suave en polvo

½ cucharadita de ajo en polvo

¾ de taza de aceite de oliva

 Mezclar todos los ingredientes, excepto el aceite de oliva. Añadir lentamente el aceite, mientras se va mezclando. Conservar en el frigorífico, con una tapa hermética.

Aliño francés de ajo

Receta de Myra Marvez Corbett

Segundo puesto, concurso de recetas de la milagrosa dieta del pH, 2004

Categoría de transición

UN TOTAL DE 2-3 TAZAS

 ½ taza de tomates secos

1 limón, exprimido

3 dientes de ajo

1 cucharadita de sal con minerales y sin procesar

1 cucharadita de pimentón

½ cucharadita de pimienta cayena

1-2 envases de estevia

2 tazas de agua pura

 Mezclar todos los ingredientes en una licuadora hasta que estén uniformes y cremosos.

Nota: puede añadirse hasta 600 ml de agua.

Mantequilla alcalina con hierbas

6-8 RACIONES

Se pueden emplear diferentes tipos de aceite (de linaza, de oliva, de ácidos grasos esenciales) para las hortalizas hervidas y los granos calientes, o los crepes, pero, gracias a la inspiración de la doctora Johanna Budwig, que era una gran defensora de las propiedades curativas del aceite de lino, he descubierto una mezcla de aceites y condimentos de hierbas saludables que son la respuesta alcalina a la mantequilla. Se consigue una sólida pasta para untar, pero que se derrite muy bien cuando entra en contacto con algo caliente. El aceite de coco se mantiene en estado sólido en el frigorífico, y el aceite de lino aporta un sabroso aspecto dorado. Hay que experimentar con distintas hierbas, especias y sabores.

No se debe cocinar ni freír con esta mantequilla alcalina con hierbas porque el calor hará que se formen ácidos grasos trans. Hay que mantener cruda la mezcla y utilizarla sólo después de haber cocinado o calentado los alimentos. Es excelente para la receta del desayuno condimentado (puede verse en el libro *La milagrosa dieta del pH*).

1 taza de aceite de coco (yo utilizo virgen extra y orgánico, prensado en frío)

1 cebolla amarilla

8 dientes de ajo grandes

½-1 cucharadita de sal mineral sin procesar

2 cucharaditas de condimento italiano, o el que se desee

1 cucharadita de romero fresco, picado

2 cucharaditas de tomates secados al sol, picados (opcional)

½ taza de aceite de lino (en la sección de refrigerados de tu tienda de productos naturales)

En un recipiente antiadherente, calentar 3 cucharadas soperas de aceite de coco. Saltear la cebolla cortada en dados y el ajo hasta que la cebolla esté transparente, removiendo constantemente. Si se desea, dorar ligeramente las cebollas y el ajo para obtener un sabor más tostado. Añadir el aceite de coco que quede, dejando que se mezcle hasta que desaparezca. Remover para incorporar. Retirar del fuego, no dejar que se cocine. Pasar la mezcla por un colador para retirar los trozos de cebolla y ajo, o dejarlos si se desea. Añadir la sal, las especias y los condimentos deseados y el aceite de lino. Mezclar y remover bien, verter en botes pequeños e introducir en el frigorífico para que se asiente.

Variantes:

• Añadir zumo de limón para que tenga un sabor fuerte.

• Utilizar hierbas para potenciar el sabor. Ejemplo: poner menta fresca, picada, en la mantequilla.

• Añadir nueces pacanas o almendras, picadas, para que la mantequilla tenga sabor a frutos secos.

Aliño de semillas de amapola caliente y dulce

4 RACIONES

1 taza de aliño de aceites a base de ácidos grasos esenciales

1-2 cucharaditas de aceite de aguacate (con infusión de chile y pimiento)

2 limas grandes, exprimidas

1 limón, exprimido

1 envase de estevia

30 g de linaza amarilla picada (yo utilizo un molinillo de café pequeño para moler esta pequeña cantidad)

¼ de taza de piñones crudos o de nueces de macadamia crudas

pimienta molida o mezcla de especias, al gusto

½-1 cucharadita de sal sin procesar, al gusto

30 g de semillas de amapola

Poner los siete primeros ingredientes en un procesador de alimentos. Procesar hasta que la linaza molida esté bien mezclada y comience a espesarse. Con el procesador en marcha, añadir pimienta (o mezcla de especias) y la sal (parando para adecuar la cantidad de condimento). Añadir las semillas de amapola y procesar un par de segundos para que se mezclen.

Nota: este aliño queda incluso mejor y más espeso si se deja enfriar en el frigorífico.

Aliño de semillas de amapola K&L

Receta de Linnette Webster
Primer puesto, concurso de recetas de la milagrosa dieta del pH, 2004
Categoría de transición
UN TOTAL DE ¾ TAZA

½ taza de leche de soja, sin edulcorar

¼ de cucharadita de mostaza seca

2 cucharadas soperas de zumo de limón

sal al gusto

¼ de cucharadita de pimentón

6 cucharadas soperas de aceite de oliva, sabor suave

1 cucharada sopera de semillas de amapola

 En la licuadora, mezclar todos los ingredientes (excepto las semillas de amapola) hasta que la preparación esté uniforme. Añadir las semillas de amapola.

Aliño ranchero K&L

Receta de Linnette Webster

Primer puesto, concurso de recetas de la milagrosa dieta del pH, 2004

Categoría de transición

UN TOTAL DE ¾ TAZA

 ½ taza de leche de soja, sin edulcorar

6 cucharadas soperas de aceite de oliva, sabor suave

2 cucharadas soperas de zumo de limón

3 cucharadas soperas de cebolla verde, cortada

1 cucharada sopera de perejil, picado

¼ cucharadita de mostaza seca

1 cucharadita de cebolla en polvo

¼ de cucharadita de pimentón

¼ de cucharadita de sal mineral sin procesar

⅛ de cucharadita de pimienta roja

1/16 de cucharadita de estevia blanca

 En la licuadora, mezclar todos los ingredientes hasta que la preparación esté uniforme.

Aliño Mil islas K&L

Receta de Linnette Webster
Primer puesto, concurso de recetas de la milagrosa dieta del pH
Categoría de transición
UN TOTAL DE ¾ TAZA

 ½ taza de leche de soja, sin edulcorar
¼ de cucharadita de mostaza seca
1 cucharada sopera de zumo de limón
½ cucharadita de sal
1,25 cucharaditas de pimentón
6 cucharadas soperas de aceite de oliva, sabor suave
$\frac{1}{16}$ cucharadita de estevia, o al gusto
2 tomates secados al sol, envasados en aceite de oliva
1 cucharada sopera de cada uno de los siguientes ingredientes: cebolla, cortada; pimiento verde, cortado; apio, cortado

 En la licuadora, mezclar todos los ingredientes hasta que la preparación esté uniforme.

Aliño de limón y tomate

Receta de Lisa El-Kerdi
Mejor en el concurso de recetas de la milagrosa dieta del pH, 2004
UN TOTAL DE 1 TAZA

 ⅓ de taza de zumo de limón
¾ de taza de aceite de oliva, procedente de tomates bañados en aceite
½ cucharadita de sal mineral sin procesar
pimiento negro, picado

 Batir o mezclar todos los ingredientes.

Aliño de limón y albahaca

Receta de Victoria's Gourmet

Galardón Profesional Victoria Frerichs, concurso de recetas de la milagrosa dieta del pH, 2004

UN TOTAL DE APROXIMADAMENTE 1,5 TAZAS

1 limón, rallado fino, y exprimido

3 cucharadas soperas de albahaca fresca, picada fina

una pizca de estevia

sal al gusto

1 bloque de tofu

1 taza de aceite de oliva

Mezclar bien los cuatro primeros ingredientes. Hacerlos puré junto con el tofu. Añadir el aceite.

Salsas elegantes de Lisa

Recetas de Lisa El-Kerdi

Mejor en el concurso de recetas de la milagrosa dieta del pH, 2004

Salsa holandesa básica

1 diente de ajo grande

1,5 cucharaditas de sal mineral sin procesar

½ taza de zumo de limón

½ cucharadita de pimentón

½ cucharadita de mostaza seca

⅛ de cucharadita de pimienta cayena

1 cebolla tierna, bulbo y parte superior

1,5-2 tallos de apio

½ taza de pipas de girasol, en remojo durante 6-8 horas

1,5 tazas de aceite de oliva

Mezclar el ajo y la sal en el procesador de alimentos. Añadir zumo de limón y especias. Agregar todos los demás ingredientes, excepto el aceite de oliva, y mezclar. Incorporar lentamente el aceite de oliva con el procesador en marcha. Mezclar hasta que esté uniforme.

Variante: Versión limón

Utilizar ¾-1 taza de zumo de limón, en lugar de ½ taza. Todas las salsas pueden hacerse en versión normal o con sabor a limón. Para un toque adicional, añadir 1 cucharadita de ralladura de limón.

Paté bernaise

Para paté o pasta de untar, preparar cualquiera de estas recetas utilizando esta base y añadir los condimentos apropiados. Son deliciosos como salsa o pasta de untar a base de hortalizas, para crepes, tortitas o rollitos.

 2 tazas de pipas de girasol, en remojo 6-8 horas

1,5 tazas de almendras, en remojo 6-8 horas

½ taza de nueces, en remojo 6-8 horas

3 dientes de ajo

2 tazas de apio

1 cucharadita de sal mineral sin procesar

½ taza de zumo de limón

1,5 tazas de aceite de oliva

hierbas y condimentos (*véanse* recetas)

Variantes:

Alioli

• Incorporar 3 dientes de ajo o más, al gusto.

• Para el alioli de ajo asado, asar 1 cabeza de ajo y añadir de 6 a 8 dientes, en lugar del ajo fresco.

• Para el alioli al pimiento rojo, agregar ½ taza de pimiento rojo asado a alguna de las variantes ya descritas.

• Añadir ½ taza de tomates secados al sol y ½ taza de albahaca fresca o 1 cucharadita de albahaca seca.

Bernaise

Añadir ½-1 cucharadita de estragón seco y molido a la salsa holandesa básica.

Salsa de curry

Omitir la mostaza en la salsa holandesa básica y añadir ½-1 cucharaditas de curry en polvo.

Salsa francesa de hierbas

Omitir la mostaza de la salsa holandesa básica y añadir ½ taza de perejil fresco, ½ taza de cebollinos frescos y 1-2 cucharaditas de hierbas provenzales secas y molidas.

Aliño césar

Preparar la versión holandesa al limón utilizando 2 tazas de aceite de oliva, 2 o 3 dientes de ajo y ¾ de taza de zumo de limón. Añadir 1 cucharadita de orégano seco molido y de pimiento recién picado. Mezclar, dejando que el aliño quede un poco grueso, en lugar de ser un puré uniforme.

Aliño césar del suroeste

Utilizando la receta de aliño césar, agregar zumo de lima en lugar de zumo de limón. Añadir 1 cucharadita de chile rojo en polvo, ⅓ cucharadita de comino (y 1 cucharadita de orégano).

Aliño de la diosa verde

Preparar el aliño césar (sin orégano) utilizando la versión bernaise como base.

Añadir 1 taza de perejil, 1 cebolla tierna más y 1 cucharadita de bebida de aminoácidos. Mezclar hasta que todo esté uniforme.

Variantes con frutos secos: modificar el sabor de cualquiera de las recetas mencionadas añadiendo frutos secos en lugar de parte de las pipas de girasol. Probar con 2 cucharadas soperas de pipas de girasol, 2 cucharadas soperas de almendras remojadas y 2 cucharadas soperas de nueces remojadas.

Aliño francés de la abuela

4-6 RACIONES

 1,5 tazas de aceite a elegir (yo utilizo de lino, oliva o pepitas de uva)

2 limones, exprimidos

1 lima, exprimida

Añadir las siguientes especias en las cantidades que se desee, o utilizar las medidas indicadas:

1 cucharadita de mezcla de especias

¼ de cucharadita de mostaza seca

½-1 cucharadita de ajo en polvo o sal de ajo

una pizca de eneldo

sal mineral sin procesar, al gusto

½ pimiento rojo

1 tomate

½ pepino (yo utilizo pepino inglés)

1 cucharada sopera de semillas de lino para dar consistencia

 En la licuadora o el procesador de alimentos, poner el aceite y mezclar con el zumo de limón/lima.

Con el aparato en marcha, añadir las especias. Agregar las demás hortalizas en el orden indicado y mezclar hasta que adquiera la consistencia deseada. Incorporar las semillas de lino y mezclar. Las semillas de lino harán que el aliño esté más espeso aún si se deja enfriar toda una noche.

Aliño de pipas de calabaza

Receta de Victoria's Gourmet

Galardón Profesional Victoria Frerichs, concurso de recetas de la milagrosa dieta del pH, 2004

UN TOTAL DE 1,5 TAZAS

 1 taza de pipas de calabaza verdes crudas

1 taza de vinagreta de limón básica (receta a continuación)

Tostar las pipas ligeramente en el horno, en un recipiente seco. Mezclar con la vinagreta de limón básica. Reservar 1 cucharada sopera de pipas para añadir como guarnición a cada ensalada.

Vinagreta de limón básica

 3 partes de aceite de oliva
1 parte de zumo de limón
sal y especias al gusto

 Mezclar muy bien el aceite y el zumo de limón. Añadir sal y especias al gusto.

Aliño de sésamo y soja

Receta de Victoria's Gourmet
Galardón Profesional Victoria Frerichs, concurso de recetas de la milagrosa dieta del pH, 2004

 bebida de aminoácidos
estevia
ajo en polvo
mezcla de especias

 Mezclar los tres primeros ingredientes al gusto. Añadir la preparación de especias también al gusto.

Aliños / salsas para ensalada simplemente alcalinos

Rápida y fácil preparación al gusto
Receta de Maraline Krey
Primer puesto, concurso de recetas de la Milagrosa Dieta del pH, 2004
Categoría alcalinizante

Esta serie de recetas de sabrosas exquisiteces son para personas que quieren mantener su cuerpo alcalino y tienen poco tiempo, pero un gran deseo de seguir un estilo de vida alcalino. Maraline dice: «No "sustituyamos", sino "reemplacemos" con un mejor sabor, de una forma más fácil para ti y, lo más importante, con mejores resultados».

Simplemente aliños de ensalada

Básico:

Exprimir lima o limón en un plato. Añadir, a partes iguales, aceite de aguacate, aceite de coco virgen y aceite de oliva. Agregar especias al gusto. Mezclar con la ensalada.

Básico plus: añadir uno o más de los siguientes ingredientes

aguacate, en puré

mitad de aceite de sésamo y mitad de otro aceite a elegir

jengibre, en puré

tahini, en puré

ajo y cebolla, en puré

queso crema *tofutti*, en puré

mantequilla de almendras y pimienta cayena, en puré

Ensaladas sencillas

Añadir cada semana un nuevo e interesante ingrediente a tu selección. Preparar al menos dos aliños distintos para tener variedad.

Hortalizas

Comprarlas cada semana (dos veces por semana, si el tiempo lo permite), lavar con agua y bicarbonato sódico, cortar en tres partes y conservar en un tazón grande, cubiertas con agua.

Lechuga y hierbas

Cortar con tijeras o con las manos, pero no lavarlas hasta que no se vayan a utilizar. Conservarlas en cajones abiertos o en bolsas de plástico con agujeros.

Sencillas pastas de untar para crepes

Utilizar lechuga tipo Boston para crepes, cuadraditos o saludables tortitas. Mezclar las hortalizas cortadas en forma de dados y/o cubrir con arroz.

Pasta de untar de jengibre / pimienta

1 pimiento rojo
1 cucharada sopera de jengibre
1 cucharada sopera de aceite de coco
sal sin procesar, al gusto

Hacer puré en la licuadora.

Pasta de untar de *tahini* y judías

1 taza de judías arriñonadas blancas o de garbanzos
2 cucharadas soperas de *tahini*
60 g de tofu
¼ de lima o limón, exprimido

Hacer puré en la licuadora.

Variantes:

- Añadir cualquiera de los siguientes ingredientes: pimiento, berenjena, ajo, canela, hierbas a elegir (albahaca, cilantro, perejil...).
- Cubrir las hortalizas ralladas con aguacate.

Pasta de untar cremosa y suave

120 g de queso crema *tofutti*
120 g de tofu blando
1 cucharada sopera de *tahini*

Mezclar e introducir en el frigorífico después de usar.

Sencillas salsas

Servir con trozos de lino, hortalizas, arroz, pescado o pasta de quinoa.

Salsas de alcachofa al pesto

10-12 corazones de alcachofa
½ limón, exprimido
¼ de taza de aceite de aguacate o de oliva

Mezclar.

Salsa de pomelo / aguacate

1 pomelo, cortado
1 aguacate, cortado en dados
cilantro, al gusto
cebolla, en dados, al gusto
ajo, en dados, al gusto
sal sin procesar, al gusto

Mezclar.

Variante:
Pueden utilizarse tomates en lugar de pomelo.

Salsa *teriyaki* alcalina

¼ de taza de bebida de aminoácidos, o al gusto
1 cucharadita de jengibre, en puré o al gusto
1 envase de estevia, al gusto
⅛ de taza de agua pura, o al gusto
1 cucharada sopera de aceite de sésamo
1 cucharadita de arrurruz

Calentar en una cacerola recubierta con aceite de sésamo. La salsa puede espesarse más con arrurruz.

Salsa tailandesa de almendras

 ⅓ de taza de mantequilla de almendras
1 cucharada sopera de aceite de coco
⅓ de taza de leche de coco
pimienta cayena al gusto
aceite de sésamo

 Calentar en una cacerola recubierta con aceite de sésamo. La salsa puede espesarse més con más mantequilla de almendras.

Tazones de arroz walla

 Hortalizas surtidas
2 tazas de salsa alcalina base (cualquier salsa base recomendada)

 Añadir hortalizas a la salsa base. Cocinar a fuego lento. Estará listo cuando las hortalizas estén todavía en trozos, pero la salsa esté espesa. Es estupendo con arroz.

Salsa *chipotle* del suroeste con especias

Receta de Sheila Mack
UN TOTAL DE 1 ½ TAZAS

Yo utilizo esta salsa con especias en crepes y para añadir a las hortalizas y al pescado. También la uso como salsa para mojar o como aliño de ensalada.

 ½ taza de piñones crudos (remojar como mínimo 2 horas y tirar el agua)
1 diente de ajo mediano
1 cucharada sopera de zumo de lima

2-3 tomates secados al sol (ablandados con agua templada)

1 tomate pequeño, cortado en cuatro trozos

1 pimiento mediano, asado

½-1 cucharadita de pimienta chile *chipotle* molida

¼ de cucharadita de mezcla de especias

½-¾ de cucharadita de sal con minerales y sin procesar

⅛ de taza de cebolla

 Poner todos los ingredientes en una licuadora o procesador. Empezar a mezclarlos mientras se añade lentamente ¼ de taza de aceite de oliva para emulsionar. La salsa estará espesa y cremosa. Acompañar con cilantro cortado.

Nota: para un mayor valor nutricional, añadir 1-2 cucharones de brote de soja en polvo.

Pasta para untar de tomates secados al sol

Receta de Michael Steadman

Segundo puesto, concurso de recetas de la milagrosa dieta del pH, 2004

Categoría de transición

UN TOTAL DE 2 TAZAS

 2 tazas de tomates secados al sol

1 taza de aceite de oliva

12 dientes de ajo

1 cucharada sopera de albahaca seca

¼ de cucharadita de pimienta cayena

1 cucharadita de sal con minerales y sin procesar

1 envase de estevia o equivalente

 Verter agua hirviendo sobre los tomates para que se rehidraten. Dejar actuar durante 5 minutos. Eliminar el exceso de agua. Cortar en tiras pequeñas. En el procesador de alimentos, poner todos los ingredientes, mezclando hasta que estén uniformes. Conservar en el frigorífico.

Aliño de súper soja y algas marinas

4 RACIONES

Éste es un aliño versátil que puede prepararse espeso para una salsa para mojar, o más ligero para un aliño. Hiziki es una alga marina seca que se suele poder encontrar en la sección de macrobióticos de las tiendas de alimentos naturales. Para los frutos secos de la receta, yo utilizo macadamias orgánicas y las rompo frescas.

1 taza de nueces de macadamia, picadas frescas

1 lima grande, exprimida

2 cucharones de súper soja en polvo

1 diente de ajo

2 cucharadas soperas de alga marina hiziki seca

½ taza de agua de coco (de un coco tailandés)

½ taza de agua, para aligerar hasta conseguir la consistencia deseada

una pizca de mezcla de especias

Mezclar todos los ingredientes en una licuadora hasta que esté uniforme y cremoso. Aligerar con más agua de coco o agua, si se desea. Yo utilizo esta receta como salsa para mojar para las albóndigas de tofu italianas (la receta puede leerse en el libro de Shelley *Back to the House of Health*).

Salsa de tomate y albahaca

Receta de Lorie Lisonbee
4-6 RACIONES

4 cucharadas soperas de aceite de oliva

4 dientes de ajo, molidos

1 cebolla, picada

4 tazas de tomate, picados

2 manojos de albahaca fresca, sin los tallos

⅛ de cucharadita de pimienta roja molida

½ taza de leche de coco o almendras (opcional)

En una sartén, calentar aceite y saltear el ajo y la cebolla hasta que estén tiernos. Añadir los tomates, la albahaca y las especias. Hervir a fuego lento durante 15-20 minutos. En el procesador de alimentos, mezclar la salsa hasta obtener la consistencia deseada. Añadir leche de coco o de almendras para conseguir una salsa más cremosa. Disfrutar de la salsa con hortalizas hervidas o calabaza al horno.

Platos principales y acompañamientos

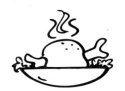

Pasta de alcachofa al pesto

Receta de Maralina Krey

Primer puesto, concurso de recetas de la milagrosa dieta del pH, 2004

Categoría alcalinizante

4 RACIONES

Pesto de alcachofas

½ limón, exprimido

¼ de taza de aceite de aguacate o aceite de coco

10-12 corazones de alcachofa (congelados, frescos o envasados en agua)

Hortalizas

1 pepino, sin semillas y cortado a lo largo

2 tazas de hojas de espinacas baby

½ lima, exprimida

1,5 cucharadas soperas de aceite de aguacate o aceite de coco (aceite de oliva opcional)

Pasta

3 litros de agua

2 cucharadas soperas de aceite de pepitas de uva o aceite de coco

1 envase (240 g) de quinoa lingüine, cocinada y escurrida

2 cucharadas soperas de aceite de aguacate

¼ de taza de caldo vegetal

1 cucharadita de sal con minerales y sin procesar

1 cucharadita de pimienta orgánica

¼ de taza de albahaca, cortada con tijeras

 Preparación del pesto: en el procesador de alimentos, hacer puré el limón y el aceite. Añadir las alcachofas a la preparación justo hasta que queden mezcladas, dejando el pesto con tropezones.

Preparación de las hortalizas: cortar el pepino. Mezclar con las espinacas. Incorporar el zumo de lima y el aceite, añadirlos a los pepinos y a las espinacas para que se marinen.

Preparación de la pasta: llevar a ebullición 3 litros de agua y añadir 2 cucharadas soperas de aceite. Agregar la pasta, removiendo constantemente. Cocinar 4-6 minutos (no cocinar en exceso).

Escurrir y volver a poner en el recipiente. Mezclar con el aceite de aguacate, el caldo, la sal, la pimienta y la albahaca.

Presentación: capas en el plato. Mezclar las espinacas y el pepino con el aliño, la pasta con la albahaca, y poner el pesto de alcachofas por encima.

Alcachofas rellenas con pesto / variantes

Receta de Mary Jo y George Walter

Mención de Honor, concurso de recetas de la milagrosa dieta del pH, 2004

PESTO: 1 TAZA EN TOTAL

 1 alcachofa por persona

1 diente de ajo, cortado en rodajas finas

1 limón, cortado en rodajas

Pesto

2 cucharadas soperas de piñones

3 dientes de ajo

2 tazas de albahaca, envasada holgadamente

4 cebollas verdes, cortadas en trozos de 1,25 centímetros

¼ de cucharadita de sal mineral sin procesar

¼ de cucharadita de pimienta blanca

2 cucharadas soperas de aceite de oliva virgen extra

¼ de taza de agua destilada

Precalentar el horno a 175 °C. Preparar las alcachofas remojándolas y enjuagándolas en agua. Con unas tijeras, cortar los bordes espinosos de las hojas. Cortar en rodajas a 0,5-1,25 centímetros del punto central y cortar el tallo a 1,25 centímetros. Preparar un plato apto para horno. Colocar rodajas finas de ajo en las hojas, en cinco lugares alrededor de las alcachofas. Poner ¼ de taza de agua y una rodaja de limón por cada alcachofa en el plato para hornear. Para el pesto, en el procesador de alimentos, poner los piñones y el ajo. Añadir la albahaca, la cebolla, la sal y la pimienta. Procesar hasta que esté cortado finamente. Añadir el aceite de oliva y el agua y procesar hasta que esté bien mezclado, desechando a menudo lo que queda en los bordes del recipiente. Probar, adecuar los condimentos y volver a mezclar. Ajustar la consistencia añadiendo más piñones. Verter 2 cucharadas de pesto en la parte central superior y extender ligeramente por las hojas de las alcachofas. Hornear durante 35-45 minutos. Las alcachofas estarán listas cuando las hojas se separen fácilmente. Retirar con cuidado y recortar el tallo de las alcachofas de forma que se queden de pie en el plato. Verter la salsa del fondo del plato sobre la parte superior de las alcachofas.

Variante:

- Preparar a la parrilla las alcachofas en una bolsita hecha con papel de aluminio es un método alternativo.

- La salsa de pesto puede utilizarse caliente, sobre pasta escandia (bañada con aceite de oliva). Añadir también tomates, cebolla verde y apio. Mezclar con pasta y enfriar en el frigorífico para tener un estupendo plato de pasta.

- Hornear el salmón y colocar en un lecho de espinacas. Añadir por encima el pesto caliente.

- Preparar un sustitutivo del queso: secar con judías arriñonadas y machacar hasta hacer puré. Añadir pesto hasta la consistencia deseada. Poner los condimentos al gusto. Servir como salsa en preparaciones de hortalizas, como calabacín asado y pimientos verdes y rojos. O en espárragos asados, o en berenjenas y tomates fritos hasta que estén crujientes.

Brotes de judías asiáticas

Receta de Raye Haskell
2 RACIONES

½ taza de cebolla verde, cortada
1 diente de ajo
¼ de taza de agua pura
1 taza de brotes de judías *mungo*
½ taza de almendras, laminadas
bebida de aminoácidos, al gusto
sal con minerales y sin procesar, al gusto

Cocer la cebolla y el ajo en agua, a fuego lento, hasta que estén blandos. Añadir los brotes de judías y remover hasta que estén calientes y ligeramente cocidos. Agregar las almendras. Incorporar la bebida de aminoácidos, al gusto. Condimentar con la sal. Servir inmediatamente.

Margarita de aguacate

Receta de Ashley Lisonbee
6 RACIONES

½ cebolla roja pequeña, en rodajas finas
1 diente de ajo, molido
1 cucharada sopera de aceite de oliva
2 tomates pequeños, cortados en dados
4 hojas de albahaca fresca, cortadas en tiras
½ taza de brotes

2 cucharadas soperas de zumo de limón

sal y pimienta, al gusto

3 aguacates, cortados por la mitad y deshuesados

 Mezclar todos los ingredientes en un tazón, excepto el aguacate. Separar el aguacate en dos partes y retirar el hueso. Utilizando las mitades de aguacate como tazones, verter la preparación en el centro y servir.

Rodajas de berenjena al horno

Receta de Linnette Webster

Primer puesto, concurso de recetas de la milagrosa dieta del pH, 2004

Categoría de transición

4 RACIONES

 1 berenjena, pelada y cortada en rodajas de 1 centímetro

1 taza de harina (cualquier mezcla de amaranto o escandia, semillas de sésamo, lino, calabaza o girasol)

1 cucharadita de sal

1 cucharadita de orégano

1 cucharadita de ajo en polvo

⅛ de cucharadita de pimienta roja

 Precalentar el horno a 175 °C. Lavar, pelar y cortar la berenjena en rodajas de 1 centímetro. Juntar las rodajas y echar sal en el hueco que queda entre cada dos (esto elimina el sabor amargo). Dejar reposar durante 10-15 minutos, escurrir y secar. Mezclar la harina y los condimentos. Cubrir las rodajas de berenjena. Hornear en un recipiente para horno impregnado de aceite, durante 8-10 minutos por cada lado.

Tofu al horno

Receta de Linnette Webster

Primer puesto, concurso de recetas de la milagrosa dieta del pH, 2004

Categoría de transición

4-6 RACIONES

 2 cartones de tofu

¼ de taza de bebida de aminoácidos, o al gusto

1,25 tazas de harina escandia

2 cucharadas soperas de cebolla en polvo

1 cucharada sopera de copos de perejil

2 cucharaditas de ajo en polvo

1 cucharadita de condimento para carne de ave

¼ de cucharadita de pimienta roja

 Precalentar el horno a 175 °C. Cortar el tofu en rodajas de 1,25 centímetros y escurrir. Remojar con bebida de aminoácidos, al gusto. Reservar. Mezclar los ingredientes secos. Rebozar las rodajas en la preparación seca. Hornear en una bandeja para hornear impregnada de aceite, durante 15-20 minutos. Dar la vuelta, hornear otros 15 minutos, o hasta que esté dorado.

Variante:

Utilizar migas de galletas crujientes en lugar de harina escandia, para una textura con más grumos.

Salteado de coles de Bruselas

Receta de Raye Haskell

1 RACIÓN

 ½ taza de agua pura

1 cebolla, cortada en dados

2 dientes de ajo, cortados en dados

3 coles de Bruselas, ralladas

sal de hierbas, al gusto

En agua, cocer la cebolla y el ajo hasta que se ablanden. Añadir las coles de Bruselas. Cocer ligeramente. Condimentar con sal de hierbas. Servir caliente.

Filete de pescado a la crema de coco

Receta de Ashley Lisonbee
2 RACIONES

Un buen plato para acompañar es el brécol hervido.

 2 (0,5 kg) filetes de pescado

Salsa
1 caja (48 ml) de crema de coco
¾ de cucharadas de sal mineral sin procesar
¼ de cucharadita de pimienta, pimienta cayena o mezcla de especias
½ limón, exprimido

 Marinar el pescado en la salsa durante 2 horas, en el frigorífico. Cocinarlo a fuego bajo-medio lentamente en la salsa, dando la vuelta durante 1-3 minutos para que la salsa dé sabor al pescado.

Hamburguesas de salmón feliz deliciosamente exquisitas

Receta de Myra Marvez Corbett
Segundo puesto, concurso de recetas de la milagrosa dieta del pH, 2004
Categoría de transición
12-15 RACIONES

¿Por qué se les llama hamburguesas de salmón feliz? ¡Porque el salmón todavía está nadando en el océano!

 3 tazas de almendras, puestas en remojo al menos 24 horas
2 tazas de pulpa de zanahoria

6-8 tallos de apio, pulpa

sal mineral al gusto

2 cucharaditas de *dulse* molido, al gusto

2 cucharaditas de *kelp* molido, al gusto

1 cebolla roja, cortada

una pizca de jengibre en polvo (opcional)

Utilizar una licuadora para mezclar las almendras con la pulpa. Mezclar las pulpas de la zanahoria y el apio. Poner en un tazón. Añadir los demás ingredientes en el tazón. Incorporar bien, ajustando los condimentos al gusto. Preparar el deshidratador. Hacer hamburguesas con la preparación y colocar sobre láminas para deshidratar. Deshidratar durante 5 o 6 horas. Los medallones también pueden comerse crudos.

Rollitos de huevo

Receta de Linnette Webster
Primer puesto, concurso de recetas de la milagrosa dieta del pH, 2004
Categoría de transición
UN TOTAL DE 12 ROLLITOS

3 tazas de repollo

1 lata de brotes de bambú

1 lata de castañas de agua

4 cebollas tiernas

2 cucharadas soperas de bebida de aminoácidos

1 cucharadita de cinco especias en polvo

2 cucharaditas de sal

$\frac{1}{16}$ de cucharadita de estevia blanca en polvo

Crepes para rollitos de huevo o tortitas de trigo germinado

Precalentar el horno a 175 °C. En el procesador de alimentos, rallar el repollo. Colocar en el tazón para mezclar. Procesar los brotes de bambú, las castañas de agua y las cebollas tiernas. Añadir al repollo y mezclar. En un tazón pequeño, mezclar la bebida de aminoácidos con los condimentos y la estevia. Poner las hortalizas e incorporar bien. Colocar ¼ taza de mezcla de hortalizas en cada rollito de huevo. Doblar una esquina sobre el relleno y superponer las dos esquinas opuestas. Humedecer la cuarta esquina con agua y doblarla hasta formar un rollito. Colocar en la bandeja para hornear y después impregnar de aceite de oliva. Hornear 15-20 minutos, hasta que estén dorados. Servir con la mostaza caliente (receta siguiente), si se desea.

Mostaza caliente

 3 cucharadas soperas de mostaza seca

2 cucharadas soperas de agua

1 cucharada sopera de bebida de aminoácidos

 Mezclar hasta que esté uniforme.

Hamburguesas de brotes de lentejas de Esther

Receta de Esther Andreas

Tercer puesto, concurso de recetas de la milagrosa dieta del pH, 2004

Categoría alcalinizante

UN TOTAL DE 2-3 DOCENAS

Un día antes

 2 tazas de lentejas

½ taza de semillas de sésamo o de cáñamo

1 taza de pipas de girasol

1 taza de almendras

 Poner en remojo todos los ingredientes durante 8 horas, y después dejar germinar durante 4 horas. Cortar finamente en el procesador de alimentos y poner en un tazón grande.

 1,5 tazas de cebolla

1 taza de pimiento rojo

6 dientes de ajo

1 taza de albahaca fresca

1 cucharada sopera de zumo de limón

½ cucharadita de sal mineral sin procesar

2 cucharadas de pimiento jalapeño fresco, al gusto

½ taza de semillas de lino picadas finas

 Añadir a la preparación de semillas germinadas y almendras y mezclar bien. Formar medallones con ¼ de taza de la mezcla. Deshidratar en láminas deshidratadoras durante 3 horas a 46 ºC. Dar la vuelta y cambiar las láminas. Deshidratar otras 3 horas. Las hamburguesas se conservarán en el frigorífico 1 semana.

Quinoa española de Esther

Receta de Esther Andreas

Tercer puesto, concurso de recetas de la milagrosa dieta del pH, 2004

Categoría alcalinizante

6-8 RACIONES

 1-1,5 tazas de cebolla cortada en rodajas finas

2 cucharadas soperas de aceite o 3 cucharadas soperas de agua

1 pimiento rojo, cortado en dados

1 pimiento naranja, cortado en dados

1 cucharadita de pimentón

1 cucharada sopera de ajo molido

1 cucharadita de sal con minerales y sin procesar

3 tazas de zumo de tomate fresco, o 3 tazas de tomates frescos o congelados, mezclados

pimienta cayena, al gusto

2 tazas de brotes de quinoa en remojo

1 cebolla verde

3 cucharadas soperas de cilantro fresco

 El día anterior, o entre 4 y 6 horas antes, enjuagar y poner en remojo la quinoa justo hasta que germine. Saltear o rehogar, a fuego lento, las cebollas en aceite o en agua, durante 3 minutos. Añadir los pimientos, el pimentón, el ajo, la sal, 3 tazas de tomates mezclados (o su zumo), la pimienta cayena y la quinoa. Remover bien. Llevar a ebullición a fuego lento durante 5 minutos. Retirar del fuego y dejar que repose 30 minutos. Inmediatamente antes de servir, incorporar el tomate recién cortado, la cebolla verde y el cilantro.

«Patatas» de coliflor al ajo

Receta de Denise Finocchio
Primer puesto, concurso de recetas de la milagrosa dieta del pH, 2004
Categoría de transición
3-4 RACIONES

 1 coliflor

1 cucharadita de ajo en polvo, o al gusto

½ cucharadita de sal mineral sin procesar

½ cucharadita de albahaca, fresca o seca

1-3 cucharadas soperas de aceite de oliva

 Hervir la coliflor con ajo en polvo, sal mineral y albahaca. En el procesador de alimentos, mezclar la coliflor y los condimentos hasta que estén uniformes como si fuera un puré de patatas. Añadir aceite de oliva. Mezclar.

Crepes de lechuga / repollo

Receta de Ashley Lisonbee
8-10 RACIONES

 1 repollo

1 zanahoria, cortada en forma de palitos

2 tallos de apio, cortados en forma de palitos

1 pepino, cortado en forma de palitos

2 tazas de brotes de judías

½ envase de tallarines de trigo sarraceno

Salsa caliente y dulce

½ taza de leche de coco

2 cucharadas soperas de aceite de oliva

½ cucharadita de sal

½ cucharadita de mezcla de especias

¼ de cucharadita de pimienta roja molida

½ cucharadita de mostaza molida

una pizca de estevia

 Lavar 8-10 hojas de repollo. Reservar. Cortar la zanahoria, el apio y el pepino en forma de palitos. Enjuagar los brotes de judías. Preparar los tallarines como indique el envase, hirviéndolos en agua durante 5-8 minutos. Mezclar los ingredientes de la salsa en un tazón, con un cuchillo. Para dar forma a cada crepe, colocar las hortalizas con forma de palito en el centro de la hoja de repollo, junto con una cucharada llena de tallarines. Enrollar la hoja hasta que rodee las hortalizas y los tallarines. Mojar en la salsa para dar sabor, o añadir 1 o 2 cucharaditas de salsa en cada rollito de repollo.

Montoncitos mexicanos con salsa de tofu

Cedida por Victoria's Gourmet

Galardón Profesional Victoria Frerichs, concurso de recetas de la milagrosa dieta del pH, 2004

CADA TOSTADA ES 1 RACIÓN

Formar una tostada directamente en el plato (o utilizar una tortita germinada). Empezar con las judías favoritas. Añadir valor nutricional y color formando capas de cebollas, pimientos y hortalizas ralladas. Acompañar con salsa de tofu (receta a continuación) y condimentos.

Salsa de tofu

 Tofu envasado extra firme

aceite

al gusto: salvia, sal, copos de pimienta roja (o cayena), mejorana, tomillo, mezcla de especias

Introducir el tofu en un recipiente de cristal, de esta manera: escurrir el tofu; poner una capa con una rebanada de tofu, cuatro capas de servilletas de papel, una rebanada de tofu, un plato de papel, y latas o libros para añadir peso. Dejar toda una noche en el frigorífico. Desmenuzarlo. Saltear en aceite neutro hasta que empiece a estar crujiente. Añadir salvia, sal, copos de pimienta roja (o cayena), mejorana, tomillo y mezcla de especias.

Tortita de pizza de Michael

Receta de Michael Steadman
Segundo puesto, concurso de recetas de la milagrosa dieta del pH, 2004
Categoría de transición
1 RACIÓN

 1 tortita germinada

pasta de untar de tomates secados al sol (*véase* sección de recetas de aliños y ensaladas)

hortalizas a elegir: pimiento rojo, amarillo, naranja o verde, apio, cebolla, tomate, espinacas (frescas o cocidas)

condimentos: orégano y albahaca

aguacate, cortado en rodajas

 Tostar la tortita en el horno a fuego lento, o dejarla en el deshidratador de alimentos toda una noche. Untar la pasta de tomates secados al sol en la tortita. Cortar las hortalizas. Introducirlas en la tortita. Acompañar con condimentos, al gusto. Añadir el aguacate. Servir calientes o frías.

Lentejas vegetales mixtas

Receta de Ashley Lisonbee
4-6 RACIONES

 1 taza de lentejas verdes

4 cucharadas de aceite de oliva o de pepitas de uva

2 dientes de ajo, en puré

1 cucharada sopera de zumo de lima o de limón

1 cebolla roja pequeña, cortada en ocho partes

1 pimiento amarillo

1 pimiento rojo

½ taza de judías verdes, cortadas por la mitad

½ taza de caldo de verduras

una pizca de pimienta roja molida

sal y mezcla de especias, al gusto

una pizca de estevia

 Poner en remojo las lentejas en un recipiente grande de agua fría, durante 25 minutos. Llevar a ebullición, bajar la temperatura y dejar que hierva a fuego lento durante 10 minutos y escurrir completamente. Añadir 1 cucharada sopera de aceite de oliva o de pepitas de uva, 1 de los dientes de ajo y zumo de lima a las lentejas, y mezclar bien. Retirar del fuego. Calentar el aceite de oliva o de pepitas de uva restante en un recipiente y saltear ligeramente el ajo sobrante. Añadir la cebolla, los pimientos y las judías verdes. Saltear durante 4 o 5 minutos. Agregar el caldo de verduras al recipiente y hervir a fuego lento durante 10 minutos. Incorporar las lentejas a las hortalizas y añadir pimienta, sal, mezcla de especias y una pizca de estevia, al gusto.

Variantes:

- Utilizar distintas hortalizas, como calabacín, zanahorias y guisante capuchino, o, para una versión más cremosa, añadir 2 cucharadas soperas de crema de coco.

- Para obtener un plato crudo, germinar las lentejas, agregarlas a la mezcla de hortalizas y calentar ligeramente.

Salteado de *edamame* púrpura

Receta de Ashley Lisonbee
4 RACIONES

¡Éste es un excelente plato para acompañar!

 200 g de tofu, extra firme

1 cucharada sopera de aceite de pepitas de uva

2 cucharadas soperas de semillas de sésamo

2 tazas de repollo púrpura, cortado en tiras

1 taza de judías *edamame*

1,5 cucharadas soperas de zumo de limón fresco

¾ de cucharadita de sal con minerales y sin procesar

¼ de cucharadita de pimienta roja molida

una pizca de estevia

 Cortar el tofu en rebanadas de 1,25 centímetros. En un recipiente, añadir aceite y el tofu cortado. Calentar a fuego medio hasta que esté ligeramente tostado. Añadir semillas de sésamo y tostar con el tofu durante 2 minutos. Agregar el repollo y el *edamame* y calentar otros 5 minutos. Incorporar zumo de limón, especias y estevia. Remover y servir caliente.

Ensalada de hortalizas con quinoa

Receta de Ashley Lisonbee
6 RACIONES

 1 taza de quinoa

1 taza de agua

½ taza de zumo de limón fresco

⅓ de taza de aceite de oliva

1 taza de cebolla roja

4 dientes de ajo

1 taza de perejil italiano, cortado en trozos gruesos

sal y mezcla de especias, al gusto

4 tomates italianos, cortados en trozos de 1,25 centímetros

1 pepino inglés, cortado en trozos de 1,25 centímetros

 Enjuagar la quinoa. Hervir con agua hasta que se absorba toda el agua (25-30 minutos). Enfriar en un tazón. Añadir el zumo de limón y el aceite. En el procesador de alimentos, cortar finos la cebolla y el ajo. Agregar a la quinoa con el perejil, la sal y la mezcla de especias. Incorporar bien. Añadir tomates y pepinos y enfriar en el frigorífico durante 30 minutos. Servir frío.

Hortalizas asadas con cajún

Receta de Ashley Lisonbee
2-4 RACIONES

 1 batata

3 zanahorias

½ cebolla roja

2 calabacines

1 pimiento rojo

1 pimiento verde

3 cucharadas de aceite de oliva

½ lima, exprimida

Especia cajún

2 cucharaditas de pimentón

1 cucharadita de comino

1 cucharadita de cilantro

1 cucharadita de pimienta negra (opcional)

½-1 cucharadita de chile en polvo

 Precalentar el horno a 230 ºC. Cortar todas las hortalizas en trozos del tamaño de un bocado. Poner el aceite, el zumo de lima, las especias cajún y las hortalizas cortadas en una bolsa de plástico con cierre de un tamaño de 4 litros. Remover las hortalizas con las especias hasta que estén bien recubiertas. Colocar las hortalizas en una bandeja de horno forrada de papel de aluminio. Extenderlas de forma que cubran el recipiente de modo uniforme. Hornear durante 15-20 minutos. Bajar la temperatura a 190 ºC y hornear durante otros 15 minutos, hasta que las hortalizas estén tiernas.

Panqueques de semillas con aderezo batido

Receta de Linnette Webster

Primer puesto, concurso de recetas de la milagrosa dieta del pH, 2004

Categoría de transición

2 RACIONES

Mezcla para la harina

¼ de taza de pipas de calabaza crudas

¼ de taza de pipas de girasol crudas

¼ de taza de semillas de sésamo crudas

½ taza de semillas de lino crudas

Mezcla para los panqueques

1 taza de harina de semillas

1 taza de mijo, de harina escandia, o de una combinación de quinoa, amaranto, trigo sarraceno y harina de judías

1,5 cucharaditas de bicarbonato sódico

1 cucharadita de sal con minerales y sin procesar

$\frac{1}{16}$ de cucharadita de estevia

leche de soja, sin edulcorar

aceite de oliva

Para la preparación para la harina, medir la cantidad de semillas y mezclar. En un molinillo de café, moler las semillas para hacer harina en lotes de ⅓ de taza. Medir 1 taza para los panqueques de semillas. Reservar el resto para otras recetas (conservar en un recipiente hermético, en el frigorífico). Para la preparación de los panqueques, mezclar los ingredientes secos ligeramente. Añadir sólo la leche de soja suficiente para lograr una masa fina (la masa se espesa después de reposar un par de minutos). Calentar una sartén, verter aceite y una capa fina de masa. Dar la vuelta a los panqueques cuando aparezcan burbujas. Servir con aderezo batido (receta a continuación).

Variante:

• Panqueques de trigo sarraceno. Utilizar 2 tazas de harina de trigo sarraceno (moler granos de trigo sarraceno crudos), 1,5 cucharaditas de bicarbonato sódico, 1 cucharadita de sal, $\frac{1}{16}$ de cucharadita de estevia en polvo (opcional), agua o leche de soja.

- Panqueques con cualquier cosa. Utilizar cualquier combinación de harinas (semillas, frutos secos, granos, judías) en las mismas proporciones que la mezcla de trigo sarraceno.

Aderezo batido

Receta de Linnette Webster
Primer puesto, concurso de recetas de la milagrosa dieta del pH, 2004
Categoría de transición
UN TOTAL DE 1 TAZA

½ cartón de tofu sedoso (suave)

⅓ de taza de leche de coco

1-2 cucharaditas de vainilla, sin alcohol

⅛ de cucharadita de estevia blanca en polvo

1 cucharada sopera de zumo de limón

En el procesador de alimentos, mezclar todos los ingredientes hasta que esté uniforme y cremoso.

Pedro Shanghai

Receta de Maraline Krey
Primer puesto, concurso de recetas de la milagrosa dieta del pH, 2004
Categoría alcalinizante
4 RACIONES (8 CREPES DE LECHUGA O 4 CREPES DE TORTITA)

8 hojas de lechuga

Salsa puré

1 pimiento rojo

1,5 zanahorias

2-3 cucharadas soperas de jengibre, en puré

1 cucharada sopera de ajo, en puré

1,5 cucharadas soperas de bebida de aminoácidos

estevia al gusto

3 hamburguesas vegetales

sal y pimienta al gusto

¼ de taza de cebolla

1,5 tazas de judías negras preparadas

apio

zanahoria

cebolla roja

Arroz basmati opcional

2 tazas de caldo de verduras

2 cucharadas soperas de cebolla tierna, picada

1 taza de arroz basmati

Hortalizas

⅓ de taza de apio, cortado en trozos de 1 centímetro

⅓ de taza de zanahorias, cortadas en trozos de 0,5 centímetros

⅓ de taza de brécol, cortado en trozos de 0,5 centímetros

½ taza de repollo rojo, cortado en tiras

⅓ de taza de brotes

 Lavar las hojas de lechuga y, mientras se secan, extenderlas sobre una servilleta de papel. Presionar con el dedo pulgar en la veta para aplastarla y después enrollarla en forma de tubo (formando con cada uno una concha de taco). Introducir en el frigorífico.

Consejo: si se utiliza una tortita, colocar una hoja de lechuga seca dentro de la tortita. Enrollar (esto evitará que la tortita se rompa y hará que esté más crujiente). Introducir en el frigorífico. En el procesador de alimentos, hacer puré los ingredientes de la salsa. Saltear las hamburguesas vegetales con condimentos y cebolla. Cortarlas en trozos de 1 centímetro y ponerlas en el recipiente. Añadir las judías, la salsa hecha puré, remover y retirar del fuego. Desenrollar las conchas de taco de lechuga y rellenarlas con la preparación de hamburguesa vegetal/judías. Añadir el arroz y las hortalizas cortadas en dados.

Calabacín troceado

Receta de Raye Haskell
4 RACIONES

 1 manojo de cebollas tiernas (incluidos los tallos), picadas
3 dientes de ajo, picados
2 cucharadas de aceite de oliva
4 calabacines grandes, cortados
2 cucharadas soperas de almendras, remojadas y laminadas
sal de hierbas, al gusto

 Saltear las cebollas y el ajo en aceite de oliva a fuego bajo, hasta que estén ligeramente tiernos. Añadir el calabacín y verter en la preparación. Calentar hasta que el calabacín empiece a ablandarse. Agregar las almendras y mezclar. Condimentar con sal de hierbas al gusto.

Simplemente alcalino

Elaboración fácil y rápida, al gusto
Receta de Maraline Krey
Primer puesto, concurso de recetas de la milagrosa dieta del pH, 2004
Categoría alcalinizante

Esta serie de recetas de sabrosas exquisiteces son para personas que quieren mantener su cuerpo alcalino y que tienen poco tiempo, pero un gran deseo de seguir un estilo de vida alcalino. Maraline dice: «No "sustituyamos", sino "reemplacemos" con un mejor sabor, de una forma más fácil para ti y, lo más importante, con mejores resultados».

Comidas sencillas

Formar capas con los ingredientes crudos y cocinados, o hacer tazones.
Arroz/pasta: preparar arroz suficiente para dos platos.

Opciones con arroz basmati

Variantes cocinando con líquidos:
• Sopa base

- Puré de leche de almendras con 3 o 4 hebras de azafrán
- Puré de leche de coco con canela
- Especias a elegir

Opciones con quinoa o pasta de espinacas

Mezclar la pasta cocinada/escurrida con buenos aceites (por ejemplo, aguacate, de oliva virgen extra, de coco, y una pizca de sal mineral).

Añadir tomate crudo, hierbas, hortalizas, aguacate, etc., a elegir.

Preparar el arroz o la pasta, poner en tazones o en un plato (o sobre espinacas crudas) y utilizar la salsa sencilla elegida.

Ejemplo de colocación en el plato

Base: espinacas crudas u hojas de ensalada mezcladas con lima y un buen aceite, a partes iguales, y con sal sin procesar. Colocar en el plato.

Añadir el arroz o pasta elegidos.

Acompañar con uno o más de los siguientes ingredientes:

Hortalizas frescas, crudas, ligeramente hervidas o rehogadas

Pescado de aguas frías/salvaje a la parrilla, cubierto de aceite de aguacate y especias, o hervido

Napar con cualquier salsa sencilla, a elegir.

Calabaza cidra con pesto de semillas de calabaza

Receta de Lisa El-Kerdi
Mejor en el concurso de recetas de la milagrosa dieta del pH, 2004
4-6 RACIONES

Este versátil plato puede servirse como acompañamiento, plato principal o ensalada. Congelar el pesto en cubiteras y emplear para sopas, guisos o raciones individuales. La rúcula fresca lo convierte en un plato más interesante.

 1 calabaza cidra, al horno

Pesto de semillas de calabaza (receta a continuación)

 Precalentar el horno a 175 °C. Hornear la calabaza hasta que ceda ligeramente a la presión, pero que esté firme aún, aproximadamente 30-

45 minutos. Retirar las semillas y las hebras con un tenedor. Mezclar con el pesto y servir.

Pesto de semillas de calabaza

3 dientes de ajo

1 cucharadita de sal con minerales y sin procesar

pimienta negra, recién molida

2 tazas de hojas de albahaca frescas

1 taza de semillas de calabaza

1 taza de aceite de oliva

Mezclar el ajo, la sal y el pimiento en el procesador de alimentos y cortar en trozos pequeños. Añadir las hojas de albahaca y las semillas de calabaza. Mezclar hasta que esté bien picado. Con el aparato en marcha, agregar poco a poco el aceite de oliva y mezclar muy bien.

Variantes:

Añadir hortalizas hervidas o crudas, tomates secados al sol o corazones de alcachofa a la receta básica.

Tortitas de harina escandia

Receta de Karen Ellis

Mención de honor, concurso de recetas de la milagrosa dieta del pH, 2004

2 tazas de harina escandia

1 taza de agua

¼ de taza de aceite de oliva

½ cucharadita de sal mineral o sal marina

cualquier otro condimento a elegir

Mezclar los ingredientes formando una bola grande y amasar, hasta que quede uniforme, en una tabla para repostería espolvoreada de harina escandia. Sacar una bola de 5 centímetros y hacerla rodar hasta que tome forma de tortita redonda. Hornear en la parrilla para pizzas o en una sartén grande, hasta que los dos lados estén burbujeantes y dorados. Servir con judías refritas, aguacate, tomates, salsa fresca, etc.

Conchas de *manicotti* a la escandia / quinoa con salsa marinara

Receta de Denise Finocchio
Primer puesto, concurso de recetas de la milagrosa dieta del pH, 2004
Categoría de transición
6 RACIONES (18 CONCHAS)

Conchas

1,25 tazas de harina de quinoa
1,25 tazas de harina escandia
4,5 cucharaditas de sucedáneo de huevo
sal con minerales y sin procesar
2 tazas de agua pura
aceite para freír

Relleno

1 envase de tofu firme
½ taza de queso parmesano vegetal
1 diente de ajo, picado
½ taza de perejil, recién picado
½ taza de albahaca, recién picada

Precalentar el horno a 175 ºC. Para las conchas, mezclar todos los ingredientes, excepto el aceite. La masa debe tener la consistencia de un panqueque fino o una preparación para crepes. Impregnar de aceite una sartén eléctrica. Añadir 2 cucharadas soperas de masa para un panqueque fino. Dar la vuelta cuando esté ligeramente dorado. Ir amontonando hasta que se necesiten. Para el relleno, en el procesador de alimentos, mezclar los tres primeros ingredientes hasta que estén uniformes y cremosos. Añadir los dos siguientes ingredientes y accionar la máquina unas cuantas veces para que se mezclen. Preparar un recipiente de 22 x 22 centímetros con un aceite saludable. Cubrir la parte inferior del mismo con salsa marinara recién hecha (receta a continuación). Colocar 2 cucharadas soperas de relleno en medio del panqueque. Enrollar bajo el queso. Colocar en el recipiente dándole la vuelta. Cuando todo esté junto, cubrir con salsa marinara y espolvorear queso parmesano vegetal. Cubrir con papel de aluminio y hornear durante 30 minutos. Destapar, añadir mozarella de soja y hornear otros 20 minutos. Servir en el plato y acompañar con salsa marinara fresca y queso parmesano vegetal.

Variantes:

Añadir hortalizas como calabaza, calabacín, zanahorias y brécol.

Salsa marinara

Receta de Denise Finocchio
Primer puesto, concurso de recetas de la milagrosa dieta del pH, 2004
Categoría de transición
UN TOTAL DE 2-3 TAZAS

12 tomates secados al sol, remojados durante 1 hora
1 cebolla, picada
4 dientes de ajo, picados
⅓ de taza de albahaca, troceada
1 lata grande de tomates italianos con albahaca, y su jugo
300 ml de agua pura
sal con minerales y sin procesar, al gusto

En el procesador de alimentos, hacer puré los tomates secados al sol. En una cacerola grande, saltear las cebollas y el ajo en aceite, y añadir albahaca. Agregar el puré de tomates secados al sol a las cebollas y el ajo. Saltear otros 3 minutos para que se mezclen los sabores. Incorporar los tomates italianos y el agua al recipiente. Cocinar a fuego medio durante 10 minutos. Bajar el fuego y cocinar de 30 minutos a 1 hora más. Añadir sal al gusto.

Variante:

Utilizar tomates italianos frescos, en lugar de envasados. Agregar 1 taza de agua. Aumentar la cantidad de agua para aligerar la salsa, si se desea.

Salmón crujiente con especias y coco, con ajo asado y salsa de crema de tomates secados al sol

Receta de Jana McCutcheon

Mención de honor, concurso de recetas de la Milagrosa Dieta del pH, 2004

6 RACIONES

1,5 tazas de coco fresco, cortado en trozos finos

2 cucharadas soperas de perejil seco

2 cucharadas soperas de orégano seco

3 cucharaditas de pimentón

2 cucharadas soperas de ajo granulado

1 cucharadita de sal mineral sin procesar

1 cucharadita de pimienta negra (opcional)

½ cucharadita de pimienta cayena o al gusto

¼ de taza de aceite de oliva

6 (90 g) de filetes de salmón

Precalentar el horno a 175 °C. Extender el coco en un plato de hornear de 20 x 30 centímetros y tostar hasta que esté seco y dorado, unos 10 minutos. Sacar del horno, añadir las especias y remover para mezclar. Aumentar la temperatura del horno a 205 °C. Recubrir el recipiente de la parrilla con papel de aluminio e impregnar con aceite de oliva. Mojar ambos lados de cada filete de salmón con aceite de oliva y rodarlo por la mezcla de coco para que se reboce. Hornear durante 15-20 minutos, o hasta que el pescado se pele fácilmente. Aderezar con ajo asado y salsa de crema de tomates secados al sol (receta a continuación).

Ajo asado y
salsa de crema de tomates secados al sol

UN TOTAL DE 2 TAZAS

1 cucharadita de ajo granulado

6-8 tomates secados al sol, cortados en trozos finos

2 tazas de caldo de verduras

2 tazas de leche de almendras fresca

1 cabeza de ajo, asada

1 cucharadita de ajo en polvo

1 cucharadita de sal con minerales y sin procesar

½-1 cucharadita de pimienta negra (opcional)

En un procesador de alimentos, cortar el ajo asado y los tomates seca-dos al sol. Mezclar todos los ingredientes en una cacerola y ponerla a fuego medio. Dejar que hierva ligeramente, removiendo a menudo, re-duciendo la preparación hasta que esté espesa, unos 15-20 minutos. Sugerencias de presentación: añadir a platos de pescado, pasta u hor-talizas.

Montoncitos

Receta de Linnette Webster

Primer puesto, concurso de recetas de la milagrosa dieta del pH, 2004

Categoría de transición

Los montoncitos son platos fáciles, a base de capas, parecidos a las tostadas. Suelen comenzar con un cereal o legumbre caliente que les sirve de base, y se les añade hortalizas frescas y frutas bajas en azúcar o frutos secos. Se coronan con aceite de oliva y zumo de limón, bebida de aminoácidos o una salsa alter-nativa. También se puede comenzar un montoncito con una hortaliza. Lo bue-no de los montoncitos es que se adaptan a cualquier cosa que se tenga en el frigorífico. A continuación ofrecemos algunos ejemplos para empezar:

- Quinoa, brécol hervido, tomates, cebolla roja, rábanos, nueces de Bra-sil troceadas.

- Arroz integral, aguacate cortado, almendras remojadas (o pipas de girasol, sésamo, calabaza), calabacín cortado y cebollas verdes
- Lentejas cocinadas, cebollas y ajos salteados, col rizada fresca o hervida
- Hojas de mostaza hervidas (u otras verduras), cebollas salteadas, guacamole
- Trigo sarraceno cocinado, coco secado por frío, almendras remojadas, repollo cortado en tiras finas, brécol troceado, rábanos cortados en rodajas finas, tomates cherry
- Tortita de trigo germinado crujiente en sartén de aceite de oliva, judías pintas refritas, espinacas, lechuga, brotes de alfalfa, salsa fresca
- Trigo sarraceno germinado, coco fresco rallado, estevia, leche de soja sin edulcorar, semillas germinadas, casi cualquier cereal de desayuno
- Mijo cocinado, coles de Bruselas hervidas y cebollas
- Brécol hervido, pipas de girasol, pimiento rojo cortado en dados, rábanos
- Quinoa cocinada, zanahoria cruda rallada, brécol troceado, coliflor, cebolla, repollo, almendras y aguacate, todo mezclado y calentado en una sartén.

Pescado hervido y verduras en agua de coco

4 RACIONES

 0,5 kg de filetes de salmón fresco, trucha o pargo, con la piel

sal mineral sin procesar, al gusto

condimento de hierbas y ajo

1 cucharada sopera de jengibre fresco, cortado en rodajas finas o rallado

1 taza de cebollinos amarillos

½ taza de cebollinos verdes

4 tazas de col rizada fresca

2 cucharadas soperas de bebida de aminoácidos

el agua de 1 coco tailandés joven, partido y extraída el agua

½ taza de cilantro

 En una sartén antiadherente, poner el pescado, con la piel en la parte inferior, y rehogar con la tapa puesta hasta que el pescado esté totalmente cocinado, pero aún húmedo. En la mitad del proceso, quitar la tapa y espolvorear sobre el pescado sal y condimento de hierbas y ajo. Cuando el pescado se pele fácilmente, retirar del fuego y ponerlo en un plato. Quitar la piel del pescado y desecharla, pero dejar el aceite en el recipiente. Poner el jengibre cortado en rodajas finas en el recipiente con el aceite y cocinar hasta que esté dorado. Añadir todos los demás ingredientes, excepto el cilantro, y cocer en el recipiente con la tapa puesta hasta que esté verde oscuro y blando. Volver a poner el pescado en el recipiente y añadir cilantro. Cocer 1 o 2 minutos más antes de servir.

Salteado: pollo con hortalizas

Receta de Kelley Anclien
Segundo puesto, concurso de recetas de la milagrosa dieta del pH, 2004
Categoría alcalinizante
4 RACIONES

2 tazas de arroz integral, cocinado
2 cucharadas de aceite de oliva
sal con minerales y sin procesar, al gusto
3 cucharadas soperas de aceite de pepitas de uva
cebolla, picada
ajo, picado
apio, cortado en dados
7 zanahorias baby, cortadas en pequeños cilindros
½ pimiento verde, troceado
½ taza de brécol, troceado
mezcla de especias
⅛ de cucharadita de pimienta roja en copos
1 limón, exprimido
bebida de aminoácidos, al gusto
½-1 taza de almendras marcona

Cocinar el arroz integral. Añadir aceite de oliva, salar al gusto. Verter 1 cucharada sopera de aceite de pepitas de uva, añadir las hortalizas y saltear a fuego lento. Agregar las 2 cucharadas soperas restantes de aceite de pepitas de uva, espolvorear sobre las hortalizas la mezcla de especias y copos de pimienta roja. Añadir el zumo de limón. Saltear entre 3 y 5 minutos, mezclando los condimentos y el aceite para recubrir por completo las hortalizas. Retirar del fuego, añadir bebida de aminoácidos. Espolvorear las almendras por encima.

Capas de hortalizas de verano

Receta de Lisa El-Kerdi
Mejor en el concurso de recetas de la milagrosa dieta del pH, 2004
12-16 RACIONES

2 cebollas grandes

8 calabazas amarillas

8 calabacines

2 berenjenas grandes o 4 pequeñas

2 pimientos verdes

2 kg de tomates

sal con minerales y sin procesar

condimento italiano

aceite de oliva

pimienta roja molida

Precalentar el horno a 205 °C. Recubrir con aceite de oliva los lados y el fondo de un recipiente hondo y rectangular para asar. Cortar en rodajas las cebollas y colocarlas en el fondo del recipiente. Cortar en rodajas la calabaza y las otras hortalizas, con un grosor de aproximadamente 0,5 centímetros, a medida que se van formando las capas en el orden indicado. Reservar parte de la calabaza y el calabacín para cortar tiras a lo largo, para recubrir. En una capa de cada dos, espolvorear un poco de sal y condimento (no la pimienta roja) y rociar con aceite de oliva. Utilizar rodajas finas de tomate para la capa interior, reservando la mayor parte de los tomates para las capas próximas al final. Después de completar la primera capa, repetir usando hortalizas. Cubrir con la mayor parte de los tomates. Espolvorear sal, condimento y pimienta roja, y rociar con aceite de oliva. Hornear 20 minutos.

Parte superior:

Para la capa superior, cortar una cantidad igual de calabacín y calabaza amarilla transversalmente por la mitad. Cortar a lo largo en rodajas finas. Retirar el recipiente del fuego y poner tiras alternativas de calabaza amarilla y calabacín, primero en un lado del recipiente y repitiendo luego en el otro lado. Si no hay suficiente calabaza para cubrir la parte superior, colocar en forma de enrejado. Impregnar con aceite de oliva y volver a introducir en el horno hasta que todas las hortalizas estén tiernas, aproximadamente 20 minutos. Sacar del horno. Dejar enfriar 15 minutos para que repose. Cortar en dados y sacar del recipiente con una espátula.

Tofu chino

Receta de Linnette Webster
Primer puesto, concurso de recetas de la milagrosa dieta del pH, 2004
Categoría de transición
4-6 RACIONES

 2 cartones de tofu

2-3 cucharaditas de bebida de aminoácidos

3 cebollas, cortas en tiras a lo largo

4 dientes de ajo, picados

1 cucharadita de raíz de jengibre, rallada

6 tallos de apio, cortados en rodajas finas

2 zanahorias, cortadas en rodajas finas

1 taza de agua pura

1 cucharada sopera de sal mineral sin procesar

1 lata de brotes de judías, o 1,5 tazas frescas

1 lata de castañas de agua, cortadas en rodajas

1 lata de brotes de bambú

1 cucharada sopera de arrurruz en polvo

¼ de taza de agua pura

 Congelar el recipiente del tofu (esto hará que sea más masticable, más parecido a la carne). Precalentar el horno a 205 °C. Descongelar el tofu antes de prepararlo y escurrirlo. Desechar el agua y cortar en dados de

1,25 centímetros. Remojar con bebida de aminoácidos, extender los dados en un recipiente para hornear impregnado de aceite y hornear durante 30 minutos, hasta que esté ligeramente dorado. Saltear las cebollas, el ajo y la raíz de jengibre hasta que estén ligeramente transparentes. Añadir el apio, las zanahorias, el agua y la sal para saltear durante 2 minutos. Agregar, justo cuando esté caliente, los brotes de judías, los brotes de bambú y las castañas de agua. Mezclar el arrurruz en polvo y ¼ de taza de agua. Añadir a las hortalizas para que el caldo esté más espeso. Incorporar los dados de tofu y calentar ligeramente. Servir sobre arroz integral o quinoa.

Musaka turca (guiso de berenjenas)

Receta de Linnette Webster

Primer puesto, concurso de recetas de la milagrosa dieta del pH, 2004

Categoría de transición

4 RACIONES

1-2 cartones de tofu blando y sedoso

sal

2 berenjenas

3 tazas de salsa de tomate con hortalizas y especias

Salsa de tomate con hortalizas y especias:

8 RACIONES

1 cebolla mediana

1 pimiento verde mediano

2 zanahorias

2 tallos de apio

3 tomates grandes (5 pequeños)

½ taza de perejil fresco, picado

3 dientes de ajo, picados

1 cucharadita de albahaca, fresca y picada o seca

½ cucharadita de orégano

1 lata (350 g) de salsa de tomate

1 lata (180 g) de pasta de tomate

¼ de taza de aceite de oliva

 Cortar la cebolla y el pimiento en el procesador de alimentos y saltear hasta que estén tiernos. Cortar las zanahorias y el apio en el procesador y añadirlos a las cebollas y los pimientos; saltear unos cuantos minutos más. En una licuadora, mezclar los tomates, la mitad de la preparación de hortalizas, el perejil, el ajo, la albahaca y el orégano. Verter en una cacerola o sartén grande. Utilizando la misma licuadora, mezclar la salsa de tomate, la preparación de hortalizas restante, la pasta de tomate y el aceite de oliva. Añadir a la cacerola y calentar para servir.

Aderezo

 6 cucharadas soperas de harina escandia

¼ de taza de aceite de oliva

2 tazas de leche de soja, sin edulcorar

1 cucharadita de sal mineral sin procesar

1 diente de ajo, picado

2 cucharadas soperas de *tahini*

Coronar con miga de pan

3 rebanadas de pan de mijo sin levadura, cortado en dados

2 cucharadas soperas de aceite de oliva

1 cucharadita de sal mineral

 Congelar el envase de tofu (esto hará que el tofu sea más masticable, más parecido a la carne). Precalentar el horno a 175 ºC. Descongelar el tofu antes de la preparación y cortarlo en dados de 1 centímetro. Salar ligeramente y hornear en un recipiente para horno impregnado de aceite durante 15 minutos, dar la vuelta a los dados y hornear otros 15 minutos. Lavar, pelar y cortar la berenjena en rodajas de 1 centímetro. Juntar las rodajas, echando sal entre cada dos de ellas. (Esto eliminará el sabor amargo). Dejar reposar durante 15-20 minutos, enjuagar y secar. Enjuagar las rodajas y hervir hasta que estén tiernas, unos 10 minutos. Formar capas con salsa de tomate, rodajas de berenjena y dados de tofu, terminando con una capa de salsa. Preparar el aderezo en una sartén, a fuego medio. Mezclar bien la harina escandia y el aceite de oliva. Añadir leche de soja y los condimentos, y cocinar hasta que esté espeso. Extender por la parte superior de la salsa de tomate, la berenjena y las rodajas de tofu. Mezclar los ingredientes del «remate con miga de pan» en un tazón. Extender la mezcla sobre el guiso. Hornear durante 15 minutos para calentar y dorar las migas.

Paella de hortalizas

Receta de Ashley Lisonbee
6 RACIONES

1 taza de arroz integral

2 cucharadas soperas de aceite de oliva

1 cebolla roja, cortada en ocho trozos

2 dientes de ajo, molidos

1 pimiento verde, cortado en dados

1 pimiento rojo, cortado en dados

1 berenjena, cortada en dados

½ taza de guisantes verdes

1 taza de brécol, cortado en trozos pequeños

⅔ de taza de caldo de verduras

240 g de tomates maduros frescos, cortados en dados

1 cucharadita de pasta de tomate orgánico

½ cucharadita de comino

½ cucharadita de pimentón

½ cucharadita de chile en polvo

1 cucharadita de sal

½ cucharadita de mezcla de especias

Cocinar el arroz con 2 tazas de agua en un recipiente grande durante 20 minutos, o hasta que esté blando y haya absorbido el agua. Apartar. Calentar aceite en una sartén y calentar la cebolla y el ajo durante 3 minutos. Añadir los pimientos, la berenjena, los guisantes y el brécol, removiendo de vez en cuando, otros 3 minutos. Agregar el caldo de verduras, los tomates, la pasta de tomate y los condimentos. Ajustar los condimentos al gusto y mezclar bien. Calentar durante 15 minutos. Incorporar arroz integral a las hortalizas y servir caliente.

Salmón asiático salvaje

Receta de Maraline Krey

Primer puesto, concurso de recetas de la milagrosa dieta del pH, 2004

Categoría alcalinizante

4 RACIONES

Pesto

½ cucharada sopera de jengibre

3 dientes de ajo

¼ de taza de cilantro

¼ de taza de menta

¼ de taza de perejil

3-4 limas, exprimidas

1 cucharada sopera de aceite de coco

1 cucharadita de aceite de sésamo

1 cucharadita de bebida de aminoácidos

sal con minerales y sin procesar, al gusto

Salmón

4 filetes de salmón, salvaje

Arroz

1 cucharada sopera de aceite de aguacate

1 cucharada sopera de cebolla, molida

1 taza de arroz basmati

1 taza de caldo de verduras

1 taza de leche de coco

ensalada

½ lima, exprimida

¼ de taza de aceite de aguacate

sal mineral sin procesar, al gusto

pimienta al gusto

2 tazas de espinacas baby

Guarnición

semillas de sésamo

ramitas de menta y cilantro

 Para el pesto, en el procesador de alimentos, mezclar los ingredientes hasta que esté uniforme. Preparar el salmón. Cortar en 8 trozos, enjuagar y secar con pequeños golpes. Disponer en una sola capa en una bandeja para hornear impregnada de aceite. Cubrir con pesto todos los lados de los filetes. Cubrir e introducir en el frigorífico hasta que esté listo para saltear. Verter aceite en un recipiente antiadherente para saltear. Rociar el salmón con aceite y saltear unos 2-3 minutos por cada lado. Para el arroz, calentar aceite en un recipiente y añadir la cebolla. Cocinar durante 2 minutos. Añadir el arroz, el caldo y la leche, bajar el fuego y cubrir durante 45 minutos. Para la ensalada, verter zumo de limón en un plato, agregar aceite y salpimentar. Remover la mezcla con las hojas de espinacas hasta que queden recubiertas. Presentación: cubrir la mitad del plato con la ensalada de espinacas. Colocar 2 trozos de salmón encima y añadir de guarnición semillas de sésamo. Servir junto con arroz y acompañar con semillas de sésamo, menta y cilantro.

Tentempiés / postres

Cuasi-tarta de manzana

Receta de Debra Jenkins

Segundo puesto, concurso de recetas de la milagrosa dieta del pH, 2004

Categoría alcalinizante

UN TOTAL DE 1 TARTA (20 CENTÍMETROS)

 4 tazas de jícama, rallada

¼ de taza de harina de almendras

¼ de cucharadita de sal con minerales y sin procesar

2 cucharaditas de nuez moscada

4 cucharaditas de canela

½ cucharadita de clavos, molidos

1 taza de copos de coco secados en frío

4 cucharaditas de copos de psilio

¼ de taza de aceite de coco, derretido

2 cucharadas soperas de aroma de vainilla, sin alcohol

2 cucharaditas de aroma de limón, sin alcohol

1,5 tazas de leche de almendras (preferiblemente fresca)

 Retirar la jícama rallada. Mezclar, en un tazón, la harina de almendras, la sal, la nuez moscada, la canela, los clavos, los copos de coco y los copos de psilio. Reservar. Mezclar el aceite de coco, los aromas y la leche de almendras. Incorporar los ingredientes líquidos con los secos. Añadir la jícama rallada e incorporarla hasta que quede totalmente humedecida. Colocar en un plato para tarta, dar unos golpecitos para que se aplane y enfriar en el frigorífico durante 1 hora. Listo para servir.

Variantes:

• La masa crujiente de coco aporta una excelente corteza a esta tarta.

• Utilizar copos de agar (4 cucharaditas) en lugar de los de psilio.

• Usar agua en lugar de leche de almendras durante la fase de limpieza. Para una tarta más rica, emplear crema de coco en lugar de leche de almendras.

• Utilizar zumo de limón fresco sólo si se usa el agua para la leche de almendras.

• Acompañar con crema o pasta de coco.

Trocitos de búfalo a la barbacoa

4-6 RACIONES

Estas pequeñas hamburguesas tienen una textura granulada porque se ponen las semillas en remojo y las nueces una hora antes de utilizarlas. Al procesarlas hay que dejar la mezcla poco uniforme, para que sea sustanciosa y saciante. Se pueden romper sobre una ensalada o deshidratar en forma de galletas crujientes. O bien utilizar la masa (procesar hasta que esté más uniforme) sin cocinar para obtener un paté o una pasta de untar muy sabrosos.

341

2 tazas de nueces pacanas puestas en remojo (enjuagar y remojar 1 hora)

1 taza de pipas de girasol puestas en remojo (enjuagar y remojar 1 hora)

¼ de taza de pipas de calabaza puestas en remojo (enjuagar y remojar 1 hora)

½ galleta de lino: una mezcla de semillas de lino doradas y marrones, semillas de sésamo y pipas de girasol, con ajo, cebolla, semillas de apio, pimiento rojo, perejil, sal marina y pimienta, deshidratada a 40 grados.

1 cucharada sopera de condimento de barbacoa, o más si se desea un verdadero sabor a barbacoa

½-1 cucharadita de sal con minerales y sin procesar, al gusto

 Poner en remojo todos los frutos secos y las semillas durante 1 hora, y después enjuagar y escurrir. En un procesador de alimentos, procesar todos los ingredientes hasta que estén poco uniformes. Moldear en forma de pequeños medallones y freírlos hasta que estén dorados por los dos lados. Espolvorear más condimento de barbacoa en los dos lados para dar más color y sabor. Servir de inmediato.

Tarta de zanahorias, casi de manzana

Receta de Lisa El-Kerdi

Mejor en el concurso de recetas de la milagrosa dieta del pH, 2004

 2 envases de tofu sedoso

1,25 tazas de aceite de pepitas de uva

½ taza de agua (aproximadamente)

3 tazas de zanahorias ralladas

1 taza de jícama cortada en trozos finos

1 taza de nueces o nueces pacanas troceadas

¾-1 taza de copos de coco sin edulcorar

2 cucharadas de estevia

2 tazas de harina escandia, recién molida si es posible

2 cucharaditas de bicarbonato sódico

½ cucharadita de sal

3 cucharaditas de canela

Precalentar el horno a 175 °C (190 °C si se está a gran altitud). Engrasar un recipiente de 20 x 30 centímetros, o dos recipientes de 20 centímetros, con aceite de coco, o bien recubrir moldes de magdalenas con papel especial para magdalenas. Hacer puré el tofu. Hacer una crema con el tofu y el aceite. Añadir agua, batiendo hasta que la mezcla esté uniforme. Agregar los cuatros ingredientes siguientes. Pasar por el tamiz los ingredientes secos e incorporarlos poco a poco. Mezclar la masa hasta que esté bien uniforme. Hornear aproximadamente 1 hora, o hasta que, al introducir un palillo en la tarta, salga casi limpio. Enfriar. Servir tal como está o añadir crema de coco (receta a continuación). Conservar en el frigorífico, especialmente si se ha glaseado.

Variantes: estos 3 ingredientes son para obtener una tarta con más sabor a especias:

1 cucharadita de jengibre en polvo (opcional)

¼ de cucharadita de nuez moscada (opcional)

una pizca de clavos (opcional)

Tarta de boda

Preparar la tarta por capas, utilizando recipientes circulares graduados y haciendo varias recetas, según sea necesario. Glasear la tarta con crema de coco (receta a continuación). Espolvorear copos de coco sin edulcorar por encima del glaseado. Conservar la tarta en el frigorífico. Antes de servir, decorar con flores orgánicas frescas.

Crema de coco

Receta de Lisa El-Kerdi

Mejor en el concurso de recetas de la milagrosa dieta del pH, 2004

CANTIDAD SUFICIENTE PARA GLASEAR 1 CAPA DE TARTA (20 CENTÍMETROS)

 1 envase de tofu sedoso, blando

¼ de taza de aceite de coco

½ taza de leche de coco envasada sin edulcorar, o a la consistencia deseada

½-1 cucharadita de estevia blanca

2 cucharaditas de vainilla sin alcohol

1 cucharadita de zumo de lima

1,5 cucharaditas de cáscara de psilio

copos de coco sin edulcorar (opcional)

 En el procesador de alimentos, mezclar todos los ingredientes, excepto la cáscara de psilio. Cuando esté uniforme, rectificar los condimentos y añadir la cáscara de psilio, mezclando hasta que se incorpore completamente. Servir como aderezo o glaseado. También es un excelente sustitutivo del merengue. Añadir copos de coco a la crema o espolvorear por encima, si se desea.

Tarta de zanahorias

Receta de Linnette Webster

Primer puesto, concurso de recetas de la milagrosa dieta del pH, 2004

Categoría de transición

UN TOTAL DE 1 RECIPIENTE (20 X 20 CENTÍMETROS)

 ½ taza de harina de mezcla de semillas (2 cucharadas soperas de pipas de calabaza, 2 cucharadas soperas de pipas de girasol crudas, 2 cucharadas soperas de semillas de sésamo, 4 cucharadas soperas de semillas de lino)

1 taza de harina escandia

½ taza de harina de amaranto (molida a partir de semillas)

1,5 cucharaditas de bicarbonato sódico

1 cucharadita de sal mineral sin procesar

¼-½ cucharadita de estevia blanca en polvo

2 cucharaditas de canela

2 pizcas de nuez moscada

1 taza menos 2 cucharadas soperas de leche de soja, sin edulcorar

⅓ de taza de aceite de oliva o aceite de coco

1 cucharadita de zumo de limón

½ cucharadita de vainilla, sin alcohol

2 tazas de zanahorias, ralladas fina

Precalentar el horno a 175 ºC. Moler las semillas para la harina de semillas en un molinillo de café, en lotes de ⅓ de taza. Mezclar bien los ingredientes secos. Mezclar los ingredientes líquidos. Incorporar los ingredientes secos y los líquidos justo hasta que estén mezclados. Añadir las zanahorias ralladas. Verter en un recipiente para hornear de 20 x 20 centímetros. Hornear durante 20 minutos. Servir con aderezo batido (*véase* receta en platos principales/acompañamiento).

Masa crujiente de coco

Receta de Debra Jenkins
Segundo puesto, concurso de recetas de la milagrosa dieta del pH, 2004
Categoría alcalinizante
UN TOTAL DE 1 TARTA (20 CENTÍMETROS)

 ¾ de taza de almendras

¼ de taza de harina de lino

2 cucharadas soperas de harina escandia (puede omitirse si se prefiere)

½-1 taza de copos de coco secados en frío

½ cucharadita de sal mineral sin procesar

¼ de cucharadita de copos de agar

3 cucharadas soperas de aceite de coco

2 cucharadas soperas de agua

 Mezclar los ingredientes secos. Fundir el aceite de coco y añadir a los ingredientes secos. Agregar el agua. Verter en un recipiente para tarta y poner el glaseado. Rellenar con los ingredientes favoritos.

Glaseado y tarta de coco colosales

Receta de Linda Broadhead

Tercer puesto, concurso de recetas de la milagrosa dieta del pH, 2004

Categoría de transición

6-8 RACIONES

 Glaseado

1 taza de piñones

1 taza de almendras, en remojo

¼ de taza de copos de coco rallado

⅛ de cucharadita de sal con minerales y sin procesar

2 cucharadas soperas de aceite de coco

Relleno

1 lata de leche de coco tailandés o la carne de ½ coco joven, más ½-1 taza de agua

½ aguacate

4 gotas de aromas a elegir, pipermint, limón, etc.

½-1 cucharadita de estevia

1 cucharadita de aroma de vainilla sin alcohol

⅛ de cucharadita de sal mineral sin procesar

½ cucharadita de copos de agar, para dar consistencia

Para el glaseado: cortar los ingredientes en un procesador de alimentos. Colocar en un recipiente para tartas. Para el relleno, en un procesador de alimentos, mezclar todos los ingredientes hasta que esté uniforme. Verter en el glaseado de la tarta. Introducir en el frigorífico para que se compacte.

Montoncitos con eneldo

Receta de Lisa El-Kerdi

Mejor en el concurso de recetas de la milagrosa dieta del pH, 2004

16-20 RACIONES

 1 envase de tortitas de grano germinado

aceite de oliva

eneldo seco (u otro condimento opcional)

semillas de sésamo

sal con minerales y sin procesar

 Precalentar el horno a 150 ºC. Impregnar las tortitas con aceite de oliva. Espolvorear con las hierbas, las semillas y la sal. Juntar las tortitas y cortar en ocho trozos (mitades, cuartos, octavas partes). Hornear en una bandeja de horno durante 12-15 minutos, hasta que estén doradas y crujientes.

Barritas de Michael

Receta de Linda Broadhead

Tercer puesto, concurso de recetas de la milagrosa dieta del pH, 2004

Categoría de transición

UN TOTAL DE 2-3 DOCENAS

 2 tazas de almendras, en remojo

3 tazas de nueces pacanas, en remojo

4 tazas de copos de coco secados en frío

1 cucharadita de aroma de almendras, sin alcohol

1 cucharadita de edulcorante natural

¾ de taza de semillas de lino, picadas

¼ de taza de semillas de lino, picadas

4 cucharadas soperas de agua

 En el procesador de alimentos, moler bien las almendras y las nueces pacanas. Poner en un tazón grande con los otros ingredientes, excepto

¼ de semillas de lino molidas y agua. Mezclar ¼ taza de semillas de lino molidas con agua y dejar reposar varios minutos, antes de añadir al tazón. Mezclar bien. Preparar el deshidratador. Verter la preparación en láminas de deshidratar; colocando otra lámina encima, usar el rodillo de amasar para que adquiera un grosor aproximado de 0,5 centímetros. Marcar en forma de barras con un palillo chino. Deshidratar a 40 ºC durante 9 horas. Pasar a láminas de malla, dando la vuelta a las barritas. Deshidratar hasta que estén completamente secas, al menos varias horas más. Conservar en un recipiente hermético.

Galletas crujientes de Molly

Receta de Linda Broadhead
Tercer puesto, concurso de recetas de la milagrosa dieta del pH, 2004
Categoría de transición
UN TOTAL DE UNAS 2 DOCENAS

4 zanahorias

3 tallos de apio

1 pimiento rojo

2 tazas de nueces pacanas, en remojo toda una noche

3 tazas de semillas de lino, molidas

3 cucharadas soperas de tomates secados al sol, envasados en aceite

1 cucharada sopera de sal mineral sin procesar

agua, si es necesario

En un procesador de alimentos, cortar finas las hortalizas y las nueces pacanas. Añadir las semillas de lino molidas, los tomates secados al sol y la sal. Procesar hasta que todo esté bien mezclado. Preparar el deshidratador. Colocar las láminas de deshidratar en una superficie plana. Poner ⅓ de la mezcla en el centro de la lámina. Cubrir con otra lámina, utilizando un rodillo para alisar la preparación de la lámina hasta 0,5 centímetros. Marcar la mezcla con un cuchillo sin punta, en trozos del tamaño de una galleta salada. Deshidratar a 40 ºC durante 9 horas. Dar la vuelta y deshidratar otras 4 horas. Conservar en un recipiente hermético.

Galletas crujientes Morning Glory

Receta de Eric Prouty

Primer puesto, concurso de recetas de la milagrosa dieta del pH, 2004

Categoría alcalinizante

UN TOTAL DE 2-3 DOCENAS

 4 tazas de pipas de girasol secas

1 taza de semillas de lino secas

½ manojo de col rizada

0,25 kg de zanahorias, peladas

12 tallos de apio

½ brécol, incluido el tronco pelado

¼ de repollo

½ cebolla

2 calabacines

1,25 tazas de agua pura

1 cucharada sopera de ajo

1 cucharada sopera de sal con minerales y sin procesar

2 cucharadas soperas de curry

1 cucharada sopera de bebida de aminoácidos

 Poner en remojo las pipas de girasol durante 4 horas. Enjuagar y hacer puré en un procesador de alimentos. Reservar. Hacer harina con las semillas de lino en una licuadora o molinillo de café. Reservar. Cortar la col en trozos de 1 centímetro y poner en un tazón grande. En el procesador de alimentos, cortar las zanahorias por separado. Continuar con las demás hortalizas por lotes, añadiendo ¼ taza de agua, si es necesario. Poner todo en un tazón grande. Añadir los condimentos y la bebida de aminoácidos. Agregar una cantidad equilibrada de agua a la harina de semillas de lino y mezclar con las hortalizas. Incorporar las pipas de girasol y mezclar muy bien. Preparar el deshidratador. Extender uniformemente la mezcla en láminas deshidratadoras. Hacer marcas con forma de galleta crujiente. Deshidratar a 45 °C durante 4-5 horas. Dar la vuelta a las galletas y seguir deshidratando a 40 °C hasta que estén crujientes (aproximadamente 25 horas en total).

Variantes:

- Para obtener una galleta suave y más dulce, reducir la cantidad de bebida de aminoácidos y de sal. Sustituir el curry por 1 cucharada sopera de cilantro y 1 cucharada sopera de mezcla de *tandori*.
- Para los amantes del ajo, sustituir el curry por 1 cucharada sopera adicional de ajo y 1 cucharadita de pimienta negra.

Delicias de pipermint

Receta de Debra Jenkins

Segundo puesto, concurso de recetas de la milagrosa dieta del pH, 2004

Categoría alcalinizante

UN TOTAL DE 12

 170 g de arcilla

5 cucharadas soperas de brotes de soja (¼ de taza)

1 cucharada sopera verde en polvo

⅓ de taza de copos de coco secados en frío

¼ de cucharadita de aroma de pipermint, sin alcohol

 Mezclar todos los ingredientes. Con 1 cucharadita de preparación, formar una bola pequeña y hacer que ruede por los copos de coco para rebozarla. Congelar durante 30 minutos antes de servir. Conservar en el congelador.

Palitos delgados crudos

Receta de Debra Wanger Yaruss

UN TOTAL DE 2-3 DOCENAS

 ¼ de taza de pipas de girasol orgánicas crudas

¼ de taza de semillas de sésamo orgánicas crudas

¼ de taza de pipas de calabaza orgánicas crudas

½ taza de almendras orgánicas crudas

1 cucharadita de sal mineral sin procesar

3 cucharadas soperas de condimento italiano

7 tomates secados al sol

el zumo de medio limón o lima

6 láminas de nori secas, cortadas por la mitad

Poner en remojo las pipas de girasol, las semillas de sésamo, las pipas de calabaza y las almendras, toda una noche, para que se ablanden. Enjuagar las semillas y los frutos secos. Escurrir bien. En el procesador de alimentos, cortar y después mezclar las semillas y las almendras germinadas con la sal mineral, el condimento italiano, los tomates secados al sol y el limón o la lima, hasta que tenga la consistencia de una pasta espesa. Cortar las láminas de nori por la mitad y preparar una superficie plana para enrollar los palitos. Extender 1 o 2 cucharadas soperas de mezcla de semillas en un borde de lámina de nori, como para enrollar el sushi. Enrollar haciendo una forma de pequeño puro apretado. Aplicar un poco de agua para sellar los bordes de la lámina. Deshidratar sobre láminas deshidratadoras a 45 °C durante 2 o 3 días, o hasta que estén ligeramente blandos.

Variante:

• Añadir condimento mexicano, curry, condimento jamaicano o cualquier otra combinación de aderezos, en lugar de los italianos utilizados en la mezcla.

Trocitos crujientes de hortalizas

4-8 RACIONES

Estos trocitos crujientes y rizados de hortalizas son unos aperitivos repletos de sabor, hechos con el aparato Saladacco y después deshidratados. Se pueden utilizar en lugar de los picatostes de ensalada, los tropezones para sopa, o para tomar un tentempié realmente alcalino, perfecto también para viajar. Se puede experimentar con distintos condimentos y salsas para hacerlos en diferentes momentos. Si no se dispone de un Saladacco, un pelador también servirá para obtener finas rodajas de las hortalizas.

 2 batatas (o patatas dulces, o 4 zanahorias)

2 calabacines

1 limón grande, exprimido

2 cucharadas soperas de aceite de oliva

1 cucharadita de sal con minerales y sin procesar (o al gusto)

1 cucharada sopera de mezcla de especias, o de cebolla tostada, mostaza y sal marina pura

 Pelar la batata y cortar en trozos de 5 centímetros con extremos horizontales paralelos. Procesar los trozos de batata en el Saladacco, en la posición curva. Procesar también el calabacín de la misma forma. No obstante, no se necesitan pelar si son orgánicas. Colocar los trocitos rizados en un tazón estrecho y marinar durante una hora o dos en una salsa a elegir. Añadir limón, aceite, sal o especias a elegir para marinar. Se puede incluso marinar toda una noche en el frigorífico. Después de marinarla, enjuagar los trozos y ponerlos sobre las hojas deshidratadoras con revestimiento en forma de red. Asegurarse de no sobreponerlas. Deshidratar de 6 a 12 horas hasta obtener la consistencia deseada (más tiempo proporcionará trozos más secos). Conservar en recipientes herméticos.

Variantes:

- Añadir ¼-½ taza de trozos de tomates secados al sol para marinar (yo utilizaba envasados en aceite y los procesaba en trozos).
- Usar condimento para fajitas mexicanas, en lugar de mezcla de especias.
- Emplear condimento de mezquite en lugar de mezcla de especias.
- Para una versión más dulce, en vez de utilizar zumo de limón y aceite de oliva, marinar los trozos en el agua de un coco tailandés y añadir dos puñados de coco secado en frío.
- También se pueden usar otras hortalizas, como zanahorias, remolacha, jícama y calabaza.

Placer de almendras de Sandy

Receta de Sandy Kuntz

Mención de Honor, concurso de recetas de la milagrosa dieta del pH, 2003

UN TOTAL DE 12

 1 taza de almendras, remojadas, cortadas y deshidratadas

1 cucharadita de sal con minerales y sin procesar

1 taza de aceite de coco líquido

¾-1 taza de copos de coco secos

2-3 cucharones de brotes de soja en polvo

 Poner en remojo las almendras durante una noche, en agua pura y sal sin procesar, e introducir en el frigorífico. Cortar las almendras. Colocar en el deshidratador durante 4-6 horas. Mezclar el aceite de coco, las almendras y los copos de coco secos, reservando la mitad de los copos de coco para aderezar. Extender la preparación en un recipiente de 20 x 20 centímetros. Esparcir los copos de coco sobrantes por encima. Introducir en el frigorífico durante 45 minutos-1 hora para que se enfríe (el recipiente debe estar horizontal para que el aceite se distribuya por igual). Sacar y cortar en cuadrados. Si el aceite se ha enfriado demasiado, dejar a temperatura ambiente hasta que puedan cortarse barritas fácilmente.

Variante de Shelley: añadir ½ cucharadita de extracto de vainilla. Probar otros aromas como plátano o menta.

Galletas crujientes alcalinas y sabrosas

Receta de Eric Prouty

Primer puesto, concurso de recetas de la milagrosa dieta del pH, 2004

Categoría alcalinizante

UN TOTAL DE 2-3 DOCENAS

 4 tazas de semillas de lino doradas

1 cucharada sopera de ajo

½ taza de perejil

½ taza de albahaca

1 cucharadita de pimienta cayena en polvo

1 cucharadita de semillas de comino remojadas

1 cucharada sopera de sal con minerales y sin procesar

5,25 tazas de agua caliente

1 cucharada sopera de bebida de aminoácidos

 En la licuadora, a gran velocidad, moler las semillas de lino en lotes de 1 taza cada vez, hasta que la mayoría de las semillas se conviertan en harina. Pasar al tazón. Añadir los ingredientes secos y mezclar. Agregar el agua y la bebida de aminoácidos. Remover muy bien. Preparar el deshidratador. Extender la mezcla de 0,5 centímetros de grosor sobre las planchas para deshidratar. Marcar la forma de galletas crujientes. Deshidratar a 40 ºC durante unos 2 días.

Variantes:

- Añadir ½ taza de pipas de girasol remojadas
- Agregar más semillas de comino remojadas
- Incorporar ½ taza de cebolla cortada en dados y 1 cucharadita de hierbas provenzales.

Galletas crujientes de brotes de lentejas

Receta de Marlene Grauwels

Primer puesto, concurso de recetas de la milagrosa dieta del pH, 2004

Categoría alcalinizante

UN TOTAL DE 2-3 DOCENAS

 2 tazas de pipas de girasol, puestas en remojo 8-10 horas, germinando durante 4 horas

2 tazas de lentejas verdes, germinando

½ taza de semillas de lino doradas, picadas finas

4-6 zanahorias, ralladas finas

4 tallos de apio, cortado en trozos gruesos

2-3 dientes de ajo, picados

2 cebollas verdes, picados

4-6 cucharadas soperas de cilantro, cortadas (puede sustituirse por perejil)

2 cucharaditas de sal con minerales y sin procesar

1 cucharada sopera de condimento para carne de ave

2 cucharaditas de orégano fresco (o 1 cucharadita seco)

 En el procesador de alimentos, mezclar todos los ingredientes. Cortar e incorporar bien, en dos lotes por separado. Preparar el deshidratador. Extender la masa sobre las láminas de deshidratar en capas muy finas

(aproximadamente 0,5 centímetros de grosor). Marcar con un cortador de pizzas. Deshidratar durante 8-12 horas. Conservar en un recipiente hermético.

Caramelos de frutas ácidas y mostachones de frutas ácidas

6-8 RACIONES

Se trata de una golosina alcalina que es deliciosa, masticable y repleta de energía. La parte dulce de este estupendo tentempié contiene mucho calcio, fósforo y magnesio, todos ellos muy saludables, procedentes de las almendras, coco y agua de coco. El pomelo rojo rubí con licopeno aporta la acidez. Es excelente para viajar, y para las ocasiones en que simplemente nos apetece algo ligero para comer.

Nota: esta receta sería demasiado dulce para alguien que sufra un estado de desequilibrio o de desequilibrios relacionados con la levadura; no obstante, una vez solucionado el problema y equilibrado el cuerpo, la receta puede utilizarse ocasionalmente para darse un pequeño capricho.

3 pomelos rojo rubí maduros grandes, cortados en 6 mitades

agua de 1 coco tailandés joven, abierto y exprimido

1 taza bien cargada de coco rallado secado en frío

2 tazas de almendras, remojadas e hinchadas

carne de coco de un coco tailandés (opcional: añadir esto para un aspecto más parecido a un coco fresco)

Cortar los pomelos por la mitad y, con un cuchillo de sierra, cortar la pulpa de cada mitad para separarla de la cáscara. Con un cucharón, recoger todos los trozos de pomelo y ponerlos en un tazón. (Reservar el zumo que ha sobrado para beber o para utilizarlo para algún batido). Abrir el coco tailandés y verter el agua de coco en un vaso. Hay una mancha blanda en la parte inferior de estos cocos donde se puede clavar un cuchillo o un destornillador limpio para escurrir el agua. Asegurarse de que el agua esté clara y sea dulce al paladar; no debe tener burbujas, estar turbia ni fermentada. Eliminar cualquier trozo de pulpa del agua de coco y verter sobre los trozos de pomelo. Dejar que los trozos se empapen de agua de coco durante unos minutos. Poner los copos de cocos secados en frío en un tazón como salsa para mojar. Tomar los trozos de pomelo remojados, uno cada vez, y hacer que rueden por el coco para rebozarlos bien. O bien introducir una almendra remojada en el centro de un trozo de pomelo y cubrir con el coco secado en frío para obtener más sabor a frutos secos. Preparar el deshidratador. Dejar los trozos de pomelo sobre una bandeja deshidratadora recubierta con una lámina en forma de tamiz (que tenga agujeros). Deshidratar toda una noche a 40 ºC (o hasta que adquiera la consistencia deseada). ¡Deliciosos caramelos masticables!

Mostachones de frutas ácidas:

En un procesador de alimentos, colocar las almendras remojadas ya escurridas, los trozos de pomelo (que se han remojado en el agua de coco) y los cocos secados en frío. Procesar hasta que se obtenga una masa húmeda con tropezones (no demasiado tiempo). Extender en una lámina para deshidratar formando una capa de aproximadamente 1,25 centímetros de grosor y deshidratar a 40 ºC toda una noche. Comprobar la mezcla después de 12 horas; debe ser maleable y masticable. Si se desea un mostachón más crujiente, deshidratar durante más tiempo. Romper en trozos grandes (aproximadamente del tamaño de una galletita) o marcar con un cuchillo mientras se está secando, para conseguir formas más uniformes. Conservar en bolsas de plástico con cierre hermético o en tarteras (si sobra algo después de sacarlas de la bandeja). ¡A disfrutar! Se pueden emplear ingredientes al gusto de cada persona cada vez que se preparen. Probablemente sobrará algo de zumo de fruta y de agua de coco. Se pueden beber después, o utilizar para un batido, o bien congelar en forma de helado.

Variantes:

En lugar de trozos de pomelo, se pueden emplear batatas crudas peladas y cortadas en rodajas muy finas con un pelador de hortalizas (en tiras largas o con forma de patatas fritas), o en forma de espirales finas con el Saladacco. Poner en remojo las batatas cortadas en el agua de coco durante algunos minutos y después hacer que rueden por el coco secado en frío para rebozarlas bien. Deshidratar toda una noche o hasta que alcancen la consistencia deseada. Así se obtendrán maravillosos tentempiés fáciles de comer o picatostes realmente dulces para una ensalada. Si se desea, poner en remojo cualquier tipo de fruto seco (almendras, nueces pacanas, pipas de girasol, nueces, etc.) en el agua de coco, hacer que rueden por el coco secado en frío y rehidratarlo. Unos excelentes añadidos a una ensalada o sopa, o bien como tentempiés. ¡A disfrutar!

Recursos

La milagrosa dieta del pH

Los Centros de Estilo de Vida de la Milagrosa Dieta del pH
16390 Dia del Sol
Valley Center, CA 92082
760-751-8324
Fax: 760-751-8324
www.phmiracleliving.com

Se puede llamar para preguntar dónde se realizan análisis de sangre viva y la prueba de estrés micotóxico/oxidativo, para informarse sobre sanatorios o consultorios, y para temas no tratados en esta sección acerca de los productos mencionados en este libro. También puede consultarse esta página web: www.phmiracleliving.com.

Para información general y sobre trampolines, papel de pH y más cosas, incluyendo cursos sobre preparación de comidas alcalinizantes a través de la Academia de Artes Culinarias de Shelley Young.

www.phmiracleliving.com

Para información general, artículos y testimonios, y para más información sobre la máquina de microionización electromagnética de agua activada por plasma.

www.phmiracleliving.com

Para productos nutricionales del estilo de vida de la milagrosa dieta del pH (suplementos), la máquina de regeneración de agua, vídeos sobre la Nueva Biología y el estilo de vida y la dieta de la milagrosa dieta del pH, y para información sobre la Fundación del Estilo de Vida de la Milagrosa Dieta del pH, dedicada a niños con problemas de salud graves –incluida la obesidad–, con el objetivo de ayudarles a ellos y a sus padres con formación sobre salud alternativa.

www.phmiracleliving.com

Para aguacates orgánicos de California, recolectados frescos del árbol y enviados a tu dirección el día siguiente.

Organizaciones

Comité de Médicos para una Medicina Responsable

5100 Wisconsin Avenue, NW
Suite 404
Washington, DC 20016
202-686-2210
www.pcrm.org
Promueve la medicina preventiva, así como unos baremos éticos más elevados y una mayor efectividad en la investigación, y aboga por un acceso más amplio a los servicios médicos.

Ciudadanos para la Salud

P.O. Box 2260
Boulder, CO 80306
800-357-2211
www.citizens.org
Anima a los ciudadanos a que elijan opciones más beneficiosas para ellos, relacionadas con la salud, en los ámbitos de los suplementos dietéticos, la medicina complementaria y alternativa y la seguridad de los alimentos y del agua.

Revista Food and Water and Wild Matters

389 Route 215
Walden, VT 05873
800-EAT-SAFE
www.foodandwater.org
Dirige campañas públicas tenaces y efectivas contra las tecnologías que contaminan los alimentos y el agua, incluyendo la irradiación de los alimentos, los pesticidas y los organismos modificados genéticamente, a la vez que promueve los esfuerzos por desarrollar alternativas seguras y sostenibles.

Unión Vegetariana Internacional

P.O. Box 9710
Washington, DC 20016
202-362-VEGY
www.ivu.org
Promueve el vegetarianismo en todo el mundo ayudando y conectando grupos nacionales y regionales, y celebrando congresos vegetarianos internacionales.

Sociedad Vegetariana Norteamericana (NAVS[21])

P.O. Box 72
Dolgeville, NY 13329
518-568-7970
www.navs-online.org
Dedicada a promover el estilo de vida vegetariano patrocinando conferencias y campañas regionales y nacionales, distribuyendo materiales educativos y publicando la revista *Vegetarian Voice*.

Alimentos

Manitoba Harvest - Alimentos y aceites obtenidos del cáñamo
Winnipeg, Manitoba, Canadá
R3H OK2

800-665-HEMP
www.manitobaharvest.com
Para aceites de cáñamo y calabaza prensados en frío.

Nueva Frontera

www.frontiercoop.com
Para aromas embotellados con aceite (sin alcohol).

Workstead Industries

P.O. Box 1083
Greenfield, MA 01302
413-772-6816
Para la Pectina Universal Pomona.

Compañía de Especias Little House

www.litehousefoods.com

Spice House

www.thespicehouse.com
Para polvo de tomate deshidratado y hortalizas en gránulos.

Mauk Family Farms

www.Maukfamilyfarms.com
Para glaseados crudos sin trigo.

Redmond Minerals, Inc.

800-367-7258
www.realsalt.com
Para la sal con minerales y sin procesar que recomienda este libro.

Life Sprouts

P.O. Box 150
Hiram, UT 94321
435-245-3891
Para un programa maravilloso y fácil de seguir sobre germinación, kits de distintos tamaños, instrucciones sobre cómo germinar, información

sobre aspectos nutricionales de distintas semillas, semillas individuales y mezclas de semillas.

Diamond Organics

P.O. Box 2159
Freedom, CA 95019
888-674-2642
Encargos por fax: 888-888-6777
email: organics@diamondorganics.com
Hay numerosos distribuidores de alimentos orgánicos, muchos de los cuales están radicados en California debido a su clima propicio para cultivarlos todo el año; es el que a mí me gusta.

Pacific Foods

19480 SW 97th Avenue
Tualatin, OR 97062
503-692-9666
www.pacificfoods.com
Para un caldo de verduras sin levaduras.

Flora, Inc.

Lyden, WA 98264
800-446-2110
www.udoerasmus.com
Para conocer la opción de Udo.

Aceites Orgánicos Barlean's

5936 Lake Terrel Road
Ferndale, WA 98248
800-445-FLAX
Busca este aceite prensado en frío en la sección de refrigerados de la tienda de alimentos naturales de tu localidad.

Arrowhead Mills

Vancouver, BC V5L 1P5
800-661-3529

www.omeganutrition.com
Para aceites nutricionales esenciales, equilibrados en ácidos omega.

Blue Moon Acres

2237 Durham Road (RTE. 413)
Buckingham, PA 18912
215-794-3093
Para verduras orgánicas para ensalada, cultivadas en la zona, antes sólo disponibles para los chefs más selectos, pero ahora al alcance del público en general.

Image Foods. Inc.

350 Cambridge Avenue, Suite 350
Palo Alto, CA 94306
www.imagefoods.com

Pomi

www.foodservicedirect.com
Para variedades de tomates sin conservantes, aditivos ni vinagre.

White Wave

www.whitewave.com
Para tofu al horno con especias y otros productos de tofu.

Wisdom Herbs

Mesa, AZ 85202
800-899-9908
www.wisdomherbs.com
www.steviaplus.com
Para adquirir estevia con fibra.

Hamburguesas Boca

www.bocaburger.com

Spice Hunter

www.spicehunter.com

Equipamiento

Catálogo Cutting Edge

P.O. Box 5034
Southampton, NY 11969
800-497-9516
516-287-3813
Fax: 516-287-3112
email: cutcat@I-2000.com
www.cutcat.com
Para medidores de pH, sistemas para el agua, libros y mucho más.

Nova

www.novacompanies.com
Para sauna de infrarrojos.

Vita-Mix

8615 Usher Road
Cleveland, OH 44138-2199
800-848-2649
Para la licuadora con sus accesorios.

Crystal Clear

Westbrook Farms, Route 209
Westbrookville, NY 12785
800-433-9553
www.johnellis.com
Para la máquina de agua viva.

Suplementos

La milagrosa dieta del pH

16390 Dia del Sol
Valley Center, CA 92082
760-751-8321
Fax: 760-751-8324
www.phmiracleliving.com / www.phmiraclenutrition.com

Green Kamut Corporation

1965 Freeman
Long Beach, CA 90804

InnerLight, Inc.

867 East 2260 South
Provo, UT 84606
www.innerlightinc.com

Nordic Naturals

54 Hangar Way
Watsonville, CA 95076
800-662-2544
www.nordicnaturals.com

Solaray Nutraceutical Corporation

1400 Kearns Boulevard, Second Floor
Park City, UT 84060
800-669-8877
www.nutraceutical.com

Source Natural, Inc.

19 Janis Way
Scotts Valley, CA 95066
800-815-2333
www.sourcenaturals.com

Estilo de vida delgada

Laughter Yoga
www.laughteryoga.org

Libros

The Blood and Its Third Anatomical Element, de Antoine Bechamp.

Clinical Physiology of Acid-Base and Electrolyte Disorders, del doctor Burton David Rose y doctor Theodore W. Post. [Hay versión en castellano: *Electrólitos y equilibrio ácido-base*. Madrid: Marbán, 2006].

The Complete Book of Massage, de Claire Maxwell Hudson.

Fat Wars, de Brad J. King.

Fats That Heal and Fats That Kill, de Udo Erasmus.

Flax the Super Food, de Barb Bloomfield, Judy Brown y Siegfried Gursche.

The Food Revolution, de John Robbins.

The Healing Miracles of Coconut Oil, de Bruce Fife, doctor en naturopatía.

The Miracle of Magnesium, de Carolyn Dean, doctor en medicina, doctor en naturopatía.

Molecules of Emotion, de la doctora Candace B. Pert.

Muscles in Minutes, de Mike Mentzer.

A New Look at Coconut Oil, de la doctora Mary G. Enig, colegiada en nutrición.

The Oil-Protein Diet, de la doctora Johanna Budwig.

The Omega Diet, de la doctora Artemis P. Simopoulos y Jo Robinson.

Patient Heal Thyself, de Jordon Rubin.

Slow Burn, de Stu Mittleman.

Soy Smart Health, del doctor Neil Solomon, doctor en medicina.

Static Contraction, de Peter Sisco y John Little.

Taking Charge of Your Weight and Well-Being, de la doctora Joyce D. Nash y la doctora Linda H. Ormiston.

The Touch That Heals, del doctor William N. Brown, doctor en naturopatía.

The Trans Fat Solution, de Kim Severson.
Understanding Acid-Base, de Benjamin Abelow, doctor en medicina.
Urban Rebounding, de J. B. Berns.
Water and Salt, The Essence of Life, de Barbara Nendel, doctor en medicina.

Apéndice

REGISTRO DIARIO

Fecha:
Horas dormidas:
Nivel general de energía:
Estado de ánimo general:
Marcadores de salud diarios (opcional):

Ejercicio:
Duración:

Agua alcalina: _____ litros
¿Cuántos litros fueron de bebida verde (con polvo verde y gotas de pH)?
¿Cuántos litros tenían brotes de soja?

Suplementos:
Omega-3 y omega-6:   Dosis:
L-carnitina: Dosis:
Garcinia cambogia o HCA/cromo/tirosina: Dosis:
Arcilla: Dosis
Otros: Dosis:

Comida:
Hora: Comida:

Emociones:
Sentimientos dignos de resaltar. Incluir cualquier relación con lo que se
ha comido/bebido/tomado:

Referencias

Agatston, A. *The South Beach Diet: The Delicious, Doctor-Designed, Fool-proof Plan for Fast and Healthy Weight Loss*. Nueva York: Rodale, distribuido por St. Martins Press, 2003.

Ahluwalia, P., y Malik, V. B. «Effects of monosodium glutamate (MSG) on serum lipids, blood glucose and cholesterol in adult male mice». *Toxicology Letters*, febrero 1989; 45(2-3): 195-98.

Allison, D., *et al*. «Annual deaths attributable to obesity in the United States». *Journal of the American Medical Association*, 1999; 16:1530-38.

«CLA could help control weight, fat, diabetes, and muscle loss». *American Chemical Society National Meeting News*, agosto 20, 2000.

«Microbial pollutants in our nations water». *American Society for Microbiology*, Washington, DC, 1999.

Anderson, R. A., «Effects of chromium on body composition and weight loss». *Nutrition Reviews*, 1998; 56(9): 266-70.

Andrews, J. F. «Exercise for slimming». *Proceedings of the Nutrition Society*, agosto 1991; 50 (2): 459-71.

Atkins, R. *Dr. Atkins' New Diet Revolution*. New York: M. Evans & Co., 1999. [Hay versión en castellano: *La nueva revolución dietética del Dr. Atkins*. Barcelona: Ediciones B, 2005].

Badmaev, V., Majeed, M., y Conte, A. A. «*Garcinia cambogia* for weight loss». *Journal of the American Medical Association*, 1999; 282:233-34.

Banderet, L. E., y Lieberman, H. R. «Treatment with tyrosine, a neurotransmitter precursor, reduces environmental stress in humans». *Brain Research Bulletin*, 1989; 22: 759-62.

Barilla, J. *Olive Oil Miracle: How the Mediterranean Marvel Helps Protect Against Arthritis, Heart Disease, and Breast Cancer*. New Canaan, CT: Keats Publishing, 1996.

Bar-Or, O., *et al.* «Physical activity, genetic, and nutritional considerations in childhood weight management». *Medicine and Science in Sports and Exercise*, 1998; 30 (1): 2-10.

Batmanghelidj, F. *Your Body's Many Cries for Water*. Falls Church, VA: Global Health Solutions, 1998.

Baumgartner, R. N., *et al.* «Association of fat and muscle masses with bone mineral in elderly men and women». *American Journal of Clinical Nutrition*, 1996; 63: 365.

Bellize, M. C. y Dietz, W. H. «Workshop on childhood obesity: Summary of the discussion». *American Journal of Clinical Nutrition*, 1999 supplement; 70:173S-175S.

Berns, J. B., con Flaum, J. *Urban Rebounding: An Exercise for the New Millennium*. Nueva York: KE Publishing, 1999.

Better Business Bureau. *Tips for consumers: Safe drinking water*. The Council of Better Business Bureau, 4200 Wilson Blvd., Suite 800, Arlington, VA 22203-1838; 703-276-0100; www.bbb.org.

Blankson, H., *et al.* «Conjugated linoleic acid reduces body fat mass in overweight and obese humans». *Journal of Nutrition*, 2000; 130:2943-48.

Blaylock, R. L. *Excitotoxins: The Taste That Kills*. Sante Fe, NM: Health Press, 1997.

Bloomfield, B., Brown, J. y Gursche, S. *Flax: The Super Food!* Summertown, TN: Book Publishing Company, 2000.

Bouchard, C, *et al.* «Inheritance of the amount and distribution of human body fat». *International Journal of Obesity*, 1988; 12:205.

Brody, J. E. «For life gains, just add water». *New York Times*, julio 11, 2000.

Brooks, L. *Rebounding to Better Health: A Practical Guide to the Ultimate Exercise*. O'Neill, NE: KE Publishing, 1995, pág. 15.

Bunyan, J. Murrell, E. A. y Shah, P. P. «The induction of obesity in rodents by means of monosodium glutamate». *British Journal of Nutrition*, 1976; 35(1): 25-39.

Brown, L. «Obesity epidemic threatens health in exercise-deprived countries». *Worldwatch Institute,* diciembre 19, 2000.

Bruinsma, K. y Taren, D. L. «Chocolate: Food or drug?» *American Dietetic Association,* 1999; 10:1249-56.

Brynr, R. W., *et al.* «Effects of resistance vs. aerobic training combines with an 800 calorie liquid diet on lean body mass and resting metabolic rate». *Journal of the American College of Nutrition,* 1999; 18(2): 115-21.

Budwig, J. *The Oil-Protein Diet Cookbook.* Vancouver, Canada: Apple Publishing, 1994.

Bullers, A. «Bottled water: Better than the tap?» *FDA Consumer,* julio-Agosto 2002.

Burke, E. R. *Optimal Muscle Recovery.* Nueva York: Avery Publishing Group, 1999.

Cameron, D. P, Cutbush, L. y Opat, F. «Effects of monosodium glutamate-induced obesity in mice on carbohydrate metabolism in insulin secretion». *Clinical and Experimental Pharmacology and Physiology,* enero-febrero 1978; 5(1): 41-51.

Caprio, S., *et al.* «Metabolic impact of obesity in childhood». *Endocrinology Metabolism Clinics of North America,* 1999; 28(4): 731-47.

Carlson, L. A., *et al.* «Studies on blood lipids during exercise». *Journal of Laboratory and Clinical Medicine,* 1963; 61: 724-29.

Carter, A. E. *The New Miracles of Rebound Exercise: A Revolutionary Way to Better Health and Fitness.* Fountain Hills, AZ: A.L.M. Publishers, 1988, pág. 38.

Castleman, M. *The Healing Herbs.* Nueva York: Bantam, 1995.

Cheema-Dhadli, S., Harlperin, M. L. y Leznoff, C. C. «Inhibition of enzymes which interact with citrate by (-)hydroxycitrate and 1,2,3, -tricarboxybenzene». *European Journal of Biochemistry,* 1973; 38: 98-102.

Cherniske, S. *Caffeine Blues.* Nueva York: Warner Books, 1998.

Chilibeck, P. D., *et al.* «Higher mitochondrial fatty acid oxidation following intermittent versus continuous endurance exercise training». *Canadian Journal of Physiology and Pharmacology,* septiembre 1998; 76(9): 891-94.

Clouet, P., *et al.* «Effect of short and long term treatments by a low level dietary L-carnitine on parameters related to fatty acid oxidation in winstar rat». *Biochemica et Biophysica ACTA,* 1996; 1299(2): págs 191-97.

Colgan, M. *Antioxidants: The Real Story.* Vancouver, BC: Apple Publishing, 1998.

Colgan, M. y Colgan, L. *The Flavonoid Revolution.* Vancouver, BC: Apple Publishing, 1997.

Conacher, D. *Troubled Waters on Tap: Organic Chemicals in Public Drinking Water Systems and the Failure of Regulation.* Washington, DC: Center for Study of Responsive Law, 1988.

Conley, E. *America Exhausted.* Flint, MI: Valley Press, 1998.

Coyne, L. L. *Fat Won't Make You Fat.* Alberta: Fish Creek Publishing, 1998.

Crawford, P., *et al.* «How can Californians be overweight and hungry?». *California Agriculture,* enero-marzo, 2004; 58(1).

Cutting, T. M., *et al.* «Like mother, like daughter, familial patterns of overweight are mediated by mothers' dietary disinhibition». *American Journal of Clinical Nutrition,* 1999; 69(4): 608-13.

D'Adamo, P. J. *Eat Right for Your Type.* Nueva York: Putman, 1996. [Hay versión en castellano: *Los grupos sanguíneos y la alimentación.* Barcelona: B de Bolsillo, 2013].

Danbrot, M. *The New Cabbage Soup Diet.* Nueva York: St. Martin's Paperbacks, 2004.

Daoust, G., y Daoust, J. *40-30-30 Fat Burning Nutrition: The Dietary Hormonal Connection to Permanent Weight Loss and Better Health.* Del Mar, CA: Wharton Publishing, 1996.

Dean, C. *The Miracle of Magnesium.* Londres: Simon & Schuster, 2003.

Diamond, H. y Diamond, M. *Fit for Life.* Nueva York: Warner Books, 1985. [Hay versión en castellano: *La antidieta.* Barcelona: Urano Vintage, 2011].

Drinker, C. K. y Yoffey, J. M. *Lymphatics, Lymph, and Lymphoid Tissue.* Cambridge, MA: Harvard University Press, 1941, págs. 17-19.

Dufty W. *Sugar Blues.* Nueva York: Warner Books, 1975.

Eades, M. R. y Eades, M. D. *Protein Power.* Nueva York: B. Books, 1999.

Eaton, S. B. «Humans, lipids and evolution». *Lipids,* 1992; 27(10): 814-20.

Eaton, S. B., *et al.* «An evolutionary perspective enhances understanding of human nutritional requirements». *Journal of Nutrition,* junio 1996; 126: 1732-40.

Elkins, R. *Stevia: Natures Sweetener.* Pleasant Grove, UT: Woodland Publishing, 1997.

Enig, M. G. *Know Your Fats: The Complete Primer for Understanding the Nutrition of Fats, Oils, and Cholesterol.* Colorado Springs, CO: Healthwise Publications, 2000.

Epstein, S. S. y Zavon, M. «Is there a threshold for cancer?» en *International Water Quality Symposium: Water-Its Effects of Life Quality,* ed. D. Manners. Washington, DC: Water Quality Research Council, 1974, 54-62.

Ezin, C., con Caron, K. *Your Fat Can Make You Thin.* Nueva York: Contemporary Books, 2000.

Fallon, S. y Enig, M. «Tragedy and hype, the third international soy symposium». *Nexus Magazine,* abril-mayo 2000; 7(3).

Fife, B. *Eat Fat Look Thin: A Safe and Natural Way to Lose Weight Permanently.* Colorado Springs, CO: Healthwise Publications, 2002.

– *The Healing Miracles of Coconut Oil.* Colorado Springs, CO: Healthwise Publications, 2003.

Fox, M. *Healthy Water for a Longer Life.* Portsmouth, NH: Healthy Water Research, 1990, pp. 12-14.

Fraci, S. *The Power of SuperFoods: 30 Days That Will Change Your Life.* Toronto: Prentice Hall, Canadá, 1997.

Friedman, J. M. «Obesity in the new millenium». *Nature,* 2000; 404 (6778): 632-34.

Galbo, H. «Endocrinology and metabolism in exercise». *International Journal of Sports Medicine,* 1981; 2:125.

Gelenberg, A. J., Gibson, C. J. y Wojcik, J. D. «Neurotransmitter precursors for the treatment of depression». *Psychopharmacology Bulletin* 1982; 18:7-18.

Germano, C. *Advantra Z: The Natural Way to Lose Weight Safely.* Nueva York: Kensington, 1998.

Ghorbam, M., *et al.* «Hypertrophy of brown adipocytes in brown and white adipose tissues and reversal of diet induced obesity in rats treated with a beta-3 adrenoceptor agonist». *Biochemistry Pharmacology,* 1997; 54:121-31.

Golan, M. I., *et al.* «Parents as the exclusive agents of change in the treatment of childhood obesity». *American Journal of Clinical Nutrition,* 1998; 67(6): 1130-35.

Golay, A., *et al.* «Weight-loss with low or high carbohydrate diet?». *International Journal of Obesity and Related Metabolic Disorders,* 1996; 20(12): 1067-72.

Goodman, E. «We should strive to drive less to get out of fat city». *Contra Costa Times,* febrero 10, 2004.

Gorman, J. «Beware the funky chicken. Special Report», *Men's Health,* abril 4, 2004; 104-10.

Graci, S. *The Food Connection.* Toronto: Macmillan Canadá, 2001.

Grant, K. E., *et al.* «Chromium and exercise training: Effect on obese women». *Medicine and Science in Sports and Exercise,* 1997; 29(8): 992-98.

Grant, W. B. «Low fat, high-sugar diet and lipoprotein profiles». *American Journal of Clinical Nutrition,* 1999; 70(6): 1111-12.

Greenwood, M. R. C, Cleary, M. P., Gruen, R., *et al.* «Effect of (-)-hydroxycitrate on development of obesity in the Zucker obese rat». *American Journal of Physiology,* 1981; 240: E72-78.

Guezennec, C. Y. «Role of lipids on endurance capacity in man». *International Journal of Sports Medicine,* 1992; 13 (suppl. 1): S114-S118.

Gura, T. «Uncoupling proteins provide new clue to obesity's causes». *Science,* mayo 29, 1998; 280:1369-70.

Gutman, J. *Glutathione: Its Role in Cancer & Anticancer Therapy.* Canadá: Health Books, 2002.

Hamaoka, K. y Kusunoki, T. «Morphological and cell proliferative study on the growth of visceral organs in monosodium L-glutamate-treated obese mice». *Journal of Nutritional Science and Vitaminology* (Tokyo). agosto 1986; 32(4): 395-411.

Harper, M. E. «Obesity research continues to spring leaks». *Clinical and Investitative Medicine,* agosto 20, 1998; 239-244.

Harris, W. S., *et al.* «Influence of n-3 fatty acid supplementation on the endogenous activities of plasma lipae». *American Journal of Clinical Nutrition,* 1997; 66(2): págs. 254-60.

Heleniak, E. y Aston, B. «Prostaglandins, brown fat and weight loss». *Medical Hypotheses,* 1989; 28:13-33.

Heller, R. y Heller, R. *The Carbohydrate Addicts Program for Success.* Nueva York: Penguin Publishing, 1993.

Hendel, B. y Ferreira, P. *Water & Salt, The Essence of Life.* Natural Resources, 2003.

Heymsfield, S. B., Allison, D. B., Vasselli, J. R., *et al.* «*Garcinia cambogia* (hydroxycitric acid) as a potential antiobesity agent». *Journal of the American Medical Association,* 1998; 280:1596-1600.

Hirata, A. E., Andrade, I. S., Vaskevicius, P. y Dolnikoff, M.S. «Monosodium glutamate (MSG)-obese rats develop glucose intolerance and insulin resistance to peripheral glucose uptake». *Brazilian Journal of Medical and Biological Research,* mayo 1997; 30(5): 671-74.

Hirose, Y, Ishihara, K., Terashi, K., Kazumi, T., Utsumi, M., Morita, S. y Baba, S. «Hypothalamic obesity induced by monosodium glutamate (MSG) in rats: Changes in the endocrine pancreas in the course of and after induction obesity». *Nippon Naibunpi Gakkai Zasshi,* febrero 20, 1983; 59(2): 196-207.

Horrocks, L. S. y Leo, Y. K. «Health benefits of docosahexaenoic acid (DHA)». *Pharmacological Research,* 1999; 40(3): 211-24.

Kaats, G. R. «Effects of multiple herbal formulation on body composition, blood chemistry, vital signs and self-reported energy levels and appetitie control». *International Journal of Obesity,* 1994.

Kaats, G. R., *et al.* «A randomized double-masked, placebo-controlled study of the effects of chromium picolinate supplementation on body composition: A replication and extension of a previous study». *Current Therapeutic Research,* 1998; 59: 379-88.

Kaats, G. R., Blum, K., Fisher, J. A. y Adelman, J. A. «Effects of chromium picolinate supplementation on body composition: A randomized, double-masked, placebo-controlled study». *Current Therapeutic Research,* octubre 1996; 57(10): 747.

Kataria, M. *Laugh for No Reason.* Madhuri International, Andheri, Mumbai, 2002; www.laughteryoga.org.

Key, T., *el al.* «Prevalence of obesity is low in people who do not eat meat». *British Medical Journal;* 1996; 313: 816-17.

Kishi, Y, *et al.* «Alpha-lipoic acid: Effect on glucose uptake, sorbitol pathway, and energy metabolism in experimental diabetic ceuropathy». *Diabetes,* 1999; 48(10): 2045-51.

Klein, S. «The war against obesity: Attacking a new front». *American Journal of Clinical Nutrition,* junio 1999; 69(6): 1061-63.

Knopper, M. «Water is becoming a dangerous drug». *E* magazine, diciembre, 2002.

Knudsen, C. «Super soy: Health benefits of soy protein». *Energy Times*, febrero 1996; 12.

Krinsky, N. I., *et al.* «Antioxidant vitamins and beta-carotene in disease prevention». *American Journal of Clinical Nutrition*, 1995; 6(S): 1229S-1540S.

Kronberger, H. y Lattacher, S. *On the Track of Water's Secret*. Hamberg, Alemania: *Wiener Verlag*, 1995.

Kushner, R., and Kushner, N. *Dr. Kushner's Personality Type Diet*. Nueva York: St. Martins Press, 2003.

Kwiterovich, P. O., Jr. «The effect of dietary fat, antioxidants, and pro-oxidants on blood, lipids, lipoproteins, and atherosclerosis». *Journal of the American Dietetic Association*, 1997 (7 Suppl.): S31-41.

Langcuster, J. y Hairston, J. *Cryptosporidium: A Cause of Mounting Concern Among Water Authorities*. Alabama A & M and Auburn Universities.

Lawrence, J., *et al.* «High fat, low carbs, what's the harm». *CBS Healthwatch, Medscape*, diciembre 1999.

Lee, D. *Essential Fatty Acids: The "Good" Fats*. Pleasant Grove, UT: Woodland Publishing, 1997.

Lemonick, M. «Why we grew so big. Special Issue». *TIME*, junio 7, 2004; 163(23): 57-69.

Lieberman, H. R., Corkin, S., Spring, B. J., Wurtman, R. J. y Growden, J. H. «The effects of dietary neurotransmitter precursors on human behavior». *American Journal of Clinical Nutrition*, 1985; 42: 366-70.

Lorden, J. F, and Caudle, «A. Behavioral and endocrinological effects of single injections of monosodium glutamate in the mouse». *Neurobehavioral Toxicology and Teratology*, septiembre-octubre 1986; 8(5): 509-19.

Lorden, J. R. y Sims, J. S. «Monosodium L-glutamate lesions reduce susceptibility to hypoglycemic feeding and convulsions». *Behavioral Brain Research*, mayo 1987; 24(2): 139-46.

Lowenstein J. M. «Effect of (-)-hydroxycitrate on fatty acid synthesis by rat liver *in vivo*». *Journal of Biological Chemistry*, 1971; 246: 629-32.

Lowenstein, J. M. «Experiments with (-)hydroxycitrate», en *Essays in Cell Metabolism*, ed. W. Burtley, H. L. Kornberg, y J. R. Quayle. Nueva York: Wiley Interscience, 1970, pp. 153-66.

Lurz, R., y Fischer, R. *Aerztezeitschrift fur Naturheilverfahren,* 1998; 39:12.

Markert, D. *The Turbo-Protein Diet.* Houston: BioMed International, 1999.

Marks, W. E. *The Holy Order of Water: Healing Earths Waters and Ourselves.* Great Barrington, MA: Bell Ponds Books, 2001, págs. 173-80, 143-44 y 202-4.

McCartney, N. A., *et al.* «Usefullness of weightlifting training in improving strength and maximal power output in coronary artery disease». *American Journal of Cardiology,* 1991; 67: 939.

McCarty, M. F. «Vegan proteins may reduce risk of cancer, obesity, and cardiovascular disease by promoting increased glucagon activity». *Medical Hypotheses,* 1999; 53(6): 459-85.

McCrory, M. A., *et al.* «Overeating in America: Association between restaurant food consumption and body fatness in healthy adult men and women ages 19 to 80». *Obesity Research,* 1999; 7(6): 564-71.

McGarry, J. y Foster, D. «Regulation of hepatic fatty acid production and ketone body production». *Annual Review of Biochemistry,* 1980; 49: 395-420.

McGee, C. T. *Heart Frauds: Uncovering the Biggest Health Scam in History.* Colorado Springs, CO: Healthwise Publications, 2001.

McGraw, P. *The Ultimate Weight Solution: The 7 Keys to Weight Loss Freedom.* Nueva York: The Free Press, 2003.

Mercola, J. *The NO-Grain Diet: Conquer Carbohydrate Addiction and Stay Slim for Life.* Nueva York: Penguin Group, 2003.

Messina, M. J., *et al.* Second International Symposium on the Role of Soy in Preventing and Treating Chronic Diseases, Bruselas, Septiembre 19, 1996; 36.

Meyer J. S., Welch, K. M. A., Deshmuckh, V. D., *et al.* «Neurotransmitter precursor amino acids in the treatment of multi-infarct dementia and Alzheimer's disease». *Journal of the American Geriatric Society,* 1977; 7: 289-98.

Meyerowitz, S. *Wheat Grass, Natures Finest Medicine.* Great Barrington, MA: The Sprout House, 1999.

Meyerowitz, S. *Water: The Ultimate Cure.* Tennessee Book Publishing Company, 2001, p. 46.

Miller, J. B., *et al.* *The New Glucose Revolution: The Authoritative Guide to the Glycemic Index-The Dietary Solution for Lifelong Health.* Nueva York: Marlowe & Company, 2003.

Miller, P. M. *The Hilton Head Over-35 Diet.* Nueva York: Warner Books, 1989.

Miller, P. M. *The New Hilton Head Metabolism Diet.* Nueva York: Warner Books, 1996.

Mindel, E. *Earl Mindell's Soy Miracle.* New York: Simon & Schuster, 1995.

Mirkin, G. y Fox, B. *20/30 Fat & Fiber Diet Plan: The Weight-Reducing, Health-Promoting Nutrition System for Life.* Nueva York: HarperCollins, 1998.

Mori, T. A., *et al.* «Dietary fish as a major component of a weight-loss diet: Effect on serum lipids, glucose and insulin metabolism in overweight hypertensive subjects». *American Journal of Clinical Nutrition,* 1999; 70(5): 818-25.

Morter, M.T., M.S., D.C. *Correlative Urinalysis.* Rogers, AR: Best Research, 1988.

Nash, J. D. y Ormiston, L. H. *Taking Charge of Your Weight and Well-Being.* Palo Alto, CA: Bull Publishing, 1978.

National Resources Defense Council. *Bottled Water: Pure Drink or Pure Hype.* Nueva York: NRDC, Febrero 1999.

Nelson, G. J., Schmidt, P. C. y Kelley, D.S. «Low-fat diets do not lower plasma cholesterol levels in healthy men compared to high-fat diets with similar fatty acid composition at constant calorie intake». *Lipids,* 1996; 31(suplemento): S271-S274.

Newman, C. «Why are we so fat?» *National Geographic,* agosto 2004; 46-61.

Nikoletseas, M. M. «Obesity in exercising, hypophagic rats treated with monosodium glutamate». *Physiology and Behavior,* diciembre 1977; 19(6): 767-73.

Nishimura, O. «Brain development in the symptomatic obesity model mouse with brain dysfunction. II. Dendritic development of neurons in the cerebral cortex». *No To Hattatsu,* noviembre 1987; 19(6): 460-9.

Null, G. *Ultimate Lifetime Diet: A Revolutionary All-Natural Program for Losing Weight and Building a Healthy Body.* Nueva York: Broadway Books, 2000.

Ochi, M., Fukuhara, K., Sawada,T, Hattori,T. y Kusunoki,T. «Development of the epididymal adipose tissue in monosodium glutamate-induced obese mice». *Journal of Nutrition and Science Vitaminology* (Tokyo), junio 1988; 34(3): 317-26.

Olney, J. W. «Brain lesions, obesity, and other disturbances in mice treated with monosodium glutamate». *Science,* mayo 9, 1969; 164(880): 719-21. No hay resumen disponible.

Ornish, D. *Eat More, Weigh Less: Dr. Dean Ornish's Program for Losing Weight Safely While Eating Abundantly.* Nueva York: HarperCollins Publishers, 2001.

Owen, K., et al. *Swine Day.* University of Nebraska, 1994; 161.

Owen, K., et.al. *Swine Day Rep. I.* University of Nebraska, 1996.

Packer, L. y Colman, C. *The Antioxidant Miracle.* Nueva York: John Wiley & Sons, 1998.

Partiza, M. W., Park, Y. y Cook, M. E. «Mechanism of action of conjugated linoleic acid: Evidence and speculation». *Proceedings of the Society for Experimental Biology and Medicine,* 2000; 233: 8-13.

Passwater, R. *Fish Oil Update: Latest Research on Marine Lipids and Their Newly Discovered Health Roles.* New Canaan, CT: Keats Publishing, 1987.

Patterson, C. R. *Essentials of Biochemistry.* Londres: Pittman Books, 1983, p. 38.

Paulson, D. J., *et al.* «Carnitine deficiency-induced cardiomyopathy». *Molecular and Cellular Biochemistry,* 1998; 180: 33-41.

Perls, T. T., y Hutter Silver, M., con Lauerman, J. F. *Living to 100: Lessons in Living to Your Maximum Potential at Any Age.* Nueva York: Basic Books, 1999, pág. 168.

Perrone, T. *Hollywood's Healthiest Diets: 10 Fat-Fighting Plans.* Nueva York: Regan Books, HarperCollins Publishers, 1999.

Pert, C.B., *Molecules of Emotions, Why You Feel the Way You Feel.* Londres: Simon & Schuster UK, 1998.

Physicians Committee for Responsible Health. «Atkins dieters report serious health problems». *Good Medicine, Winter* 2004; XIII(1): 6-7.

Physicians Committee for Responsible Health. «Is beef safe?». *Good Medicine,* invierno 2004; XIII(1): 2.

Physicians Committee for Social Responsibility. «Drinking water and disease: What health care providers should know». Washington, DC, 2000; www.psr.org.

Pizzi, W. J. y Barnhart, J. E. «Effects of monosodium glutamate on somatic development, obesity and activity in the mouse». *Pharmacology, Biochemistry and Behavior,* noviembre 1976; 5(5): 551-57.

Pratt, S. y Matthews, K. *SuperFoods, Fourteen Foods That Will Change Your Life*. Nueva York: Willow Morrow, an Imprint of HarperCollins Publishers, 2004.

Pressman, A. H. *Glutathione, The Ultimate Antioxidant*. Nueva York: St. Martin's Press, 1998.

Rebouche, C.J., y Paulson, D.J. «Carnitine metabolism and function in humans». *Annual Review of Nutrition,* 1986; 6: 41-66.

Remke, H., Wilsdorf, A., y Muller, F. «Development of hypothalamic obesity in growing rats». *Experimental Pathology,* 1988; 33(4): 223-32.

Reyes, B., *et al.* «Effects of L-carnitine on erythrocyte acyl-CoZ, free CoA, and glycerophospholipid acyltransferase in uremia». *American Journal of Clinical Nutrition,* 1998; 67(3): 386-90.

Richard, L. *The Secret to Low Carb Success! How to Get the Most Out of Your Low Carbohydrate Diet*. Nueva York: Kensington Publishing, 2001.

Robbins, J. *The Food Revolution, How Your Diet Can Help Save Your Life and Our World*. Boston: Conari Press, 2001.

Robert, M. y Martin, M. D. *The Gravity Guiding System*. San Marino, CA: Essential Publishing, 1975, págs. 1-14.

Robinzon, B., Snapir, N. y Perek, M. «The relation between monosodium glutamate-inducing brain damage, and body weight, food intake, semen production and endocrine criteria in the fowl». *Poultry Science,* Enero 1975; 54(1): 234-41.

Romanowski, W., and Grabiec, S. «The role of serotonin in the mechanism of central *fatigue*». *ACTA Physiologica Polonica, 1974;* 25:127-34.

Ross, J. *The Diet Cure: The 8-Step Program to Rebalance Your Body Chemistry and End Food Cravings, Weight Problems, and Mood Swings-Now*. Nueva York: Penguin Books, 1999.

Rubin, J. *The Makers Diet: The 40-Day Health Experience That Will Change Your Life Forever*. Lake Mary, FL: Siloam Press, 2004.

Ryrie, C. *The Healing Energies of Water*. Boston: Journey Editions, an imprint of Periplus Editions (HK) Ltd., 1999, pág. 56.

Salas, S. J. «Influence of adiposity on the thermic effect of food and exercise in lean and obese adolescents». *International Journal of Obesity and Metabolic Disorders,* diciembre 17, 1993; 12: 717-22.

Sanders, L. *The Perfect Fit Diet: Combine What Science Knows About Weight Loss with What You Know About Yourself*. Nueva York: St. Martin's Press, 2004.

Scallet, A. C. y Olney, J. W. «Components of hypothalamic obesity: Bipiperidyl-mustard lesions add hyperphagia to monosodium glutamate-induced hyperinsulinemia». *Brain Reseach,* mayo 28, 1986; 374(2): 380-4.

Scheen, A. J. «From obesity to diabetes: why, when and who?» *ACTA Clinica Belgica,* 2000; 29(12): 1045-52.

Schmidt, M. A. *Smart Fats.* Berkeley, CA: Frog, Ltd., 1997.

Schwarzbein, D. y Deville, N. *The Schwarzbein Principle: The Truth About Losing Weight, Being Healthy and Feeling Younger.* Deerfield Beach, FL: Health Communications, 1999.

Sears, B. *The Anti-Aging Zone.* Nueva York: HarperCollins, 1999. [Hay versión en castellano: *Rejuvenecer en la zona.* Barcelona: Urano, 2001].

Seelig, M. S. «Magnesium requirements in human nutrition». *Magnesium Bulletin,* 1981; 3(1A): 26-47.

Sergio, W. «A natural food, Malabar Tamarind, may be effective in the treatment of obesity». *Medical Hypotheses,* 1988; 27: 39-40.

Seroy, S. «Response to JAMA HCA report». *Townsend Letter for Doctors and Patients,* febrero-marzo 1999; 120-1 [carta/reseña].

Severson, K. *The Trans Fat Solution.* Berkeley, CA: Ten Speed Press, 2003.

Simoneau, J. A., *et al.* «Markers of capacity to utilize fatty acids in human skeletal muscle: Relation to insulin resistance and obesity and effects of weight loss». *FASEB Journal,* 1999; 13(14): 2051-60.

Simopoulos, A. R. y Robinson, J. *The Omega Diet.* Nueva York: HarperCollins Publishers, 1998.

Simson, E. L., Gold, R. M., Standish, L. J. y Pellett, P. L. «Axon-sparing brain lesioning technique: The use of monosodium-L-glutamate and other amino acids». *Science,* noviembre 4, 1977; 198(4316): 515-17.

Slyper, A. H. «Childhood obesity, adipose tissue distribution and the pediatric practitioner». *Pediatrics,* 1998; 102(1): E4.

Soft Drink Association. *Estimated Annual Production and Consumption of Soft Drinks.* Washington, DC, 1987.

Stein, J. Paging «Dr. Fatkins? In the low-carb vs. low-fat war, the Furu's health becomes exhibit A. Did his diet help do him in?». *TIME,* febrero 23, 2004.

Stewart, H. L., *et al. The New Sugar Busters: Cut Sugar to Trim Fat.* Nueva York: Ballantine Books, 2003.

Stoll, A. *The Omega-3 Connection*. Londres: Simon & Schuster, 2001.

Story, M. «School-based approaches for preventing and treating obesity». *International Journal of Obesity Related Metabolic Disorder,* 1999 (suplemento), 23: S43-51.

Strand, C. *All About Water: Water Contamination and Its Effect on Our Health,* 2001, págs. 8-10; www.waterwarning.com.

Strauss, R. «Childhood obesity». *Current Problems in Pediatrics,* 1999; 29(1): 1-29.

Sullivan, A. C, Hamilton, J. G., Miller, O. N., *et al.* «Inhibition of lipogenesis in rat liver by (-)-hydroxycitrate». *Archives of Biochemistry and Biophysics,* 1972; 150:183-90.

Sullivan, A. C. y Triscari, J. «Metabolic regulation as a control for lipid disorders». *American Journal of Clinical Nutrition,* 1977; 30: 767-76.

Sullivan, A. C, Triscari, J., Hamilton, J. G., *et al.* «Effect of (-) -hydroxycitrate upon the accumulation of lipid in the rat: I. Lipogenesis». *Lipids,* 1974; 9:121-28.

Sullivan, A. C, Triscari, J., Hamilton, J. G., *et al.* «Effect of (-) -hydroxycitrate upon the accumulation of lipid in the rat: II. Appetite». *Lipids,* 1974; 9:129-34.

Tanaka, K., Shimada, M., Nakao, K. y Kusunoki, T. «Hypothalamic lesion induced by injection of monosodium glutamate in suckling period and subsequent development of obesity». *Experimental Neurology,* octubre 1978; 62(1): 191-99.

Tarnower, H. y Baker, S. S. *The Complete Scarsdale Medical Diet.* Nueva York: Bantam Books, 1980. [Hay versión en castellano: *La dieta médica Scarsdale.* Barcelona: Booket, 2005].

Thorn, E., Wadstein, J. y Gudmundsen, O. «Conjugated linoleic acid reduces body fat in healthy exercising humans». *International Medical Research,* 2001; 29: 392-96.

Tokuyama, K. y Himms-Hagen, J. «Adrenalectomy prevents obesity in glutamate-treated mice». *American Journal of Physiology,* agosto 1989; 257(2 Pt 1): E139-44.

Triscari, J. y Sullivan, A. C. «Comparative effects of (-)-hydroxycitrate and (+)-allo-hydroxycitrate on acetyl CoA-carboxylase and fatty acid and cholesterol synthesis in vivo». *Lipids,* 1977; 12: 357-63.

Udall, K. G. *Flaxseed Oil: The Premiere Source of Omega-3 Fatty Acids.* Pleasant Grove, UT: Woodland Publishing, 1997.

Vale, J. *Chocolate Busters: The Easy Way to Kick It!* Londres: Thorsons, Hammersmith, 2004.

van Dale, D., *et al.* «Weight maintenance and resting metabolic rate 18-40 months after a diet/exercise treatment». *International Journal of Obesity,* abril 1990; 14(4): 347-59.

Vincent, J. B. «Mechanisms of chromium action: Low-molecular-weight chromium-binding substance». *Journal of the American College of Nutrition,* 1999; 18(1): 6-12.

Walker, M. *Jumping for Health: A Guide to Rebounding Aerobics.* Garden City Park, NY: Avery Publishing Group, 1989, págs. 11, 42-45, 60, and 62.

Walker, M. «Phytochemicals in soybeans». *Health Foods Business,* marzo 1995; 36.

Warren, R. *The Purpose Driven Life.* Grand Rapids, MI: Zondervan, 2002.

Junk food and school lunches. *Well Being Journal,* mayo/junio 2004; 13(3): 1.

Westerterp, K. R., *et al.* «Diet induced thermogenesis measured over 24th in a respiration chamber: Effect of diet composition». *International Journal of Obesity and Related Metabolic Disorders,* 1999; 23(3): 287-92.

Wilcox, B. y Wilcox, D. C. *The Okinawa Program: Learn the Secrets to Healthy Longevity.* Nueva York: Three Rivers Press, 2001.

Willet, W. C, *et al.* «Is dietary fat a major determinant of body fat?». *American Journal of Clinical Nutrition,* 1998; 67: 556S-562S.

Wills, J. *The Omega Diet: A Revolutionary Approach to LifeLong Weight Loss and Wellbeing.* Londres: Headline Publishing, 2001.

Wurtman, R. J. y Lewis, M. C. «Exercise, plasma composition and neurotransmission». en *Advances in Nutrition and Top Sport* (vol. 32), ed. F. Brouns. Basel: Karger, 1991, págs. 94-109.

Wyatt, C, *et al.* «Dietary intake of sodium, potassium, and blood pressure in lacto-ovo vegetarians». *Nutrition Research,* 1995; 15: 819-30.

Yanick, P., Jr., Ph.D. y Haffee, R., M.D., Ph.D. *Clinical Chemistry and Nutrition: A Physicians Desk Reference.* Lake Ariel, PA: T & H Publishing.

Yoshioka, K., Yoshida,T. y Kondo, M. «Reduced brown adipose tissue thermogenesis and metabolic rate in pre-obese mice treated with monosodium-L-glutamate». *Endocrinologia Japonica,* febrero 1991; 38(1): 75-79.

Young, R. *Herbal Nutritional Medications.* Alpine, UT: Hikari Holdings Publishing, 1988.

Young, R. *Sick and Tired.* Lindon, UT: Woodland Publishing, 2000.

Young, R. y Young, S. *The pH Miracle.* Nueva York: Warner Books, 2002. [Hay traducción en castellano: *La milagrosa dieta del pH: consigue tu equilibrio natural.* Barcelona: Obelisco, 2012].

Young, R. y Young, S. *The pH Miracle for Diabetes.* Nueva York: Warner Books, 2004.

Young, R. y Young, S. *Why Drink SuperGreens.* Orem, UT: Sounds Concepts Publishing, 2003.

Young, S. *Back to the House of Health.* Lindon, UT: Woodland Publishing, 1999.

Young, S. *Back to the House of Health II.* Lindon, UT: Woodland Publishing, 2003.

Yudkin, J. «Evolutionary and historical changes in dietary carbohydrates». *American Journal of Clinical Nutrition,* 1967; 20(2): 108-15.

Zimmerman, M. *Eat Your Colours: Maximize Your Health by Eating the Right Foods for Your Body Type.* Londres: Metro Publishing, 2002.

Zoltan, P. R., *Return to the Joy of Health: Natural Medicine and Alternative Treatment for All Your Health Complaints.* Vancouver: Alive Books, 1995.

Zorad, S., Macho, L., Jezova, D. y Fickova, M. «Partial characterization of insulin resistance in adipose tissue of monosodium glutamate-induced obese rats». *Annals of the New York Academy of Science,* 20 de septiembre, 1997; 827: 541-45.

Notas

1. Nota del traductor: título original en francés: *Le Sang Et Son Troisième Élément Anatomique*. No hay versión en castellano.
2. Nota del traductor: al ser estadounidenses, los autores hacen referencia principalmente a su país. No obstante, en las últimas décadas, la creciente epidemia de obesidad se ha extendido al resto de los países desarrollados, al haber copiado el estilo de vida norteamericano y sus hábitos dietéticos. Por tanto, todo lo que dicen sobre Estados Unidos es aplicable también a España y Latinoamérica.
3. Nota del traductor: Robert y Shelley Young, *La milagrosa dieta del pH*, Editorial Obelisco, 2012.
4. Nota del Traductor: «La vida y la muerte están en la sangre».
5. Nota del Traductor: «Así que... ¿Qué puedo comer?
6. Nota del Traductor: Natural Resources Defense Council.
7. N. del T.: Centers for Disease Control.
8. Nota del Traductor: Food and Drug Administration («Agencia de Alimentos y Medicamentos»): es el organismo oficial que en Estados Unidos regula este tipo de productos.
9. Nota del Traductor: «Eicosapentaenoic acid», en inglés.
10. N. del T.: «Docosahexaenoic acid», en inglés.
11. N. del T.: «Alpha-linolenic acid», en inglés.
12. Nota del Traductor: «Linoleic acid», en inglés.

13. Nota del traductor: «Gamma-linolenic acid», en inglés.

14. Nota del Traductor: organización sin ánimo de lucro estadounidense que organiza representaciones de comedias para enfermos crónicos y discapacitados.

15. Nota del Traductor: título original: *Power Vs. Force*. La versión en castellano es de la editorial Hay House, año 2004.

16. Nota del Traductor: «Hydroxic citric acid», en inglés.

17. Nota del Traductor: *La milagrosa dieta del pH*, Editorial Obelisco, 2012.

18. Nota del Traductor: título original: *The pH Miracle for Diabetes*. Aún no hay versión en castellano.

19. Nota del Traductor: «De vuelta a la casa de la salud 2». No existe versión en castellano.

20. Nota del Traductor: «De vuelta a la casa de la salud». No existe versión en castellano.

21. Nota del Traductor: North American Vegetarian Society.

Índice analítico

A

aceite de coco 93, 94, 104, 106, 128, 146, 250, 252, 291, 300, 301, 303, 306, 339, 341, 343, 344, 345, 346, 352, 353

aceite de colza 106, 146

aceite de oliva 54, 103, 106, 146, 226, 246, 253, 254, 255, 257, 258, 259, 261, 263, 266, 267, 268, 270, 271, 275, 276, 277, 278, 284, 286, 289, 290, 293, 294, 295, 296, 297, 299, 300, 304, 305, 306, 308, 309, 314, 316, 317, 318, 319, 320, 321, 322, 325, 327, 330, 331, 332, 333, 334, 335, 337, 338, 344, 347, 352

aceite de palma 93

aceite de pescado 98, 99

aceite de primavera 100, 106, 129, 146

aceite de semillas de borraja 100

aceite de semillas de lino 99

aceite de sésamo 106, 275, 276, 283, 284, 300, 302, 303, 339

aceites de semillas 96, 99, 129

aceites prensados en frío 105, 129

achicoria roja 277

ácido 16, 25, 26, 27, 28, 30, 31, 32, 33, 36, 39, 43, 47, 54, 55, 58, 59, 62, 63, 66, 67, 69, 72, 88, 89, 92, 96, 97, 98, 99, 100, 102, 107, 108, 113, 119, 127, 129, 131, 135, 137, 138, 139, 140, 141, 142, 143, 144, 153, 160, 164, 165, 166, 171, 173, 174, 176, 178, 187, 190, 197, 203, 210, 218, 227, 365

ácido fólico 131, 160

ácido láctico 63, 135, 138, 173, 190

ácidos grasos esenciales 90, 94, 96, 160, 252, 265, 290, 292

actividad de electrones/energía/potencial 73

aderezo batido 234, 240, 322, 345

aeróbico 175, 177, 179, 180, 184, 189, 192, 207

agotamiento 114, 174

agua 65

agua ácida 69, 72, 78

agua activada por plasma 76, 357

agua alcalina 20, 70, 72, 73, 83, 84, 132, 142, 143, 146, 158, 160, 175, 212, 213, 214, 232

agua buena 77

aguacate 95, 103, 104, 106, 146, 152, 157, 226, 230, 231, 232, 234, 235, 236, 237, 238, 239, 240, 243, 244, 245, 248, 249, 251, 255, 256, 258, 261,

264, 265, 268, 273, 278, 279, 284, 292, 300, 301, 302, 306, 307, 309, 310, 318, 326, 328, 332, 339, 346

agua corriente 76, 77, 78

agua destilada 71, 72, 77, 126, 141, 146, 212, 246, 279, 308

agua embotellada 71, 72, 77, 78

agua microionizada activada por plasma 76

ajo 146, 152, 235, 236, 239, 240, 241, 246, 251, 253, 254, 256, 257, 258, 259, 261, 263, 265, 266, 267, 269, 270, 271, 272, 277, 278, 283, 284, 285, 287, 288, 290, 291, 295, 296, 297, 298, 299, 300, 301, 302, 303, 304, 305, 306, 307, 308, 309, 310, 311, 312, 314, 315, 316, 318, 319, 320, 324, 325, 327, 328, 329, 330, 331, 332, 333, 335, 336, 337, 338, 339, 342, 349, 350, 353, 354

ajo asado y salsa de crema de tomates 241

ALA 98, 99, 159

albahaca 230, 235, 236, 238, 239, 240, 259, 261, 271, 273, 279, 280, 295, 296, 301, 304, 305, 306, 307, 308, 309, 314, 316, 318, 327, 328, 329, 336, 337, 353

alcachofa 239, 240, 276, 277, 278, 302, 306, 307, 308, 327

alcohol 14, 33, 36, 83, 138, 140, 146, 244, 249, 250, 323, 341, 344, 346, 347, 350, 360

alga marina 305

alimentos ácidos 33, 41, 58, 83, 97, 121, 125, 131, 134, 145, 153, 215, 227

alimentos alcalinos 28, 40, 41, 51, 57, 116, 119, 124, 125, 131, 143, 173, 215, 216, 219, 220

aliño césar 236, 297

aliño cremoso de cilantro y lima 239, 288

aliño de limón y albahaca 235

aliño de limón y tomate 239, 277, 294

aliño de pipas de calabaza 298

aliño de semillas de amapola caliente y dulce 239, 292

aliño de semillas de amapola k&l 239, 292

aliño de súper soja y algas marinas 240, 305

aliño francés 235

aliño para todos los usos de esther 239, 289

aliño ranchero 234, 235

alioli 296

almendra 150, 356

alternativas 73, 122, 216, 219, 229, 335, 359

análisis de sangre 22, 41, 42, 43, 47, 48, 50, 60, 64, 119, 357

Andrea, historia de 50

antioxidantes 104, 129, 160

arcilla montmorillonita 21, 163, 169

arroz 18, 138, 146, 148, 150, 216, 239, 289, 301, 302, 303, 324, 325, 326, 333, 336, 338, 339, 340

arroz basmati 324

Asociación Americana del Corazón 58, 99

Asociación Americana para la Diabetes 58

aumento de peso 26, 93

azúcar 17, 20, 23, 33, 36, 44, 45, 50, 54, 58, 59, 63, 82, 89, 104, 108, 115, 126, 127, 128, 129, 130, 131, 132, 134, 138, 139, 141, 143, 144, 150, 158, 159, 161, 162, 164, 166, 173, 174, 175, 215, 216, 219, 232, 244, 331

B

bacterias 26, 33, 41, 43, 46, 58, 59, 60, 61, 62, 76, 77, 82, 104, 135, 140, 157, 161

barritas de Michael 234, 236, 241, 347

báscula 18, 36, 44, 53, 70, 154, 222

batatas 351, 356

batido de aguacate y coco 237, 245, 273

bebidas 31, 33, 36, 37, 39, 41, 92, 97, 113, 124, 125, 127, 141, 143, 157, 208, 226, 228, 272

bebidas deportivas 36

bebida verde 32, 156, 158, 160, 162, 163, 173, 175, 186, 208, 209, 217, 218, 221, 225, 226, 228, 229, 231, 232, 367

Bechamp, Antoine 9, 47, 365

beneficios para la salud 100, 105, 162

berenjena 240, 301, 310, 337, 338

Bernaise 239, 296, 297

bicarbonato sódico 73, 85, 162, 163, 212, 300, 322, 323, 342, 344

brécol 130, 131, 152, 158, 220, 226, 230, 231, 235, 238, 252, 255, 258, 270, 272, 273, 282, 283, 284, 285, 312, 324, 329, 331, 332, 333, 338, 349
brotes de judías asiáticas 309
brotes de lentejas 131, 235, 240, 241, 289, 314, 354
brotes de soja 21, 152, 161, 162, 163, 221, 225, 228, 229, 243, 244, 245, 249, 350, 353, 367
Budwig, Johanna 290, 365, 371

C

cacahuete 95, 139, 216
café 33, 36, 51, 66, 83, 140, 141, 146, 156, 213, 215, 216, 217, 260, 286, 292, 322, 345, 349
cafeína 20, 83, 140, 141, 142, 143, 156, 186, 213
calabacín 152, 235, 238, 239, 252, 254, 255, 256, 258, 271, 273, 283, 286, 309, 319, 325, 329, 332, 334, 335, 352
calabaza 100, 106, 150, 235, 239, 240, 253, 271, 272, 276, 278, 282, 283, 286, 288, 298, 306, 310, 322, 326, 327, 329, 332, 334, 335, 342, 344, 350, 351, 352, 360
caldo de limón y jengibre 230
caminar 82, 126, 171, 175, 180, 189, 217
caramelos de frutas ácidas 355
cargada negativamente 169, 185
carne 18, 26, 36, 39, 51, 58, 59, 67, 70, 92, 93, 115, 126, 128, 134, 135, 148, 161, 208, 215, 216, 217, 220, 231, 245, 248, 250, 289, 311, 335, 337, 346, 354, 355
carne de cerdo 135, 148, 161
catorce días 233
cebolla 54, 146, 230, 234, 238, 246, 252, 253, 254, 255, 256, 257, 258, 259, 261, 262, 264, 265, 266, 270, 271, 272, 273, 274, 283, 285, 286, 287, 291, 293, 294, 295, 297, 300, 302, 304, 305, 306, 308, 309, 311, 312, 313, 314, 315, 316, 318, 319, 320, 321, 324, 329, 331, 332, 333, 336, 337, 338, 339, 340, 342, 349, 352, 354

cebollas tiernas 289, 313, 325
células corporales 39, 40, 41, 47, 56, 70
células sombra 62
celulitis 119
Centro de Vida de la Milagrosa Dieta 36
cereales 132, 135, 148, 152, 215, 216
cereales buenos 132
cerveza 139, 140, 141, 146, 186, 216
chipotle 235, 237, 239, 253, 273, 287, 303, 304
chocolate 140
cilantro 239, 258, 262, 263, 270, 271, 275, 282, 288, 301, 302, 304, 315, 316, 321, 332, 333, 339, 340, 350, 354
CLA 100, 102, 159, 160, 369
clorito sódico 72, 73, 75, 162, 163, 212
coco 54, 93, 94, 103, 104, 106, 127, 128, 146, 148, 230, 231, 232, 234, 235, 236, 237, 240, 241, 244, 245, 246, 248, 249, 250, 251, 252, 254, 255, 259, 260, 266, 268, 273, 274, 289, 291, 300, 301, 303, 305, 306, 307, 312, 317, 319, 323, 326, 330, 332, 339, 341, 342, 343, 344, 345, 346, 347, 350, 352, 353, 355, 356
colesterol 17, 20, 23, 25, 27, 29, 43, 45, 55, 59, 74, 88, 89, 93, 94, 95, 98, 100, 103, 104, 124, 127, 128, 130, 161, 163, 164, 165, 166, 178, 224
coliflor 152, 230, 231, 236, 237, 238, 240, 252, 253, 256, 257, 258, 273, 284, 285, 316, 332
col rizada 152, 157, 332, 349
comer fuera de casa 130
comida ácida 35, 40, 64
comida alcalina 153, 280
comida ideal 152
cómo pensar en términos de delgadez 113
conchas de manicotti a la escandia/quinoa con salsa marinara 234, 240
conducta 107, 108, 109, 112, 113
consejo de seguridad 208
creencias 109, 112, 113, 114, 122
crema de brécol 231, 235, 238, 255, 273
crema de calabacín 231, 238, 255, 273
crema de coco 230, 231, 235, 240, 251, 254, 255, 259, 266, 312, 319, 341, 343

crepes de lechuga/repollo 235, 240, 316
cromo 129, 166, 167, 168, 225, 228, 367
cuánto es suficiente 183
cuasi-tarta de manzana 236, 241, 340
cuerpo ácido 26, 39, 47, 66, 108, 143, 227

D

delicia de repollo 234, 238, 275
delicias de pipermint 241, 350
deshidratación 66, 67, 68, 83, 157
DHA 98, 99, 100, 103, 159, 375
diabetes 14, 36, 43, 56, 59, 67, 91, 95, 96, 99, 100, 104, 166, 172, 231, 369, 381
dieta alta en proteína 62
dieta americana 25, 28, 41, 60, 61, 91, 123, 128, 144
dieta Atkins 51, 54, 55
dieta baja en grasa 58, 62, 63, 88, 89, 90
dietas de moda 20, 49, 60, 91
dieta según el grupo sanguíneo 18
dieta South Beach 54
dieta Zona 53
dolor 8, 20, 23, 31, 32, 56, 67, 69, 107, 122, 133, 158, 159, 173, 174, 175, 180, 216, 220
Dresden, James 87

E

edulcorantes artificiales 138, 141, 150
ejercicio 20, 21, 22, 28, 31, 33, 36, 51, 56, 67, 83, 85, 98, 102, 109, 116, 121, 126, 155, 164, 171, 172, 173, 174, 175, 176, 177, 178, 179, 180, 183, 184, 185, 187, 188, 189, 190, 191, 192, 193, 194, 195, 196, 197, 198, 199, 200, 201, 202, 203, 204, 205, 206, 207, 208, 209, 210, 212, 217, 219, 226, 227, 228
ejercicio de respiración 202, 206
Elaine, historia de 44
emociones 33, 36, 107, 108, 109, 110, 111, 112, 113, 114, 115, 122, 219
Enderlein, Gunther 47
eneldo 234, 241, 260, 261, 268, 285, 286, 298, 347
ensalada arcoíris 238, 280

ensalada de brotes de frijoles mungos y aguacate 234, 238, 278
ensalada de calabacín 235, 239, 286
ensalada del castillo de sueños 234, 238, 276
ensalada de repollo 238, 281
ensalada de salmón Popeye 238, 279
ensalada de tofu y patata/con flor de tomate 285
ensalada oriental crujiente 234, 238, 275
ensaladas sencillas 300
ensalada tailandesa de verano 238, 282
ensalada y aliño sunshine 283
entrenamiento con pesas 197
entrenamiento del plan de vida de la milagrosa dieta del pH 202
EPA 71, 98, 99, 100, 103, 159
espárragos 152, 230, 231, 236, 238, 254, 265, 270, 273, 278, 279, 309
especia cajún 321
espinacas 130, 152, 158, 220, 244, 245, 249, 251, 258, 264, 280, 281, 306, 307, 308, 318, 326, 332, 339, 340
espiritualidad 6, 110
estado ácido 28
estilo de vida americano 35
estrés 36, 42, 43, 107, 108, 109, 111, 113, 114, 115, 158, 160, 172, 176, 178, 180, 221, 357

F

falsas creencias 114
fiesta abundante de Tera 235, 239, 284
fiesta líquida 21, 34, 226, 227, 228, 231, 273
filete de pescado a la crema de coco 235, 240, 312
flores de calabaza 276
frutas 36, 127, 128, 143, 144, 146, 148, 158, 213, 215, 216, 241, 331, 355, 356
frutos secos 100, 103, 106, 244, 271, 277, 278, 282, 291, 297, 305, 323, 331, 342, 351, 356
fuente de energía 89, 94, 100, 173
fuentes animales 92
fuentes vegetales 93, 136, 160

G

galletas crujientes 235, 236, 241, 348, 349, 353, 354
galletas crujientes de brotes de lentejas 235, 354
galletas crujientes de Molly 241, 348
galletas crujientes Morning Glory 241, 349
Garcinia Cambogia/HCA 164
gazpacho Madrid 229, 238, 263, 273
gazpacho verde 226
George Bernard, Shaw 53
GLA 100, 101, 159
glaseado y tarta de coco colosales 241, 346
glóbulos rojos 39, 40, 41, 42, 43, 46, 49, 56, 61, 62, 63, 64, 127, 144, 157, 185
glutamato monosódico 138, 144, 146
gotas de pH 20, 32, 70, 73, 77, 85, 133, 162, 163, 186, 218, 225, 228, 229, 232, 249, 367
grasa corporal 17, 34, 90, 98, 101, 102, 117, 163, 164, 165, 166, 167, 168, 169, 173, 176, 177, 224
grasa en la dieta 53
grasas buenas 47, 62, 63, 88, 99, 104, 105, 124, 125, 127, 128, 129, 132, 136, 159, 227
grupo sanguíneo 18, 53
guisantes 152, 319

H

hamburguesas de brotes de lentejas de Esther 240
harina escandia 234, 236, 240, 251, 286, 311, 322, 327, 328, 337, 342, 344
Hawkins, David R. 109, 110
hidratación 83, 143, 173, 214, 215, 226, 227
hidratos de carbono 18, 25, 36, 47, 50, 53, 54, 55, 56, 58, 60, 61, 62, 63, 89, 90, 108, 124, 134, 138, 140, 164, 165, 166
historias de éxito 17
hortalizas 16, 54, 60, 104, 116, 124, 126, 127, 129, 130, 133, 134, 152, 156, 186, 215, 226, 229, 230, 231, 234, 235, 237, 238, 240, 241, 243, 252, 254, 256, 257, 258, 259, 264, 271,

272, 273, 280, 281, 283, 288, 290, 296, 298, 301, 302, 303, 306, 307, 309, 313, 317, 318, 319, 320, 321, 324, 326, 327, 329, 331, 333, 334, 335, 336, 337, 338, 348, 349, 351, 352, 356, 360
hortalizas asadas con cajún 236, 240, 321
hortalizas verdes 16, 215, 231
huevos 18, 36, 54, 64, 92, 115, 135, 148, 215, 220
Huxley, Aldous 25

I

IMC 117, 118, 119, 163, 222
ingesta de agua 212, 213
intolerancia 59

J

jengibre 146, 150, 230, 234, 235, 237, 238, 239, 244, 248, 258, 263, 267, 269, 273, 274, 283, 288, 289, 300, 301, 302, 313, 323, 332, 333, 335, 336, 339, 343
jícama 258, 278, 280, 340, 341, 342, 352
Job 5:26 171
judías de soja 106, 146, 161, 285
Judías y legumbres 146

K

K&L 235, 239, 292, 293, 294

L

laxantes 51, 229
L-Carnitina 163
leche 54, 83, 93, 126, 128, 135, 136, 137, 140, 150, 230, 231, 234, 243, 244, 246, 249, 251, 252, 253, 256, 257, 260, 266, 267, 272, 274, 287, 288, 289, 292, 293, 294, 303, 305, 306, 317, 322, 323, 326, 331, 332, 337, 339, 340, 341, 343, 344, 346
leche de almendras 230, 231, 234, 244, 246, 252, 253, 256, 257, 260, 266, 267, 272, 288, 326, 331, 341
lechuga 129, 152, 220, 235, 240, 258, 261, 275, 276, 281, 301, 316, 323, 324

lentejas vegetales mixtas 235, 240, 318
levadura 10, 47, 60, 82, 139, 146, 167, 337
Levítico 17:14 39
licopeno 132, 245, 268, 355
lima 115, 131, 141, 146, 148, 236, 237, 239,
    243, 244, 248, 249, 260, 264, 266,
    273, 274, 278, 279, 280, 281, 283,
    284, 288, 292, 297, 298, 300, 301,
    303, 305, 306, 307, 319, 321, 326,
    339, 344, 351
limones 62, 115, 131, 141, 148, 157, 228,
    229, 230, 235, 236, 237, 238, 239,
    244, 248, 251, 254, 257, 260, 261,
    263, 264, 265, 266, 270, 272, 273,
    274, 275, 276, 277, 279, 281, 285,
    289, 290, 291, 292, 293, 294, 295,
    296, 297, 298, 299, 300, 301, 302,
    306, 307, 308, 310, 312, 315, 319,
    320, 323, 331, 333, 334, 340, 341,
    344, 346, 351, 352
líquidos 83, 123, 132, 143, 213, 219, 232,
    246, 325, 241, 345
Lord David, Cecil 211

M

magnesio 29, 55, 63, 72, 82, 130, 157, 160,
    169, 355
maíz 94, 138, 139, 141, 146, 148, 150
malta mentolada 228
mantequilla 139, 146, 216, 243, 244, 283,
    289, 291, 300, 303
mantequilla alcalina con hierbas 239, 290
margarita de aguacate 235, 240, 309
masa muscular 17, 102, 163, 167, 172, 173
Masaru, Emoto 65
mayonesa 139, 146, 284, 287, 288
mayonesa cremosa de Esther 239, 289
medicación 31, 35
medicina convencional 28, 84
medicina predictiva 43
menestra de verduras 230, 231, 238, 271,
    273
menta 230, 235, 237, 247, 249, 251, 273,
    274, 282, 291, 339, 340, 353
menús 55, 216, 233
metabolismo 26, 32, 37, 66, 68, 89, 93, 95,
    100, 103, 104, 114, 132, 159, 164,
    166, 172, 176

moho 26, 43, 62, 77
Monet, Claude 155
monolaurina 104
montoncitos 235, 240, 241, 317, 331, 347
mostachones 241, 355
mostaza caliente 240, 314

N

neutralizar 28, 31, 66, 69, 72, 74, 88, 129,
    132, 137, 142, 159
niveles de energía 164, 165, 166, 176

O

obesidad 8, 14, 15, 23, 25, 36, 53, 68, 72,
    91, 95, 96, 100, 103, 104, 117, 124,
    138, 144, 176, 358, 385
objetivos 89, 114, 117, 186, 212, 220, 222
omega-3 63, 96, 98, 99, 100, 103, 104, 128,
    159, 160, 228
omega-6 96, 99, 100, 105, 159, 160, 161,
    225, 367
orina 29
Orloff, Judith 123
osteoporosis 56, 99, 137, 142, 161

P

página web 64, 76, 233, 357
palitos delgados crudos 236, 241, 350
palma 93, 279
panadería 139
panqueques 234, 322
pasta 18, 36, 121, 134, 138, 186, 269, 271,
    272, 291, 296, 302, 307, 308, 318,
    325, 326, 331, 337, 338, 341, 351
pasta de untar cremosa y suave 301
«patatas» de coliflor al ajo 236, 240, 316
paté bernaise 239, 296
Pedro Shanghai 240, 323
peligros de la deshidratación 66
pepino 129, 152, 158, 220, 226, 231, 243,
    244, 245, 246, 248, 249, 258, 264,
    268, 271, 281, 282, 284, 298, 306,
    307, 316, 317, 320
pescado 96, 98, 99, 103, 106, 126, 128, 129,
    148, 152, 160, 161, 227, 235, 240,
    302, 303, 312, 330, 331, 332, 333

pescado fresco 126, 128
pescado graso de aguas frías 99
pescado hervido y verduras en agua de
    coco 234, 241, 332
peso corporal 14, 20, 58, 83, 85, 117
pH 30
pimientos 152, 220, 260, 261, 262, 267,
    268, 276, 277, 278, 284, 285, 309,
    315, 317, 319, 334, 337, 338
pipas de girasol 105, 265, 281, 295, 296,
    297, 314, 322, 332, 342, 344, 349,
    350, 351, 354, 356
pipas de girasol a la cebolla con especias
    238, 265
pizza de desayuno de George 237, 246, 273
placer de almendras de Sandy 352
Planck, Max 13
plan de catorce días 233
plan de vida de la milagrosa dieta del pH
    11, 13, 16, 17, 44, 49, 58, 89, 94,
    103, 104, 105, 113, 154, 183, 184,
    187, 202, 206, 212, 245
poliinsaturada 92, 94, 95
pollo 36, 54, 126, 135, 148, 161, 208, 234,
    241, 333
pomelo 148, 230, 231, 239, 244, 245, 249,
    281, 302, 355, 356
prediabetes 59
problemas de salud 26, 36, 42, 48, 49, 50,
    59, 72, 90, 96, 97, 103, 115, 119,
    123, 127, 161, 217, 358
productos lácteos 36, 135, 136, 150, 216
programa Dean Ornish 58
proteína 47, 51, 54, 55, 58, 62, 64, 90, 104,
    124, 127, 128, 129, 134, 136, 137,
    150, 156, 157, 158, 161, 163, 166,
    173, 208
proteína animal 62, 90, 128, 134, 158

Q

quemar calorías 171
qué poner en tu plato 112
quinoa 132, 148, 234, 240, 275, 283, 289,
    302, 307, 315, 316, 320, 322, 326,
    328, 336
quinoa española de Esther 240, 315

R

refrescos 36, 66, 83, 84, 126, 141, 142, 186,
    213
repollo 152, 158, 229, 234, 235, 238, 240,
    269, 271, 273, 274, 275, 280, 281,
    282, 313, 316, 317, 320, 324, 332,
    349
rH2 74, 76, 77, 79
riboflavina 130, 131, 160
rica en electrones 69, 70, 83, 84, 124, 132,
    133, 213, 214, 232
rodajas de berenjenas al horno 234
rollitos de huevo 240, 313
Rothberg, Saranne 107
ruibarbo 152, 229, 246, 247

S

sal 82, 132, 133, 146, 165, 247, 251, 252,
    253, 254, 255, 256, 257, 259, 261,
    262, 263, 265, 266, 267, 268, 269,
    270, 271, 272, 274, 275, 276, 277,
    278, 279, 280, 281, 284, 285, 286,
    287, 288, 289, 290, 291, 292, 293,
    294, 295, 296, 298, 299, 301, 302,
    304, 307, 308, 309, 310, 311, 312,
    313, 315, 316, 317, 318, 319, 320,
    322, 323, 324, 325, 326, 327, 328,
    329, 330, 331, 332, 333, 334, 335,
    336, 337, 338, 339, 340, 341, 342,
    344, 345, 346, 347, 348, 349, 350,
    351, 352, 353, 354, 360
salchicha 234
salmón asiático salvaje 339
salmón crujiente 236, 241, 330
salsa de curry 297
salsa de enchilada *chipotle* y pimiento 239,
    287
salsa de pomelo/aguacate 230, 231, 239,
    302
salsa de tomate con hortalizas y especias
    336
salsa de tomate y albahaca 240, 305
salsa francesa de hierbas 297
salsa holandesa básica 239, 295
salsa marinara 234, 240, 328, 329
salsas elegantes de lisa 295
salsa tailandesa de almendras 303

salsa teriyaki alcalina 239, 302
salteado de coles de bruselas 236, 240, 311
salteado de *edamame* púrpura 236, 240, 319
salteado: pollo con hortalizas 333
saltos pliométricos 207
sangre 10, 17, 20, 22, 23, 26, 28, 36, 39, 40, 41, 42, 43, 45, 46, 47, 48, 49, 50, 51, 54, 56, 60, 61, 62, 63, 64, 65, 69, 88, 93, 96, 98, 99, 103, 119, 128, 129, 130, 132, 134, 135, 136, 137, 138, 144, 152, 157, 164, 166, 170, 178, 185, 187, 208, 209, 211, 224, 357, 385, 397
sangre ácida 39, 47
semillas 96, 99, 100, 103, 105, 106, 129, 131, 229, 234, 235, 239, 240, 245, 247, 248, 252, 260, 267, 274, 276, 277, 279, 280, 281, 282, 283, 288, 292, 293, 298, 306, 310, 314, 315, 320, 322, 323, 326, 327, 332, 340, 341, 342, 344, 345, 347, 348, 349, 350, 351, 353, 354, 361
semillas de amapola 239, 279, 292, 293
semillas de lino 99, 103, 105, 106, 279, 280, 298, 315, 322, 342, 344, 347, 348, 349, 353, 354
semillas de sésamo 131, 276, 281, 282, 283, 310, 314, 320, 322, 340, 342, 344, 347, 350, 351
silicato sódico 73, 162, 212
síntomas 20, 26, 35, 43, 51, 67, 68, 96, 97, 104, 145, 160, 161, 162, 174, 176, 215, 227
síntomas de desintoxicación 227
sistema de filtración 78
soja 21, 99, 100, 106, 126, 131, 139, 146, 150, 152, 161, 162, 163, 221, 225, 228, 229, 236, 239, 240, 243, 244, 245, 249, 285, 287, 289, 292, 293, 294, 299, 304, 305, 322, 323, 329, 332, 337, 344, 350, 353, 367
sopa de aguacate a la menta 230, 235, 237, 251, 273
sopa de apio/coliflor 230, 237, 252, 273
sopa de cebolla rica y cremosa 230, 238, 266, 273
sopa de coliflor cremosa 230, 238, 256, 273

sopa de espárragos montana 230, 238, 265, 273
sopa de hierbas 230, 238, 260, 273
sopa de hortalizas y almendras 231, 238, 272, 273
sopa de jengibre con ajopuerro asado 234, 238, 267, 273
sopa de lentejas y acelgas 238, 269, 273
sopa del jardín de esther 229
sopa de pimiento *chipotle* 237, 253, 273
sopa de pimiento rojo asado e hinojo 229, 234, 238, 267, 273
sopa de salsa helada 238, 262, 273
sopa de tomate fresco y albahaca 230
sopa de tomate relajante y refrescante 230, 238, 268, 273
sopa de tomate y repollo con especias 238, 269, 273
sopa TVP 230, 236, 238, 270, 273
Spurlock, Morgan 124, 125
sudoración 66, 171, 172, 218
sueño 20, 59, 66, 114, 115, 169, 216
suplementos 20, 22, 28, 35, 48, 55, 121, 124, 155, 158, 159, 160, 161, 167, 168, 170, 212, 218, 219, 226, 228, 229, 358

T

tablas 22, 23, 29, 79, 106, 118, 146, 157, 177, 181, 213, 228, 234
tallo fibroso o simplasto coloidal 62
tarta de boda 241, 343
tarta de zanahorias 241, 342, 344
tazones de arroz walla 303
té 36, 66, 83, 141, 146, 247, 248, 263, 277, 278
té de lavanda y menta 235, 237, 247, 274
té de limón y jengibre 237, 248, 274
tirosina 168
tofu 126, 146, 169, 216, 229, 234, 235, 239, 240, 253, 254, 263, 267, 268, 282, 285, 286, 288, 295, 301, 305, 311, 317, 318, 319, 320, 323, 328, 335, 336, 337, 338, 342, 343, 362
tomates 115, 132, 236, 240, 241, 255, 256, 259, 261, 262, 263, 268, 271, 276, 277, 278, 284, 285, 286, 287, 290, 291, 294, 296, 302, 304, 306, 308,

309, 315, 318, 320, 327, 328, 329,
330, 331, 332, 334, 336, 337, 338,
348, 351, 352, 362
tomates secos 277, 290
tortita 317, 318, 324, 327
tortita de pizza de Michael 236, 240, 318
tortitas 216, 234, 296, 301, 313, 347
tortitas de harina escandia 234
trampolín 21, 121, 153, 176, 177, 180, 182,
183, 184, 185, 187, 188, 189, 191,
195, 196, 197, 202, 203, 204, 205,
207, 221, 228
transición 70, 187, 194, 212, 215, 216, 253,
265, 275, 286, 287, 288, 290, 292,
293, 294, 304, 310, 311, 312, 313,
316, 318, 322, 323, 328, 329, 331,
335, 336, 344, 346, 347, 348
trigo sarraceno 131, 132, 148, 226, 234,
281, 316, 322, 323
trocitos crujientes de hortalizas 241, 351
trocitos de búfalo a la barbacoa 235, 241,
341

V

vegetarianos 58, 160, 359
verduras 20, 35, 44, 47, 48, 51, 57, 97, 102,
119, 124, 125, 126, 131, 132, 133,
152, 156, 157, 173, 217, 228, 230,
231, 234, 236, 238, 241, 246, 249,
251, 252, 253, 254, 255, 256, 257,

266, 267, 269, 270, 271, 272, 273,
277, 319, 324, 331, 332, 338, 339,
361, 362
vinagreta de limón básica 299
vitaminas 44, 55, 88, 126, 129, 131, 132,
155, 156, 157, 160, 161

W

Weight Watchers 17, 18, 19, 53, 54, 58, 219
White 178, 179, 180, 362
White, James 178
Wordsworth 233

Y

yoga 154

Z

zanahoria 150, 258, 259, 266, 282, 312,
313, 316, 317, 324, 332
zinc 82, 160
zumo 83, 143, 146, 150, 213, 215, 227, 228,
229, 231, 232, 245, 248, 249, 251,
254, 257, 258, 260, 261, 263, 264,
265, 266, 268, 270, 274, 275, 276,
277, 279, 281, 283, 288, 289, 291,
292, 293, 294, 295, 296, 297, 298,
299, 303, 307, 310, 315, 319, 320,
321, 323, 331, 334, 340, 341, 344,
351, 352, 355, 356

Índice

Dedicatoria... 7
Agradecimientos.. 9

Capítulo 1: Una nación de comida que engorda 13
Capítulo 2: No se trata de la grasa, sino de la acidez 25
Capítulo 3: ¿Qué relación tiene la sangre con todo esto?................. 39
Capítulo 4: Elige una dieta, cualquier dieta popular, y te mostraré
    por qué sigues estando gordo (y enfermo y cansado) 53
Capítulo 5: Eres lo que bebes 65
Capítulo 6: La grasa es tu amiga 87
Capítulo 7: Piensa en términos de delgadez 107
Capítulo 8: Come correctamente, por tu bien 123
Capítulo 9: Suplementos básicos 155
Capítulo 10: Ejercicio físico.. 171
Capítulo 11: Siete pasos para un peso ideal 211
Capítulo 12: Comamos 233

Recursos.. 355
Libros 365
Apéndice... 367
Referencias 369
Notas 385
Índice analítico 387

Distribuidor en España de los productos
Perder peso con la milagrosa dieta del pH

ALKALINE CARE, S.L.
c/ Corders, 12 Pol. Ind. Canyadó
08911 Badalona, Barcelona (España)
Teléfono: (+34) 933 844 502

Página web: www.alkalinecare.com
Correo electrónico: info@alkalinecare.com